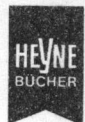

W0053620

Thomas Gordon
W. Sterling Edwards

Patientenkonferenz

Ärzte und Kranke als Partner

Aus dem Amerikanischen
von Almuth Dittmar-Kolb

WILHELM HEYNE VERLAG
MÜNCHEN

HEYNE SACHBUCH
19/630

Titel der amerikanischen Originalausgabe:
MAKING THE PATIENT YOUR PARTNER.
COMMUNICATION SKILLS
FOR DOCTORS AND OTHER CAREGIVERS
Erschienen 1995 bei Auburn House,
Westport (Conn.)/London

Umwelthinweis:
Das Buch wurde auf
chlor- und säurefreiem Papier gedruckt.

Ungekürzte Taschenbuchausgabe im
Wilhelm Heyne Verlag GmbH & Co. KG, München
http://www.heyne.de
Copyright © 1995 by Thomas Gordon und W. Sterling Edwards
Copyright © der deutschsprachigen Ausgabe 1997
by Hoffmann und Campe Verlag, Hamburg
Printed in Germany 1999
Umschlaggestaltung: Atelier Bachmann & Seidel, Reischach
Druck und Verarbeitung: Elsnerdruck Berlin

ISBN 3-453-14852-5

Inhalt

Thomas Daniczek
Schillerstr. 7
A-8720 Apfelberg
daniczek@gmx.at

Vorwort   7

Einleitung von Thomas Gordon   11

Einleitung von W. Sterling Edwards   15

VOM PATIENTEN ZUM PARTNER

Kapitel 1   Unzufriedenheit zwischen Arzt
            und Patient   21

Kapitel 2   Zusammenarbeit mit Patienten:
            ein Modell   41

Kapitel 3   Einfühlendes Zuhören: Anwendung
            und Nutzen   76

Kapitel 4   Kommunikationssperren zwischen
            Arzt und Patient   122

Kapitel 5   Wege zur Selbstöffnung   147

Kapitel 6   Erfolgreicher Umgang mit Konflikten   187

Kapitel 7   Beistand bei einer ungünstigen Diagnose   209

Kapitel 8   Probleme im Umgang mit
            AIDS-Patienten   226

Kapitel 9   So helfen Sie Patienten, die Hoffnung
            nicht aufzugeben   241

Kapitel 10 So helfen Sie Patienten, einen Lebenssinn
            zu finden   252

Kapitel 11 So helfen Sie Patienten im Endstadium   270

Kapitel 12 Weitere Anwendungsbereiche
            zwischenmenschlicher Kommunikation   283

ANHANG

Kommunikationstraining für Mediziner und
Pflegeberufe   301
   a) Veranstalter von Kursen   301
   b) Empfohlene Standardwerke   302
Bibliographie   304
Register   312

Vorwort

Dieses Buch ist für alle im Gesundheitswesen Tätigen gedacht, die unmittelbaren Kontakt zu Patienten haben, also
Ärzte, Krankenschwestern, Psychologen, Krankenhausgeistliche und Sozialarbeiter. Es richtet sich aber auch an alle
anderen, die sich um kranke Menschen kümmern: ehren-
amtliche HelferInnen in Krankenhäusern und Hospizen, das
Personal in Pflegeheimen, Lebenspartner, Familienangehörige und Freunde. Das Buch beschäftigt sich im wesentlichen
mit der Frage, wie die Kommunikation zwischen diesen Personengruppen und den Patienten verbessert werden kann.

Seine Autoren sind zu der Überzeugung gelangt, es müsse
allen Helfern, gleich ob Laien oder professionellen Helfern,
möglich sein, Kranken das Gefühl zu vermitteln, daß man sie
ernst nimmt, ihr Bestes will und sie vertrauensvoll einbezieht,
und dies in jeder Phase ihrer Krankheit – beim entscheidenden ersten Arzttermin, bei der emotionalen Verunsicherung
im Laufe der verschiedenen diagnostischen Maßnahmen, bei
einem sich länger hinziehenden Krankenhausaufenthalt, im
zähen Kampf gegen eine lebensgefährliche Krankheit oder
dann, wenn es keine Hoffnung mehr gibt.

Trotz der gewaltigen Fortschritte der Medizin im 20. Jahrhundert gibt es immer noch zahlreiche Krankheiten, die auf
medizinischem Weg nicht geheilt werden können, und andere, die eine lebenslange Behandlung erfordern. Es ist beschä-
mend, daß die Medizin nur wenige Fortschritte gemacht hat
oder, wie manche glauben, sich sogar zurückentwickelt hat

in der Frage, wie man mit den emotionalen Aspekten einer schweren Krankheit umgeht. Der klassische Hausarzt stand im Ruf, einfühlsamer zu sein als der moderne Facharzt, doch mag dies daran gelegen haben, daß Verständnis sein Hauptwerkzeug war. Erst heute wird uns allmählich klar, wie wertvoll emotionale Hilfe sein kann.

Zahllose Untersuchungen haben gezeigt, daß ein hoher Prozentsatz der Patienten im Lauf der Zeit mit ihrem Verhältnis zu Ärzten und Pflegepersonal unzufrieden wird. Und die Ursache dieser Unzufriedenheit liegt selten in fachlicher Inkompetenz, sondern eher in ungenügender Kommunikation. Viele Patienten trauen sich nicht, Fragen zu stellen oder alles anzusprechen, was sie beunruhigt, und oft verstehen sie nicht, was Ärzte oder andere Bezugspersonen ihnen eigentlich sagen wollen. Untersuchungen, bei denen man Tonbandaufnahmen von Gesprächen zwischen Ärzten und Patienten gemacht hat, zeigen, daß die Patienten oft unterbrochen und wenig einfühlsam behandelt werden.

Die nicht-professionellen Helfer – Lebenspartner, Familienangehörige, Freunde – werden von einer schweren Krankheit beinahe ebensosehr aus der Bahn geworfen, als ob sie selbst betroffen wären. Mit dem Auftreten der Symptome und der Diagnose bedrängen sie Sorge und Angst vor dem, was da auf sie zukommt. Den meisten Menschen fehlt es an Erfahrung, wie man mit den emotionalen Veränderungen des Kranken umgeht, und erst recht, wie man seine eigenen Gefühle erkennt und sich darauf einstellt. Und die meisten Laien verfügen nicht über das kommunikative Rüstzeug, das es Patienten leichter macht, über ihre Probleme zu sprechen oder Gefühle offen zu zeigen.

Es liegt nicht in der Absicht der Autoren, die Angehörigen der medizinischen Berufe oder die Laienhelfer zu verurteilen oder ihnen Vorwürfe zu machen, denn wir sind uns im klaren darüber, daß mangelhafte zwischenmenschliche Kommunikation eher die Regel als die Ausnahme ist – denken wir an Eltern, Lehrer, Anwälte, Manager, an Verkäufer oder wen auch immer. Dies liegt daran, daß die zwischenmenschliche Kommunikation erst in jüngster Vergangenheit Gegenstand des Interesses von sozialwissenschaftlicher und medizinischer Forschung geworden ist. Entsprechende Arbeiten haben in präziser Weise kommunikative Fertigkeiten benennen können, die Beziehungen förderlich beziehungsweise abträglich sind. Bestimmte Formen von Kommunikation können tatsächlich therapeutischen Charakter haben – sie helfen Menschen, mit ihren negativen Gefühlen fertig zu werden, Lösungen für Probleme zu finden, ihr Leben in den Griff zu bekommen.

Diese »positiven« Fertigkeiten können für *jeden* nützlich sein, der mit Patienten zu tun hat. Die Autoren sind auf umfangreiches Material gestoßen, aus dem sich ergibt, daß Patienten, die mit ihren Ärzten erfolgreich wechselseitig kommunizieren, zufriedener mit ihrer Behandlung sind, weniger Neigung zeigen, Schadensersatzprozesse anzustrengen, sich von Eingriffen schneller erholen und den Behandlungsplan des Arztes eher akzeptieren.

Krankenschwestern, freiwillige Helfer und Krankenhausgeistliche können sich manchmal besser in die Gefühlswelt des Patienten hineinversetzen als Ärzte. Doch auch vielen von ihnen ist oft nicht klar, daß bestimmte, häufig verwendete verbale Botschaften die Kommunikationsbereitschaft des Patienten negativ beeinflussen können und daß es neue und erfolgversprechendere Methoden gibt, die Beziehung zu Patienten zu verbessern.

Professionellen wie nicht-professionellen Helfenden ist es möglich, zu lernen, wie man erreichen kann, daß Kranke Frieden und Hoffnung finden und ein sinnerfülltes Leben führen, unabhängig davon, wie die körperliche Erkrankung verläuft. Die Beziehung zu Patienten kann eine Partnerschaft werden, in der man sich gegenseitig hilft, respektiert und vertraut.

Kapitel 1 dokumentiert, wie häufig Patienten mit ihren Beziehungen zu Ärzten und Pflegepersonal unzufrieden sind. Außerdem zeigt es, daß sich die Ärzteschaft dieses Problems weitgehend bewußt ist, und benennt die möglichen Vorteile, die sich aus einer besseren Kommunikation zwischen Ärzten und Patienten ergeben.

In den Kapiteln 2 bis 6 und 12 plädiert Dr. Gordon zunächst dafür, daß Mediziner, Krankenschwestern und das gesamte Pflegepersonal ein neues »Beziehungsmodell« übernehmen, das weniger autoritär ist und stärker auf Zusammenarbeit basiert. Danach erläutert er die Kommunikationstechniken, die erforderlich sind, um solche Beziehungen herzustellen. Die dazu erforderlichen zwischenmenschlichen Umgangsweisen werden anhand von Kommunikationssituationen und Dialogen erläutert, insbesondere zwischen Patienten und ihren Ärzten oder Krankenschwestern.

Die Kapitel 7 bis 11, verfaßt von Dr. Edwards, beschäftigen sich vor allem mit den besonderen Problemen und Bedürfnissen von chronisch oder lebensgefährlich Erkrankten und zeigen dann, was zwischenmenschliche Kommunikation im Umgang mit solchen Patienten bedeutet und wie sie eingesetzt werden kann. Diesbezügliche Fertigkeiten werden am Beispiel von interaktiven Situationen beschrieben sowie anhand von Dialogen, vor allem zwischen Patienten und den Personen, von denen sie am häufigsten betreut werden. Dazu zählen freiwillige Helfer in Heimen, Berater, das Personal in Pflegeheimen, Lebenspartner, Familienangehörige, Freunde und andere Helfende.

Jeder von uns kann irgendwann in die Lage kommen, einen kranken Angehörigen oder Freund betreuen zu müssen. Die Autoren hoffen, daß dieses Buch nicht nur Ärzten und Pflegepersonal von Nutzen ist, sondern auch allen anderen Helfenden, denen daran liegt, Patienten in den Stand zu setzen, mit ihren Schmerzen, ihrer Einsamkeit, ihren Ängsten und Hoffnungen konstruktiver umzugehen.

Einleitung

von Thomas Gordon

Seit vierzig Jahren beschäftige ich mich vor allem mit der Frage, auf welche Weise man Schlüsselbegriffe zwischenmenschlicher Kommunikation ermitteln kann, die fruchtbare und stabile Beziehungen herstellen helfen, und wie sich Methoden entwickeln lassen, um diese Fertigkeiten wirksam anderen zu vermitteln. Meine Ausbildung in der klientenzentrierten Psychotherapie und die langjährige Zusammenarbeit mit ihrem Begründer, Carl Rogers, haben mich zu der Überzeugung geführt, daß das Hauptarbeitsinstrument des professionellen Therapeuten, die einfühlende und nicht wertende »Reflexion von Gefühlen«, auch für andere Berufsgruppen wertvoll sein könnte: für Lehrer, Geistliche, Personalsachbearbeiter, Sozialarbeiter, also praktisch für jeden, der in einem »helfenden Beruf« arbeitet. Doch erst viel später, als ich ein Industrieunternehmen psychologisch beraten habe, wurde mir klar, daß diese äußerst wirksame therapeutische Verfahrensweise auch von Managern und leitenden Angestellten erlernt und nutzbringend angewendet werden kann, um eine bessere wechselseitige Kommunikation mit Mitarbeitern in Gang zu setzen und enge und fruchtbare Beziehungen zu ihnen herzustellen.

Auf der Grundlage dieser Erfahrungen als Firmenberater arbeitete ich dann eine Zeitlang im Bereich der Schulung von Führungskräften, und dabei wurde mir klar, daß Führungskräfte neben dem einfühlenden Zuhören noch weitere Fertigkeiten beherrschen müssen, um ein »therapeutisches Klima«

für ihre Gruppenmitglieder zu schaffen. Bei einer dieser Techniken zwischenmenschlicher Kommunikation handelt es sich um die authentische und nicht wertende Selbstöffnung; das heißt, es geht darum, bei der Mitteilung von Gedanken, Gefühlen und Sorgen an andere offen, ehrlich und direkt zu sein. Ich habe dafür den Ausdruck »Ich-Botschaft« geprägt. Eine weitere Fertigkeit, die Führungskräfte benötigen, ist die der gruppenzentrierten Problemlösung – das heißt, Mitarbeiter dazu bewegen zu können, in aktiver Zusammenarbeit mit ihrem Vorgesetzten Probleme im Arbeitsprozeß anzugehen, oder Regeln und Vorgehensweisen zu entwickeln.

Diese frühen Erfahrungen in der Ausbildung von Führungskräften brachten mich dazu, mein erstes Buch zu schreiben: *Group-Centered Leadership: A Way of Releasing the Creative Power of Groups*. Bedauerlicherweise zeigten meine Kollegen und auch viele Industrieunternehmen damals kein Interesse an diesem kooperativen und demokratischen Führungsmodell, das man zwanzig Jahre später »Kooperatives Management« nannte und das dann an vielen Wirtschaftsakademien gelehrt und von Firmen erfolgreich praktiziert wurde.

In einem nächsten Schritt wandte ich diese entscheidenden Fertigkeiten zwischenmenschlicher Kommunikation auf den Bereich der Eltern-Kind-Beziehungen an. Ich entwickelte einen gestrafften, acht Sitzungen umfassenden Kurs und nannte ihn Elterliches Effektivitätstraining (Parent Effectiveness Training, PET; in Deutschland wurde daraus das Gordon-Familientraining). Ich gab diesen Kurs auch für andere Lehrer frei, und binnen zehn Jahren führten bereits mehrere tausend Lehrer in allen Staaten der USA dieses Training durch. Derzeit wird das Gordon-Familientraining in 37 Ländern angeboten, und mehr als eine Million Menschen sind mittlerweile vertraut mit dem einfühlenden Zuhören (heute spricht man von aktivem Zuhören), mit Ich-Botschaften, kooperativen Problemlösungsverfahren und einer vierten Fertigkeit, die man als Konfliktbewältigung ohne Verlierer bezeichnet.

Mittlerweile wurde der Wert dieser Fertigkeiten durch eine Vielzahl von Forschungsprojekten bestätigt. Das Gordon-Familientraining allein ist in sechzig oder mehr Studien positiv beurteilt worden. Noch mehr befriedigt mich die Tatsache, daß meine Organisation »Gordon Training International Inc.« ein weltweites Netzwerk von mehreren tausend Kursleitern betreut, die Eltern, Führungskräfte, Lehrer, Geistliche, Sozialarbeiter, Berater, Krankenschwestern und Ärzte schulen.

Vor einigen Jahren hielt Dr. Richard Feinbloom, ein in Harvard ausgebildeter Kinderarzt und Verfasser der *Gesundheitsenzyklopädie für Kinder*, einen Gastvortrag bei unserer Jahreshauptversammlung der Gordon-Kursleiter. Seine Worte sollten sich bewahrheiten:

> »Die herkömmliche Modellvorstellung von Krankheit gerät immer mehr ins Wanken... Im Rahmen des Modells medizinischer Praxis, das ich als ›befähigendes Zusammenarbeitsmodell‹ bezeichne, sind Arzt und Patient Personen eigenen Rechts, jeder mit unterschiedlichem Wissensstand. Der Patient ist gleichberechtigter Partner bei der Behandlung der Krankheit... Der Arzt wird eher dann als helfender Berater fungieren können, wenn er sich durch einen Prozeß, den man aktives Zuhören nennt, mit den emotionalen Bedürfnissen des Patienten vertraut gemacht hat... Von daher muß der Mediziner sich verstärkt um die Frage kümmern, wie man jemandem dabei helfen kann, seine Einstellungen zu verändern und sein Verhalten zu modifizieren. Eine solche Zielsetzung erfordert andere Fähigkeiten als die traditionell in unserer Medizinerausbildung vermittelten, bei der es im wesentlichen um die Diagnose und Behandlung von Krankheiten geht.«

Es ist das Verdienst meines Mitautors Dr. med. W. Sterling Edwards, mein Interesse auf diese außerordentlich fruchtbaren zwischenmenschlichen Kommunikationsmöglichkeiten zurückgelenkt zu haben und mit medizinischen Fachleuten und anderen Menschen, die sich um Kranke kümmern, erneut daran zu arbeiten. Unter dem Eindruck der neuen Beratungstechniken, die er für den Umgang mit lebensgefährlich erkrankten Patienten entwickelt hat, entschloß ich mich, mit ihm zusammen ein Buch zu schreiben, in das wir beide unsere jeweiligen Erfahrungen einbringen wollten, um Ärzten und Pflegepersonal sowie Laienhelfern eine Anleitung zu geben, ihre Beziehung zu Patienten besser zu gestalten.

Einleitung

von W. Sterling Edwards

Als ich in den frühen fünfziger Jahren meine medizinische Ausbildung abschloß, interessierte ich mich besonders für Gefäßchirurgie am Herzen. Welch eine spannende Zeit damals, in der ich an den explosionsartigen Veränderungen in den Bereichen der Herz- und Gefäßchirurgie teilnahm! Ich hatte das Glück, an der beginnenden Entwicklung künstlicher Gewebearterien und der Korrektur von angeborenen Herzschäden bei Kindern mitwirken zu dürfen. Ich war rundum zufrieden damit, Medizinstudenten und Assistenzärzte unterrichten und die physischen Erkrankungen meiner Patienten behandeln zu können. Aber heute ist mir klar, daß ich den Menschen, deren Probleme mit meinen fachspezifischen Fähigkeiten nicht zu lösen waren, nicht hinreichend gerecht wurde. Ich wußte nicht, wie ich mit solchen Patienten reden sollte. Meine Visiten waren kurz, auch was ich sagte, blieb oberflächlich.

Als unsere Kinder das Haus verließen, ging meine Frau zurück ans College, promovierte auf dem Gebiet der Lebensberatung und eröffnete eine Beratungspraxis. Irgendwann zu Beginn der siebziger Jahre meldete sie sich für einen siebzehntägigen Workshop über Psychotherapie an, und ich entschloß mich, ebenfalls daran teilzunehmen. Dort lernte ich Carl Rogers, einen der Pioniere auf dem Gebiet der Humanistischen Psychologie, kennen, dessen Arbeitsgruppe ich zugewiesen wurde. Sein nachdrückliches Eintreten für die klientenzentrierte Behandlung emotionaler Probleme beeindruckte mich sehr, weil der Patient dabei am Entscheidungs-prozeß über mögliche Wege zur Heilung aktiv teilnimmt. Zu ungefähr dieser Zeit wurde ich zum Direktor der Chirurgi-schen Abteilung im Fachbereich Medizin der Universität von New Mexico berufen und Leiter des Ausbildungspro-gramms für Assistenzärzte der Fachrichtung Chirurgie. Als Folge meiner Beschäftigung mit Rogers' Prinzipien wollte ich herausfinden, ob es möglich wäre, für die angehenden Chirurgen ein »humanistisches« Lernprogramm zu entwik-keln, das vom üblichen militärischen Drill abwich. Wir ar-beiteten eine »studentenzentrierte Methode« aus, bei der die jungen Leute über ihr eigenes Lernen aktiv mitbestimmten. Der Versuch glückte. Die Begeisterung war groß, nicht nur auf seiten der Studierenden, sondern in der gesamten Fakul-tät. Die Zahl der Bewerber für unseren Ausbildungsgang stieg um ein Vielfaches. Unser humanistischer Ansatz sorgte überall in den USA für Gesprächsstoff.

Im Jahr 1987 gab ich meine Arbeit als Chirurg und auch meine Lehrtätigkeit an der Hochschule auf. Auf der Suche nach einer sinnvollen Ruhestandsbeschäftigung fühlte ich mich zur Psychologie und zum Studium der emotionalen Aspekte von Krankheit hingezogen. Ich nahm an mehreren Kursen zum Themenkomplex Psychologie und Gesundheit teil sowie an Wochenendworkshops zu diesbezüglichen Fra-gen der Psychologie. Bei mehreren meiner Freunde, die selbst nicht Mediziner waren, hatten sich über die Jahre le-bensbedrohliche Krankheiten eingestellt: Krebs, Herzkrank-heiten, neurologische Probleme. Ich begann sie darüber zu befragen, ob sie in ihrer Beziehung zu ihren professionellen und nicht-professionellen Helfern irgend etwas vermißten. Als Antwort bekam ich häufig zu hören, daß Helfende – ob Ärzte, Krankenschwestern, Familienmitglieder oder Freun-de – zwar stets Hinweise und Ratschläge geben wollten, daß aber nur sehr wenige bereit seien, ihnen in ihrem Zustand der Angst, der Unsicherheit oder der Verzweiflung zuzuhören. Das veranlaßte mich, mir das Thema »Zuhören« näher vorzunehmen.

Auf diese Weise lernte ich die Bestseller von Dr. Thomas Gordon kennen, der mit Erfolg einigen hunderttausend Menschen eine Fertigkeit vermittelt hatte, die er aktives Zuhören nannte. Die drei Werke über Effektivitätstraining für Eltern, Lehrer und Führungskräfte *(Familienkonferenz, Lehrer-Schüler-Konferenz, Managerkonferenz)* zeigten, in welcher Weise aktives Zuhören und andere kommunikative Techniken Menschen helfen können, über ihre Probleme zu reden und ihre Gefühle auszudrücken – wobei sie oft zu einem immer tieferen Verständnis ihrer Probleme gelangten und auf Lösungen stießen, die besser waren als alles, was andere ihnen raten konnten. Ich nahm mir vor herauszufinden, ob ich eine »Zuhör«-Technik für Menschen mit weit fortgeschrittenen oder lebensbedrohlichen Krankheiten entwickeln könnte. Ich gründete darüber hinaus eine Männergruppe, eine Gruppe für pensionierte Ärzte und eine Gruppe zur Unterstützung krebskranker Patienten.

Im Rahmen meiner Einzelberatungen besuche ich auf Anfrage Patienten in ihrem Zuhause, im Krankenhaus oder auf der Pflegestation. Es ist mein Ziel, sie zu ermutigen, über ihre Gefühle, ihre Krankheit oder ihre Beziehungen zu reden. Ich bin nur Zuhörer, äußere keine Meinung und erteile keine Ratschläge. Ich tue das auf freiwilliger Basis, da ich eher ein freundschaftliches als ein professionelles Verhältnis zu den Patienten erreichen möchte. Ich stelle keine Diagnosen, gebe keine Zweitgutachten ab, schreibe keine Rezepte aus.

Diese Arbeit hat mir persönlich sehr viel gebracht. Dennoch endet ein Kontakt gelegentlich, bevor ein Patient/eine Patientin stirbt. Wenn ich vor einem Besuch kein positives Gefühl habe, wenn ich danach keine Zufriedenheit verspüre und auch während des Besuchs keine gemeinsame Wellenlänge gefunden wird, dann nützt der Besuch weder dem Patienten noch mir, und wir beenden unsere Beziehung in beiderseitigem Einvernehmen.

Nach vier Jahren praktischer Arbeit wurde ich von Teilnehmern an verschiedenen dieser Gruppen ermutigt, meine Erfahrungen in einem kleinen Buch festzuhalten. Da ich aus den Büchern von Thomas Gordon soviel gelernt hatte, schrieb ich ihm und fragte ihn, ob seiner Meinung nach Bedarf für ein Buch vorhanden sei, das allen in der Krankenbetreuung Tätigen helfen soll, effektiver zu arbeiten, und wenn ja, ob er Interesse hätte, an einem solchen Buch mitzuarbeiten. Die Antwort auf beide Fragen war ein begeistertes »Ja«, und so machten wir uns gemeinsam an die Arbeit.

In der Zusammenarbeit mit Dr. Gordon wurde mir klar, daß zu erfolgreicher Krankenbetreuung wesentlich mehr gehört, als den Patienten zuzuhören. Aktives Zuhören hilft, wenn der Patient ein Problem hat. Doch was kann man tun, wenn der Patient dem Helfenden Probleme macht? Wann ist aktives Zuhören fehl am Platz? Was soll ein Helfender tun, wenn ein Konflikt auftritt und beide Seiten ein Problem bekommen? Ich lernte, daß wechselseitige »Ich-Botschaften« und eine sechsstufige Konfliktlösungsstrategie, wie sie in Dr. Gordons *Konferenz*-Büchern und in seinen Workshops gelehrt wird, mit großem Erfolg auf die Beziehung von Patient und Betreuer angewandt werden kann.

Meine eigenen Fähigkeiten als Helfender haben sich seit meiner Zeit als Chirurg beträchtlich weiterentwickelt. In diesem Buch wollen Dr. Gordon und ich unsere Erfahrungen an die Leser weitergeben.

VOM PATIENTEN ZUM PARTNER

KAPITEL 1

Unzufriedenheit zwischen Arzt und Patient

»Die Beziehung Arzt-Patient ist noch zu retten.
Doch müssen dazu die Beteiligten an beiden Enden des Stethoskops ihren Beitrag leisten.«

C. Everett Koop

Selbst bei all den unglaublichen wissenschaftlichen und technischen Möglichkeiten, die Angehörigen der Heil- und Pflegeberufe heute zur Verfügung stehen, gilt Kommunikation immer noch als das A und O des klinischen Prozesses zur Diagnose, Behandlung und pflegerischen Versorgung von Patienten. Darüber hinaus hängt die Zufriedenheit der Patienten damit, wie sie von Ärzten und Pflegepersonal behandelt werden, sehr stark von der Qualität der Kommunikation ab, die zwischen ihnen abläuft.

Hunderte von Forschungsberichten bestätigen, was die Mehrzahl der Patienten aus eigener Erfahrung weiß: Es ist die Art und Weise, wie Ärzte und Pflegepersonal mit ihnen reden und wie gut sie sich verstanden fühlen, die letztlich den Grad ihrer Zufriedenheit mit diesen Beziehungen bestimmt. Und – das gilt es besonders festzuhalten – wenn Patienten damit nicht zufrieden sind, kann dies ihre Bereitschaft ernsthaft beeinträchtigen, den Behandlungsplan zu akzeptieren beziehungsweise ihn einzuhalten. Dann können ernsthafte Zweifel an der fachlichen Kompetenz des Arztes auftreten, der Gesundungsprozeß kann negativ beeinflußt werden, und als Folge davon kann es eher zu Schadensersatzprozessen kommen.

Selbstverständlich wollen alle in Heil- und Pflegeberufen Tätigen vernünftige Beziehungen zu Patienten etablieren und auf Dauer aufrechterhalten. Allerdings haben auch sie, wie die meisten Angehörigen anderer akademischer Berufe – Anwälte, Ingenieure, Zahnärzte, Geistliche, Architekten, Steuerberater zum Beispiel – selten eine angemesse Ausbildung im Bereich interpersonelle Kommunikation erhalten, die man aber beherrschen muß, um beidseitig zufriedenstellende und dauerhafte Beziehungen herzustellen. Tatsächlich steckt die theoretische Fundierung und Methodik des Kommunikationstrainings noch in den Kinderschuhen, wobei die Anfänge nicht weiter als bis in die frühen fünfziger Jahre zurückreichen. Erst in jüngster Vergangenheit haben einige Medizinische Fakultäten und Schulen für Pflegepersonal Kommunikation als Fach in ihren Lehrplan aufgenommen.

Untersuchungen zeigen nicht nur, daß viele Patienten mit der Qualität ihrer Kommunikation mit Ärzten und Pflegepersonal nicht einverstanden sind, sondern auch, daß die Angehörigen der Heilberufe selbst – vor allem Ärzte und Krankenschwestern – sich darüber im klaren sind, wie problematisch ihre Beziehungen zu den Patienten sind. Prominente Ärzte haben sich öffentlich für eine Humanisierung der medizinischen Praxis ausgesprochen. Einige haben dabei wieder die Vorstellung des guten alten Hausarztes als ideales Modell für den Umgang mit der emotionalen Dimension von Krankheit und für mehr Sensibilität den Patienten gegenüber ins Gespräch gebracht. Manche Berufsgruppen im Gesundheitswesen haben Workshops zur entsprechenden Schulung ihrer Mitglieder ins Leben gerufen.

Wir glauben, daß unser Buch auf Grund der Erfahrungen, die wir gemeinsam einbringen, einen wichtigen Beitrag zu den immer stärker werdenden Bemühungen leisten kann, die Beziehungen zwischen Angehörigen der Heil- und Pflegeberufe und Patienten zu verbessern. Wir haben beide Erfahrung mit Kommunikationstraining in den Bereichen, die als notwendig und erfolgversprechend gelten, wenn zwischenmenschliche Beziehungen hergestellt werden sollen, die beide Seiten zufriedenstellen und auch therapeutischen Wert haben.

Einer von uns (W. S. E.) hat seine Ausbildung in einem Workshop für Ärzte bei dem Psychologen Carl Rogers erhalten, der sich mit der Entwicklung der klientenzentrierten Psychotherapie einen Namen gemacht hat, einer Methode, die sich stark auf einfühlendes Zuhören stützt (Rogers, 1951). Auf der Grundlage dieser Ausbildung ist er ein verständnisvoller Berater für viele Patienten gewesen, besonders für solche mit lebensbedrohlichen Krankheiten.

Der andere Autor (T. G.), auch er Student bei Carl Rogers und später sein Fakultätskollege an der Universität von Chicago, genießt großes Ansehen als Pionier auf dem Gebiet der Ausbildung im Bereich von Kommunikationsfertigkeiten, wobei er zunächst ein Schulungsprogramm für Führungskräfte in der Wirtschaft entwickelte (Effektivitätstraining für Führungskräfte), dann ein entsprechendes für Eltern (Gordon-Familientraining) und schließlich eines für Lehrer (Lehrer-Effektivitätstraining). Im Rahmen solcher Kurse sind über eine Million Menschen in 37 Ländern ausgebildet worden.

In diesem Kapitel wollen wir Forschungsergebnisse vorlegen, die sich auf die Unzufriedenheit von Patienten mit Ärzten und anderen im Gesundheitswesen Tätigen beziehen. Außerdem wollen wir dokumentieren, daß Ärzte und Pflegepersonal sich der Mißachtung des Patienten als Person bewußt sind. Wir benennen abschließend die Vorteile, die, wie Untersuchungen gezeigt haben, sich aus einem besseren Verhältnis zu Patienten ergeben.

Unzufriedene Patienten

Klagen von Patienten über ihre Beziehungen zu Angehörigen der Heil- und Pflegeberufe sind weit verbreitet. Sie werden in hohem Maße bestätigt durch Untersuchungen zum Thema »Unzufriedenheit von Patienten mit Ärzten« usw. (Gerrard et al., 1980). Darüber hinaus gibt es auch Mediziner, denen die immer stärker um sich greifende Einschätzung Sorgen macht, daß viele Ärzte primär am Geldverdienen und nicht so sehr am Wohlergehen der Patienten interessiert sind (Spencer, 1990).

Patienten berichten, daß ihnen die Bedeutung der Begriffe, die Ärzte und Krankenschwestern verwenden, unklar ist und sie also nicht verstehen, was ihnen gesagt wird. Sie haben Hemmungen, sich genauer danach zu erkundigen, selbst wenn sie das eigentlich gern möchten. Erzählen Patienten ihre Geschichte, oder stellen sie Fragen, so werden sie im Durchschnitt nach achtzehn Sekunden unterbrochen (Beckmann/Frankel, 1984).

Eine Untersuchung hat ergeben, daß ein Drittel der Patienten, die ein großes Universitätskrankenhaus aufsuchten, sich darüber beklagten, daß den Vorstellungen, die sie sich selbst über die Behandlung ihrer medizinischen Probleme machten, von den Ärzten nicht genügend Aufmerksamkeit geschenkt werde (Brody, 1980).

In ihrem Buch *In the Patient's Best Interest: Women and the Politics of Medical Decisions* (*Zum Wohle der Patienten: Frauen und Entscheidungsfindung in der Medizin*) beschreibt Sue Fisher dieses Phänomen folgendermaßen:

»Bei meinem ersten Termin beim Gynäkologen rief mich eine Krankenschwester in das Untersuchungszimmer, forderte mich auf, mich auszuziehen, gab mir ein Papierhemd zum Überziehen und sagte, der Doktor werde gleich dasein. Ich war geschockt. Sollte ich den Arzt nicht wenigstens erst kennenlernen, bevor ich mich auszog? ... Wie konnte ich mich, unbekleidet auf dem Untersuchungsstuhl sitzend, als vernünftige, erwachsene Person vermitteln? Aber ich hatte eine möglicherweise bösartige Geschwulst, und so fügte ich mich... Ein paar Minuten später kam die Krankenschwester zurück und sagte: ›Legen Sie sich hin, der Doktor kommt.‹ Wieder gehorchte ich. Der Arzt betrat das Untersuchungszimmer, nickte, während er mein Krankenblatt studierte, in meine Richtung und schickte sich an, mich zu untersuchen, ohne auch nur ein einziges Wort mit mir zu wechseln.« (Fisher, 1986, S. 2)

Eine andere Patientin, selbst Ärztin, beschreibt ihre Erfahrungen mit Ärzten, als sie Brustkrebs hatte.

»Onkologen, Röntgenonkologen, Plastische Chirurgen... niemand verstand, daß ich keine Nummer war, daß es um mein Leben ging und daß ich vor schweren Entscheidungen stand. Ich fand die Vorstellung, daß sie einfach nach Hause gehen und ihr normales Leben weiterleben konnten, während ich mit dem Krebs zurückblieb, unerträglich. Meine Ärzte gaben mir zwar zahlreiche Informationen, doch kümmerten sie sich kaum um mich. Sie wußten, wie man in einen betäubten Körper schneidet, Strahlendosen berechnet und Statistiken aufstellt, doch sie waren nicht in der Lage, zu fragen, wie ich mich fühlte. Sie nahmen kaum zur Kenntnis, daß ich gerade Mutter geworden war, und verloren kein Wort darüber, wie überwältigend diese Erfahrung für mich gewesen sein mußte. Kein einziger klopfte mir freundlich auf die Schulter, geschweige denn, daß mich einmal jemand in den Arm nahm. Vielleicht hatten sie so etwas in ihrer Ausbildung nicht gelernt. Möglicherweise hatte man es ihnen abgewöhnt. Doch was ich brauchte, erfordert keine spezielle Ausbildung; man muß dafür einfach nur menschlich sein.« (Olmstead, 1993, S. 131)

Die Unzufriedenheit von Patienten kann sich auf vielerlei Weise äußern – im Nichtbefolgen des Behandlungsplans, in Schadensersatzprozessen und in der Hinwendung zu Vertretern alternativer Heilmethoden wie Akupunkteuren, Hypnotiseuren, Massage-Therapeuten und Chiropraktikern, von denen man eher glaubt, daß sie am Patienten als Person interessiert sind.

Wachsendes Problembewußtsein bei Ärzten und Pflegepersonal

Vor allem in jüngster Vergangenheit haben praktizierende Ärzte ihre Kollegen vor dem Trend gewarnt, der weg von der »Behandlung des *Menschen*« führt. Bei der Darstellung ihres Konzeptes vom idealen Arzt verwenden einige den Begriff »humanistische Medizin« und stellen diesen der Vorstellung der »technokratischen Medizin« gegenüber. Andere empfehlen, sich stärker an Personen als an Problemen zu orientieren, wieder andere erkennen eine unheilvolle Abkehr vom Verständnis des Arztes als Seelenhelfer – so wie es der gute alte Hausarzt war. Einige beschreiben das Problem als eine Entwicklung, die wegführt vom Arzt als einfühlsamem Helfer oder gutem Samariter. Andere sehen das Problem der Medizin darin, daß es ihr zu sehr um den Arzt und nicht genug um den Patienten geht. Es wird beklagt, daß den Medizinern die ärztliche Kunst verlorengegangen sei.

Dr. C. Everett Koop, ehemaliger Generalstabsarzt, verweist auf »die seelischen Aspekte der Gesundheitsfürsorge« und betont, daß es Aufgabe der Angehörigen der Heil- und Pflegeberufe sei, aus einer so verstandenen Tradition heraus, Leben zu bewahren. Aber »wir kümmern uns zu sehr um das Kurieren, besonders wenn eine Krankheit tödlich ist, und nicht genügend um den seelischen Beistand... Kurieren kostet Millionen, doch seelischer Beistand kommt aus dem Herzen, kommt von innen. Ich hoffe, keine der beiden Fähigkeiten wird den Amerikanern je verlorengehen.« (Koop, 1992, S. 5)

Die Kinderärztin Naomi Remen, die für das »Institut für das Studium der Humanistischen Medizin« arbeitete, erkannte eine andere Entwicklung.

>»Im Verlauf der letzten fünfzig Jahre hat sich die ärztliche Kunst allmählich von der Medizin als Wissenschaft abgespalten. Moderne Ärzte neigen immer mehr dazu, ihre Patienten rein natur-

wissenschaftlich-technisch zu versorgen. Doch während die Patienten den Wert wissenschaftlich orientierter Behandlung durchaus anerkennen, werden sie mit ihrer medizinischen Versorgung insgesamt dennoch immer unzufriedener; sie stehen ihr kritischer gegenüber als früher, ja sogar feindselig.« (Remen, 1975, S. 2)

Andere Medizinhistoriker halten fest, daß die Hauptantriebskraft, nämlich leidenden Mitmenschen zu helfen, dem ärztlichen Berufsstand verlorengegangen sei. Sie lassen keinen Zweifel daran, daß das hohe Ansehen dieses Berufsstandes jahrhundertelang vor allem darauf beruhte, daß man im Patienten den Menschen sah. Mit den Fortschritten der Naturwissenschaft im 20. Jahrhundert jedoch, so die allgemeine Einschätzung, konzentrierte man sich immer mehr darauf, die *Krankheit* zu behandeln und weniger den kranken Patienten.

In seiner Ansprache an die Amerikanische Gesellschaft für Chirurgie hat deren Präsident Frank C. Spencer 1990 mit deutlichen Worten für mehr Humanismus in der medizinischen Praxis plädiert:

> »Die Medizin hat ihren Ursprung im Urinstinkt des Menschen, dem notleidenden Mitmenschen zu helfen, im Mitgefühl des Menschen für den Menschen. Die zentrale Rolle des humanistischen Aspektes wird am besten verständlich, wenn man weiß, daß das *hohe Ansehen der Medizin jahrhundertelang beinahe ausschließlich auf ihrem Humanismus beruhte*. Heutzutage basiert die Medizin im wesentlichen auf naturwissenschaftlichen Erkenntnissen und behandelt nur die jeweilige Krankheit.« (Spencer, 1990, S. 2)

Spencer fügte allerdings noch hinzu, daß dieses Problem bereits in acht Ansprachen von Präsidenten der Gesellschaft für Chirurgie behandelt worden sei.

Es ist auch allgemein bekannt, daß die Krankenpflege mittlerweile weniger patientenorientiert ist, sich vielmehr eher wissenschaftlich versteht. Krankenschwestern haben es heutzutage verstärkt mit der Technologie der Pflege zu tun:

Sie müssen sich mit komplizierten Apparaten auskennen und aufwendige Verwaltungsarbeit erledigen, was sie in gewissem Maß ihren pflegerischen Aufgaben entfremdet, eben den Aufgaben, die sie ursprünglich zu ihrem Pflegeberuf hingezogen hatten.

Der Psychologe M. Robin DiMatteo beschreibt diese Veränderung, die sich im Rollenverständnis der Krankenschwester vollzogen hat: weg von der Pflege und Hilfe, die sie dem Patienten in seiner Krankheit und seinen seelischen Nöten angedeihen ließ, hin zur eher begrenzten Aufgabe als Helferin des Arztes.

> »Unter diesen Umständen werden viele Krankenschwestern sehr frustriert sein, wenn sie bedenken, was sie in ihrer Ausbildung über die Pflege von Patienten gelernt haben und worin nun ihre Arbeit tatsächlich besteht. Nicht wenige Krankenschwestern sehen sich derzeit nach Jobs mit Arbeitsbedingungen um, die es ihnen erlauben, mit mehr Selbständigkeit Patienten zu pflegen... Wie die Ärzte zeigen auch die Schwesternschülerinnen im Laufe ihrer Ausbildung mehr Interesse an der Krankheit als an dem Patienten, und im Verlauf dieser Ausbildung verwenden sie immer weniger Zeit darauf, sich um die nicht-medizinischen Bedürfnisse ihrer Patienten zu kümmern.« (DiMatteo, 1991, S. 260)

Die Schwierigkeiten von Patienten in ihrem Verhältnis zu Ärzten sind durch nichts der Öffentlichkeit so deutlich vor Augen geführt worden wie durch den Spielfilm *Der Doktor – ein gewöhnlicher Patient* (1991). Er erzählt die Geschichte eines Arztes, der auf Grund eines bösartigen Tumors an den Stimmbändern zum Patienten wird und dabei schlimme Erfahrungen macht. Der Film zeigt einen Arzt, der die Probleme seiner Patienten nicht versteht, bis er selbst zum Patienten wird und sein Schicksal in die Hände anderer geben muß, die seine Würde als Mensch nicht respektieren.

Wichtige Forschungsergebnisse

In der medizinischen Fachliteratur findet sich eine Vielzahl von Studien, in denen Interaktionen zwischen Arzt und Patient untersucht und die Negativwirkung ineffektiver Kommunikation im Arzt-Patienten-Gespräch dokumentiert wird.

Häufig datiert man die Anfänge der Erforschung des Kommunikationsprozesses zwischen Arzt und Patient in die Mitte der sechziger Jahre, als Dr. Barbara Korsch in den Untersuchungsräumen ihrer Kinderklinik Videokameras installierte. Als sie damals die Öffentlichkeit mit ihrer Pionierarbeit bekannt machte, »waren die Leute schockiert, daß ich die geheiligte Arzt-Patient-Beziehung zum Gegenstand wissenschaftlicher Forschung erklärte. Das war so, als wäre ich mit einer Videokamera in eine Kirche gegangen.« Dr. Korsch und ihre Kollegen nahmen über 800 Besuchsgespräche auf Band auf und interviewten später die Mütter.

Die Tonbänder enthüllten, daß die Interviews »sach- und informationsorientiert« waren. Normale Höflichkeitsbezeugungen wie Begrüßung und Händeschütteln waren die Ausnahme, Freundlichkeit wurde selten vermittelt, und viele Mütter fühlten sich angespannt und ängstlich. Fast ein Viertel der Mütter sagte, man habe ihnen nicht die Chance gegeben, das Problem zur Sprache zu bringen, das ihnen am meisten auf der Seele lag. Jede fünfte Mutter hatte den Eindruck, sie habe keine verständliche Erklärung erhalten, was ihrem Kind denn nun fehlte. Beinahe die Hälfte wurde im unklaren darüber gelassen, was die Krankheit verursacht hatte (Korsch/Negrete, 1972).

Eine neuere Untersuchung hat gezeigt, daß bei Begegnungen, die zwanzig Minuten dauerten, Ärzte nur wenig mehr als eine Minute dafür erübrigten, ihren Patienten Informationen zu geben. Im Schnitt überschätzten die Ärzte die Zeit, die sie dafür aufwandten, um das *Neunfache*.

An den Universitäten und in ihrer Zeit als Assistenzarzt lernen die jungen Mediziner, eine Vielzahl von Fragen zur Erhebung der Krankheitsgeschichte zu stellen, doch vermittelt ihre Fragetechnik auf subtile Weise die Botschaft »Hier habe ich das Sagen«. Ärzte, die viele Fragen stellen, tun dies so, daß *sie* die Beziehung zum Patienten sehr stark kontrollieren. Wen wundert es da, wenn sich viele Patienten darüber beklagen, daß der Arzt ihnen nicht zuhört. Forscher sind zu dem Schluß gelangt, daß »bei Arzt-Patienten-Begegnungen vom Patienten kommende Fragen eher nicht geschätzt werden«, was die »direktive Gesprächsführung« verstärkt, wie sie von Ärzten im allgemeinen angewandt wird (Waitzkin, 1984).

Eine der Möglichkeiten, den Behandlungserfolg von seiten der Ärzte zu erhöhen, besteht darin, die Fügsamkeit und Kooperationsbereitschaft der Patienten (Compliance) zu verbessern. Schätzungen zur gegenteiligen Haltung (Non compliance) bewegen sich zwischen acht und 95 Prozent. Korsch und Negrete führten 1972 eine Untersuchung durch, der zufolge 53,4 Prozent einer Gruppe von Müttern, die mit ihrer Beziehung zu ihren Kinderärzten *zufrieden* waren, deren Anweisungen befolgten, während dies nur 16,7 Prozent der Mütter taten, die mit ihrer Beziehung zu den Ärzten *unzufrieden* waren. Von den Müttern, die angaben, daß sie die Gesprächsführung/Kommunikationsfähigkeit ihres Arztes *positiv einschätzten*, waren 86 Prozent zufrieden. Dies war aber nur bei 25 Prozent der Patienten der Fall, die mit der Kommunikationsfähigkeit ihres Arztes nicht einverstanden waren. Nichtbefolgung von Medikamentenverordnungen hat sich als einer der Hauptgründe für Krankenhauseinweisungen erwiesen (Ley, 1988). Zusätzliche Untersuchungen haben gezeigt, daß die Medikamentenverordnungen nach dem zweiten Arztbesuch nur noch zu 50 Prozent befolgt wurden und nach dem fünften Besuch nur noch zu 30 Prozent (Phillips, 1988).

Es liegen Erkenntnisse vor, daß beim Verlassen einer Arztpraxis oder Klinik bis zu 50 Prozent der Patienten nur sehr bedingt oder gar nicht wissen, wie sie sich im Interesse ihrer Gesundheit zu verhalten haben. Ihr gesundheitliches Problem verstehen sie noch nicht einmal im Ansatz, und sie sind nicht in der Lage, die ihnen verordnete Behandlung zu beschreiben (Svarstad, 1976).

Eine kürzlich erstellte Studie hatte zum Ziel, die Relation zwischen der Häufigkeit von Schadensersatzprozessen und der Qualität der Kommunikation zwischen Ärzten und Patienten herauszufinden. Ihre Ergebnisse bestätigten eindeutig die Vermutung, daß Ärzte, die sich ihren Patienten auf negative Weise vermitteln (kein Blickkontakt, strenge, schneidende Stimme, Kritik, minimale Informationsweitergabe und minimale Nachfrage nach Informationen, kein verbindliches Lächeln, kein freundlicher Körperkontakt, kein Ernstnehmen der Äußerungen des Gegenüber, keine Sensibilität für Gefühlsregungen, kein Lob und grundsätzlich relativ kurzer Kontakt), daß solche Ärzte Rachegelüste hervorriefen, wenn die Behandlung nicht erfolgreich war. Ärzte hingegen, die sich Patienten positiv vermitteln, verursachen keine solchen Gefühle. Die Autoren führen aus, daß »gutes Kommunikationsverhalten technisch vielleicht keine ›kompetentere‹ Medizin darstellt, aber durchaus Rechtsstreitigkeiten vermeiden hilft, selbst wenn etwas schiefgegangen ist und selbst wenn eindeutig ein Verschulden des Arztes vorliegt« (Lester/Smith, 1993, S. 272). Sie gelangen zu der Schlußfolgerung, daß Ärzte die Gefahr rechtlicher Auseinandersetzungen reduzieren, wenn sie ihr Auftreten gegenüber ihren Patienten anders gestalten.

Eine andere Studie spezifizierte die Kommunikationsmängel in der Arzt-Patienten-Beziehung, die mit Unzufriedenheit auf seiten des Patienten und Nichtbefolgen von Anweisungen korrelieren, als (1) mangelhafte Informationsweitergabe vom Patienten an den Arzt, als (2) geringe Verständlichkeit von Gesprächsbeiträgen, die an den Patienten gerichtet sind, und als (3) geringe Einprägsamkeit von Informationen für den Patienten (Ley, 1988). In anderen Untersuchungen fand sich stark ausgeprägte Zufriedenheit bei Patienten im Zusammenhang mit (1) freundlichem und höflichem Verhalten des Arztes gegenüber den Patienten, mit (2) einfühlender und offener Fragetechnik des Arztes, die Sorgen und Erwartungen der Patienten zutage förderte, und mit (3) der Klärung und Zusammenfassung von erhaltener Information und der Weitergabe von Informationen an den Patienten in einer diesem verständlichen Sprache (Comstock et al., 1982; Korsch/Negrete, 1972).

Arztgespräch und Kommunikationstraining als Unterrichtsfächer

Seit den siebziger Jahren haben Arztgespräch und Kommunikation als Bestandteil der medizinischen Ausbildung enorm an Bedeutung gewonnen. Medizinische Berufsverbände plädieren mit Nachdruck für eine Aneignung von Kommunikationsfertigkeiten, und einige haben auch eigene Unterrichtsprogramme entwickelt, um Ärzte mit Gesprächsführungs- und Kommunikationstechniken vertraut zu machen.

Die Amerikanische Akademie für Arzt und Patient vereinigt unter ihrem Dach beispielsweise Lehrpersonal aus den Spezialgebieten Innere Medizin, Allgemeinmedizin, ambulante Pädiatrie, Psychiatrie, Psychologie und anderer Bereiche des Gesundheitswesens.

Praktisch alle Medizinischen Fakultäten bieten heute in irgendeiner Form Arztgespräch und Kommunikationsfertigkeiten als Unterrichtsfächer an. Es gibt jedoch Anhaltspunkte dafür, daß die Qualität der jeweiligen Unterrichtsangebote stark schwankt, »da den Studenten oft fragwürdige Erfahrungen und unzureichende Fertigkeiten vermittelt werden« (Novak et al., 1993).

Im Rahmen einer Umfrage erteilten 114 Hochschulprofessoren und 92 Kursleiter Auskunft. Danach hatten die meisten Ausbildungsstätten mit Zeit- und Geldmangel oder anderen materiellen Engpässen zu kämpfen. Das Interesse der Hochschulen, Kommunikationsfertigkeiten zu unterrichten, stand immer in Konkurrenz zur Vermittlung traditioneller Lerninhalte. Eine Untersuchung zeigte, daß die Kommunikationsfähigkeit von Medizinstudenten ihren Patienten gegenüber mit fortschreitender Ausbildung eher zurückging. Ihr Verfasser leitete daraus ab, daß in der Ausbildung zum Mediziner der wissenschaftliche den menschlichen Aspekt verdrängt und die Studenten es Jahr für Jahr schwieriger finden, mit Patienten zu reden (Helfer, 1970). In einer anderen Studie kam zutage, daß die wichtigste Lektion für Praktikanten und angehende Assistenzärzte darin besteht, PLW (Patienten Loswerden) zu lernen; und diejenigen, die das gut beherrschten, nannte man »dispo kids« (das heißt Kids, die Patienten wegdisponieren). Der Verfasser der Studie formulierte, daß »die Struktur der Ausbildung so angelegt (ist), daß sie sich gegen die Entwicklung einer menschlichen Beziehung zwischen Arzt und Patient richtet« (Mizrahi, 1986, S. 119).

Die Pharmazeutische Abteilung von Miles Inc. hat einen Kompaktkurs für Ärzte zur Unterweisung in effektiver Kommunikation entwickelt. Da aber in den Beziehungen zwischen Ärzten und Patienten eine Vielzahl von Fertigkeiten beherrscht werden müssen, von denen einige sich nur im Rahmen ausgiebiger Praxis und intensiven Trainings erlernen lassen, scheint der Miles-Kurs doch nicht ausreichend, um Ärzte hier mit wirklicher Kompetenz auszustatten.

Warum es sich lohnt, effektiv kommunizieren zu können

Auf der Grundlage unserer Beschäftigung mit den einschlägigen Forschungsarbeiten haben wir eine überraschend lange Liste eindeutiger und handfester Vorteile zusammengestellt, die sich, wie Untersuchungen gezeigt haben, für die Angehörigen der Heil- und Pflegeberufe ergeben, wenn man effektive Kommunikationstechniken beherrscht:

– Ärzte erhalten detailliertere medizinische Daten und erstellen genauere Diagnosen;
– Krankenschwestern finden heraus, wie sich Patienten wirklich fühlen;
– Patienten haben mehr Vertrauen zu ihren Betreuern;
– Patientenwiderstand gegen Therapie und Behandlungskonzept wird verringert;
– Patienten können seelische Spannungen leichter abbauen;
– negative nonverbale Kommunikation mit Patienten wird seltener;
– Problemlöseverhalten beim Patienten wird gefördert;
– Ärzte und Pflegepersonal sind besser in der Lage, Patienten zu beraten, die Probleme haben;
– sie sind stärker befähigt, Patienten zu helfen, mit Situationen fertig zu werden, die nur mittelbar mit ihrer Krankheit zu tun haben;
– Ärzte, Schwestern usw. können sich besser auf spezielle Patientengruppen einstellen – schwierige Patienten, sehr alte oder im Sterben liegende Patienten, Menschen, die jemanden verloren haben, pubertierende, geistig zurückgebliebene oder sehr kleine Kinder, chronisch Kranke;
– Patienten befolgen ärztliche Anweisungen häufiger;
– Arztbesuche verlaufen zu größerer Zufriedenheit der Patienten;
– Patienten wissen die fachliche Kompetenz ihres Arztes besser zu schätzen;

- Patienten werden bei einer Einweisung ins Krankenhaus nicht so leicht hilflos, abhängig und depressiv;
- Patienten können das Krankenhaus eher verlassen;
- Patienten wechseln ihre Ärzte nicht so häufig und kehren eher zum selben Arzt zurück;
- Patienten sperren sich weniger gegen die Behandlung;
- Patienten sind weniger geneigt, Schadensersatzprozesse anzustrengen;
- es ist weniger wahrscheinlich, daß Patienten sich Quacksalbern oder Wunderheilern zuwenden;
- Patienten sind eher optimistisch und zeigen ausgeprägten Lebenswillen.

Die Vorteile, die sich aus der Zufriedenheit von Patienten mit ihrer Beziehung zu Ärzten, Krankenschwestern usw. ergeben, sind allgemein anerkannt. Es steht außer Frage, daß Ausbildung auf dem Gebiet der Kommunikationstechniken ein wesentlicher Bestandteil unseres Gesundheitswesen sein sollte. Viele der oben angesprochenen Vorteile würden die Kosten im Gesundheitswesen beträchtlich senken: Die Verweildauer der Patienten in den Krankenhäusern würde kürzer, die Patienten würden sich genauer an ärztliche Anweisungen halten und weniger Schadensersatzprozesse anstrengen; und letztlich wäre eine größere Diagnosegenauigkeit möglich.

Unterschiedliche Vorstellungen zum idealen Umgang mit Patienten

Es ist nicht nur so, daß die im Gesundheitswesen Tätigen sich darüber im klaren sind, wie sehr sich das Verhältnis zu den Patienten verschlechtert hat, sondern überraschenderweise haben wir in der medizinischen Fachliteratur zahlreiche Äußerungen zu der Frage gefunden, wie dieses Verhältnis zu den Patienten im Idealfall *sein sollte*. Wir haben schließlich eine lange schlagwortartige Liste von verschiedenen Idealvorstellungen zusammengestellt, die Angehörige der medizinischen Berufe zu dieser Frage geäußert haben:

- Die Person und nicht das medizinische Problem im Mittelpunkt;
- sich dem Wohl des Patienten verpflichten;
- humanistisch, nicht technokratisch orientierte Mediziner;
- bessere Kommunikation am Krankenbett;
- zurück zum guten alten Hausarzt!;
- patienten- statt arztzentriert;
- mehr Interesse an den Patienten;
- Zuwendung und medizinische Behandlung;
- mehr Verständnis für die Patienten;
- Patienten mit Respekt behandeln;
- Patienten zu mehr Mitarbeit ermutigen;
- Mitgefühl mit Patienten;
- der Patient als Verbündeter;
- bedingungslos positive Einstellung zu Patienten;
- Patienten als Personen ansehen;
- Patienten besser zuhören;
- für den Patienten als Lehrer dasein.

Obwohl diese Formulierungen und Vorstellungen sicher sehr deutlich erkennen lassen, worin Ärzte und Pflegepersonal die entscheidenden Faktoren für den »idealen« Umgang mit Patienten sehen, bleiben sie doch zu ungenau und abstrakt. Es handelt sich um Formulierungen, die eher *Einstellungen, Gefühle* und *Werte* beschreiben, und weniger konkrete und praktisch anwendbare Verhaltensweisen. In der Wissenschaft nennt man solche Formulierungen »nonoperational« – das heißt, sie sind schwierig in die Praxis umzusetzen und weiterzuvermitteln.

Von abstrakten Vorstellungen zu konkreten Verhaltensanweisungen

Wenn Ärzte, Krankenschwestern usw. mit solchen schwer umsetzbaren Vorstellungen konfrontiert werden, wäre es nicht verwunderlich, wenn sie fragten:
- Was muß ich tun, um einfühlend zu sein?
- Was ist gemeint mit »patientenzentriert«?
- Wie zeige ich dem Patienten, daß er mir am Herzen liegt?
- Wie erreiche ich, daß die Patienten mitarbeiten?
- Natürlich sehe ich meine Patienten als Personen.
- Ich sorge mich sehr um meine Patienten.
- Ich höre Patienten sehr viel zu.

Stellen Sie sich vor, ein Tennisprofi sagt zu einem Anfänger: »Sie brauchen eine offensivere Rückhand.« Der Anfänger würde zweifellos zustimmen und dann fragen: »Also, wie geht das denn? Zeigen Sie mir, wie ich den Schläger halten soll. Was muß ich an meinem Schwung verändern?« Bei der Elternschulung ist es ebenfalls entscheidend, so vage Formulierungen zu vermeiden wie »Geben Sie Ihrem Kind mehr Liebe«, »Behandeln Sie Kinder mit mehr Respekt«, »Betrachten Sie Ihr Kind als eigenständige Person«, »Sorgen Sie für eine enge Beziehung zu Ihrem Kind« und »Hören Sie Ihrem Kind zu«. Derart unspezifische Anweisungen verunsichern Eltern nicht nur, sie geben ihnen auch keinen Anhaltspunkt dafür, welche ihrer Verhaltensweisen falsch sind beziehungsweise welche Verhaltensweisen wünschenswerter wären.

Unsere Beschäftigung mit der medizinischen Fachliteratur, die sich mit dem Umgang mit Patienten befaßt, hat zu wenige solcher Erläuterungen spezifischer Verhaltensweisen zutage gefördert – seien sie nun effektiv oder nichteffektiv. Es ist unsere Absicht, hier Abhilfe zu schaffen und dem Leser solche Kommunikationsfertigkeiten zu vermitteln, die die Beziehung zu Patienten entscheidend verbessern.

Eines der Hauptziele dieses Buches besteht darin, abstrakte Vorstellungen der erwähnten Art zu konkretisieren beziehungsweise sie besser umsetzbar und anwendbar zu machen. Abstrakte Vorstellungen werden in spezifische Verhaltensweisen, konkrete Handlungen und überprüfbare Fertigkeiten übersetzt, die sich leichter verstehen, befolgen, veranschaulichen, nachahmen und unterrichten lassen. Um für beide Seiten zufriedenstellende Beziehungen zu Patienten herzustellen, ist es erforderlich, bestimmte Verhaltensweisen und Fertigkeiten zu erlernen und auch zu verstehen, wann man sie anwendet und wann nicht.

Einfach ausgedrückt: Eine vernünftige Beziehung zu Patienten herzustellen ist so ähnlich wie Autofahren zu lernen. Für einen Fahrer gilt, daß er viele Handgriffe und Fertigkeiten erlernen muß – Lenken, Bremsen, Gasgeben, Schalten, Blinken, auf andere Autos Achten usw. Wer ein guter Fahrer werden will, muß aber auch lernen, wann er die Handgriffe anwendet und wann nicht – beziehungsweise wann er mehrere davon gleichzeitig anwenden muß. Genauso verhält es sich mit dem, was erforderlich ist, um für beide Seiten zufriedenstellende Beziehungen zu entwickeln.

Einige Kommunikationstechniken eignen sich vor allem dazu, dem Patienten Mitgefühl und Akzeptanz zu vermitteln, erweisen sich jedoch als ungeeignet und entsprechend unwirksam, wenn es darum geht, das Verhalten eines Patienten zu verändern. Mit bestimmten Ausdrucksweisen läßt sich dem Patienten eine bestimmte Botschaft übermitteln; es sind aber nicht dieselben wie die, mit deren Hilfe man Patienten ermutigt, etwas mitzuteilen. Es gibt kommunikative Fertigkeiten, die sinnvoll einzusetzen sind, wenn Sie Patienten dabei helfen wollen, sich das zu holen, was sie brauchen; doch wenn Sie sich holen wollen, was Sie brauchen, müssen Sie auf andere Botschaften zurückgreifen. Aus dem Gesagten wird klar, daß es bei dem Versuch, eine gute Beziehung zum Patienten herzustellen und auf Dauer aufrechtzuerhalten, unter anderem darauf ankommt, ein integriertes System miteinander verknüpfter Fertigkeiten zu verstehen und anzuwenden.

In der medizinischen Literatur finden sich Beiträge, die hervorheben, welch komplexen Zusammenhängen sich die im Gesundheitswesen Tätigen gegenübersehen, da sie ja mit so vielen höchst unterschiedlichen Patienten kommunizieren müssen. Man verweist dabei auf unterschiedliche Kommunikationsstile, auf die man zurückgreifen müsse, wenn man es nicht mit weißen, sondern mit schwarzen oder hispanischen Patienten zu tun hat, mit ungebildeten im Gegensatz zu gebildeten, mit männlichen im Unterschied zu weiblichen Patienten, mit Patienten aus der Arbeiterschicht im Gegensatz zu solchen aus einer »höheren sozialen Schicht« (Roter et al., 1988; Levy, 1985). Die Autoren solcher Beiträge bringen zum Ausdruck, daß die im Gesundheitswesen Tätigen sich für die genannten Patientenpopulationen jeweils unterschiedliche Kommunikationsstile aneignen müßten.

In diesem Buch wollen wir jedoch ein System von Kommunikationstechniken vorstellen, das auf alle Patienten anwendbar ist. Der Leser wird sogar feststellen, daß diese Fertigkeiten in all seinen Beziehungen zu anderen Menschen – zu Geschäftspartnern, Untergebenen, Lebenspartnern, den eigenen Kindern – gleichermaßen sinnvoll einzusetzen sind.

Die Allgemeingültigkeit dieser zwischenmenschlichen Kommunikationsregeln macht es leicht, sie zu lehren und zu lernen. Dies bedeutet auch, daß die im Gesundheitswesen Tätigen nicht in eine Vielzahl von Rollen schlüpfen müssen, um den unterschiedlichen Patientengruppen gerecht zu werden, mit denen sie es zu tun haben. Schließlich kann sich auf diese Weise der Leser, da er die Fertigkeiten ja in all seinen Beziehungen anwendet, sehr viel Praxis verschaffen und sie so nach kurzer Zeit erfolgreicher nutzen.

Zusammenfassung

In diesem Kapitel haben wir die weitverbreitete Unzufriedenheit von Patienten mit ihrer Beziehung zu Ärzten und
Krankenschwestern belegt. Wir haben Aussagen prominen-
ter Mediziner zitiert, die mit Nachdruck auf die Notwendigkeit verweisen, das Verhältnis zu den Patienten zu humani-
sieren, »indem sie sowohl heilen als auch Beistand leisten«.
Wir haben am Beispiel ausgewählter Forschungsarbeiten gezeigt, daß Unzufriedenheit auf seiten der Patienten den Hei-
lungserfolg beeinträchtigt und verstärkt Gedanken an Schadensersatzforderungen hervorruft.

Wir haben auf die steigende Zahl medizinischer Fachbe-
reiche und medizinischer Verbände hingewiesen, die Ausbildung in ärztlicher Gesprächsführung und in Kommunikationstechniken anbieten. Wir haben eine große Anzahl
von Vorteilen angeführt, die sich für die im Gesundheitswesen Tätigen ergeben, wenn sie effektive Kommunikations-
praktiken einsetzen, und wir haben die unterschiedlichen
Konzepte und Vorstellungen einer »idealen« Arzt-Patienten-Beziehung vorgestellt. Zu guter Letzt haben wir her-
vorgehoben, wie wichtig es ist, genau bezeichnete und
anwendbare Verhaltensweisen und Fertigkeiten herauszuar-
beiten und zu lehren, anstatt sich mit abstrakten Vorstellungen zu beschäftigen.

Im nächsten Kapitel wird ein Modell vorgestellt, das
fruchtbare Beziehungen zwischen Angehörigen von Heil-
und Pflegeberufen und Patienten ermöglicht: ein Modell,
das die Patienten in allen Phasen ihrer Beziehung zu Ärzten
und Pflegepersonal stärker einbezieht.

KAPITEL 2

Zusammenarbeit mit Patienten: ein Modell

> »Zusammenarbeit ist ein Gemeinschaftsunter-
> nehmen, das auf geteilter Macht und Autorität
> beruht. Zusammenarbeit ist ihrem Wesen nach
> nicht hierarchisch und geht aus von Macht, die
> auf Wissen und Sachkenntnis beruht, im Gegen-
> satz zu Macht, die sich auf eine Rolle oder eine
> mit der Rolle verbundene Funktion stützt.«
> William Kraus, *Collaboration in Organizations*

Es liegt ein überwältigendes Beweismaterial dafür vor, daß an der Art und Weise, wie viele Angehörige der Heil- und Pflegeberufe mit Patienten umgehen, einiges verbesserungs-würdig ist. Andererseits benennen zahlreiche Forschungs-arbeiten eine beeindruckende Liste von Vorteilen, die sich aus geeigneten Maßnahmen ergeben könnten. So stellt sich die Frage, ob es einen idealen oder »den besten« Weg gibt, mit Patienten zu kommunizieren. Wie sollte eine Beziehung gestaltet werden, damit sie besser funktioniert als die her-kömmliche, die erwiesenermaßen Unzufriedenheit bei den Patienten hervorruft und nur geringe Heilungserfolge ge-währleistet?

Richtig ist, daß vor allem Lehrende im Fachbereich Me-dizin und Krankenpflege immer mehr zu der Einschätzung gelangen, ein Kommunikationstraining für angehende Ärzte werde zu größerer Zufriedenheit bei den Patienten und da-mit zu einer strikteren Befolgung des Behandlungsplans durch die Patienten führen. Allerdings bestehen Meinungs-unterschiede darüber, wie die Beziehung Arzt-Patient grund-sätzlich aussehen soll. In diesem Kapitel vertreten wir die Auffassung, daß Ärzte und Pflegepersonal Kommunika-tionsfertigkeiten wahrscheinlich erst dann einsetzen werden, wenn sie zuvor ihre Vorstellung von der Beziehung ändern, die sie zu den Patienten haben wollen.

Es ist zum Beispiel oft darauf hingewiesen worden, daß Ärzte, und bis zu einem gewissen Grad auch Krankenschwestern, eine Beziehung bevorzugen, in der sie »das Sagen haben« und stets alles kontrollieren, was zwischen ihnen und den Patienten abläuft. Jedem, der versucht hat, Kommunikationstechniken zu vermitteln, dürfte klar sein, daß im herkömmlichen autoritären Modell, wie es in den meisten Beziehungen angewandt wird, kaum eine Notwendigkeit zur effektiven, wechselseitigen Kommunikation besteht. Eltern und Lehrer setzen einseitig Regeln fest und erwarten, daß Kinder diese befolgen: »Du machst das jetzt, weil ich es sage.« Autoritäre Vorgesetzte wollen ebenfalls die Beziehung zu ihren Untergebenen in allen Bereichen bestimmen und teilen ihnen klipp und klar mit, was zu tun ist und wann es zu tun ist, ohne Widerspruch zu dulden. In solchen Beziehungen findet Kommunikation nur in eine Richtung statt, und oft genug wirkt sie inhuman und erniedrigend.

Dasselbe gilt für das allzu konventionelle Beziehungsmodell, auf das sich viele Ärzte stützen. Einer der behandelnden Ärzte des Autors (T. G.) formulierte es so: »Wenn einer hier Fragen stellt, dann bin ich es.« Ein berühmter Herzchirurg soll zugegeben haben, daß »die meisten Ärzte nicht möchten, daß ihre Patienten sie verstehen, weil sie es besser finden, wenn ihre Arbeit eine geheimnisumwitterte Angelegenheit bleibt. Ein Patient, der nicht versteht, wovon der Arzt redet, stellt ihm auch keine Fragen. Dann kommt der Arzt auch nicht in die Verlegenheit, ihm antworten zu müssen« (Robinson, 1973). Ein derartiger arztzentrierter Befragungsstil herrscht nach Meinung vieler Menschen in weiten Teilen des heutigen amerikanischen Gesundheitswesens vor.

Auch Krankenschwestern scheinen eine Beziehung zu Patienten zu bevorzugen, in der sie dominieren. Im Rahmen einer diesbezüglichen Studie hat sich herausgestellt, daß Krankenschwestern und Pfleger auf einer geriatrischen Station offensichtlich in der Regel das Thema wechselten, wenn Patienten über ihr emotionales Verhältnis zum Tod sprechen wollten. Als Grund für dieses Verhalten gaben sie in der Mehrzahl der Fälle an, daß sie die Patienten »aufheitern« wollten, indem sie das Gespräch in eine andere Richtung lenkten (Kastenbaum/Aisenberg, 1972).

Was wir brauchen, ist ein Beziehungsmodell, in dem was immer die Patienten einzubringen haben, akzeptiert und anerkannt wird – ja sogar erwünscht ist. Solange man jedoch Ärzten und Pflegepersonal kein Modell präsentieren kann, bei dem sie erkennen, daß es ihnen hilft, ihre Arbeit effektiver und schneller zu bewältigen, werden sie sich wohl kaum die Mühe machen, sich in neue Kommunikationsfertigkeiten einzuarbeiten. Selbst wenn man ihnen diese Fertigkeiten in der Ausbildung vermittelt, werden sie sich nicht veranlaßt sehen, diese auch anzuwenden, ehe sie nicht erkannt haben, wo die wahre Bedeutung eines anderen Beziehungsmodells liegt – in einer Neuorientierung ihrer Beziehung zum Patienten.

Die Beziehung zum Patienten –
verschiedene Modelle

Eine Reihe von Autoren spricht sich für eine intensivere Zusammenarbeit mit den Patienten und deren stärkere Einbindung in die Beziehung zum Arzt und Pflegepersonal aus. Die Verfasser von *Case Studies and Methods in Humanistic Medicine* schreiben:

> »Es ist möglich, diese eng gefaßten Rollenzuweisungen (der Arzt ist aktiv, der Patient passiv) weiter zu fassen. Der Patient kann *mit der Hilfe* von Arzt und Pflegepersonal lernen, sich aktiver

an seiner medizinischen Versorgung zu beteiligen und mehr Verantwortung für seine Gesundheit zu übernehmen (...). Wenn es dem Arzt gelingt, das Wissen der Patienten über das eigene Selbst und seine inneren Antriebskräfte zu aktivieren und nutzbar zu machen, kann er sich mit größerer Aussicht auf Erfolg um seinen Patienten oder seine Patientin kümmern.« (Belknap et al., 1975, S. 26)

Roter und Hall haben es so formuliert:

>»Die meisten Patienten haben Angst, sich falsch zu verhalten, etwas Falsches zu tun, etwas Dummes zu sagen, als ›schlechter‹ Patient abgestempelt zu werden. Aus dieser Rolle heraus verbietet es sich, Fragen zu stellen oder Einsicht in die Unterlagen zu verlangen.« (Roter/Hall, 1992, S. 17)

Szasz und Hollander (1956) haben ein eigenes Konzept für das Arzt-Patient-Verhältnis anzubieten, ein Modell, bei dem es um einen Vertrag in symbolischer Form geht. Es basiert auf der Beteiligung des Patienten an Entscheidungsprozessen, auf einer in etwa gleichen Machtverteilung, auf gegenseitiger Abhängigkeit und auf Bemühungen, die für beide Seiten zufriedenstellend sind.

Stewart Miller, ehemaliger Direktor des Instituts für Humanistische Medizin, spricht sich ebenfalls dafür aus, Patienten stärker mit einzubeziehen. Miller begründet diese Forderung damit, daß jeder Patient einen »inneren Arzt« habe, der sich zu bestimmten Zeiten im eigenen Interesse mobilisieren lasse und gegebenenfalls ein aktives Mitglied im Team von Arzt und Pflegepersonal werden könne (S. Miller, 1975).

In seiner Charakterisierung der möglichen Beziehungen zwischen Arzt und Patient beschreibt DiMatteo, ein angesehener Gesundheitspsychologe, drei grundsätzliche Modelle: (1) das *Aktiv-Passiv*-Modell, bei dem die Patienten an ihrer Versorgung selbst nicht teilnehmen; (2) das *Arztführungs-Kooperations*-Modell, bei dem der Arzt die Hauptverantwortung für Diagnose und Behandlung trägt; und (3) das

Modell der *arbeitsteiligen Partnerschaft*, bei dem Arzt und Patient in allen Fragen gemeinsame Entscheidungen treffen, angefangen vom diagnostischen Ansatz bis zur Festlegung und Durchführung der Behandlung (DiMatteo, 1991). Der folgende Textauszug macht deutlich, daß der Autor das dritte Modell favorisiert:

> »Beide Seiten tragen zu der Beziehung bei und übernehmen Verantwortung. Im Regelfall werden Fragen und Probleme offen angesprochen. Das Modell der arbeitsteiligen Partnerschaft stellt die effektivste Form des Austausches zwischen Arzt und Patient dar, die sich denken läßt. Beide Seiten bringen ihre Sachkenntnis in das Bemühen ein, für die Gesundheit des Patienten zu sorgen. Dies kann nur mit klarer und effektiver Kommunikation gelingen.« (DiMatteo, 1991, S. 194)

Ein ähnliches, aber komplexeres System spezifischer Modelle der Arzt-Patient-Beziehungen ist von zwei Harvard-Medizinern vorgeschlagen worden (Emanuel/Emanuel, 1992): (1) das *autoritäre Modell*, bei dem der Arzt vorab entscheidet, welche Maßnahmen geeignet sind, und er sich dann um die Zustimmung des Patienten bemüht; (2) das *Informationsmodell*, bei dem der Arzt als sachkundiger Experte die relevanten Informationen zur Verfügung stellt und der Patient die Maßnahme auswählt, die er oder sie für richtig hält; (3) das *Erklärungsmodell*, bei dem der Arzt sowohl über den medizinischen Zusammenhang als auch über Risiken und Chancen möglicher Maßnahmen informiert. Der Arzt fungiert gleichzeitig als Berater, der dem Patienten helfend zur Seite steht, wenn es zu entscheiden gilt, welche Entscheidungskriterien und welche Vorgehensweise am besten zur Persönlichkeit des Patienten passen; und (4) das *Diskussionsmodell*, bei dem der Arzt, in der Rolle des Lehrers oder Freundes, mit dem Patienten in einen Dialog eintritt, um ihn in den Stand zu versetzen, Entscheidungskriterien zu reflektieren und eine Vorgehensweise zu wählen, die am besten zu seinen Vorstellungen paßt.

Die Autoren scheinen das letztgenannte Modell zu bevorzugen, das ihrer Meinung nach den Aspekt der Fürsorge für den Patienten beinhaltet und gleichzeitig seine aktive Teilnahme am gesamten Betreuungsprozeß ermöglicht. Sie weisen auch darauf hin, daß dieses Diskussionsmodell grundlegende Veränderungen in ärztlicher Ausbildung und Praxis erforderlich macht. So müssen Ärzte lernen, mehr Zeit für die Kommunikation mit den Patienten aufzuwenden, und es muß ein Leistungsbemessungssystem im Gesundheitswesen entwickelt werden, »in dem Ärzte angemessen entlohnt – und nicht bestraft – werden, wenn sie sich die Zeit nehmen, grundsätzliche Probleme der Behandlung mit ihren Patienten zu erörtern« (Emanuel/Emanuel, 1992, S. 2226).

Allen B. Barbour, ein Internist, beschreibt seine Vorstellung von der Beziehung zwischen Ärzten und Patienten innerhalb des von ihm so genannten »Weiterentwicklungsmodells« der Patientenversorgung (im Gegensatz zum herkömmlichen Krankheitsmodell) folgendermaßen:

> »Wir müssen die Patienten ganzheitlich sehen, und sei es auch nur, weil wir Medizin wirklich wissenschaftlich betreiben wollen... Patient und Mediziner sind Kollegen... Der Patient wird angehalten, sich seiner Entscheidungsmöglichkeiten bewußt zu werden und zunehmend mehr Verantwortung für seine eigene Gesundheit, Weiterentwicklung und Selbstverwirklichung zu übernehmen... Wir müssen nach gangbaren Wegen suchen, unseren Patienten dabei zu helfen, ihre Stärken klarer zu erkennen und sie besser einsetzen zu lernen. Indem wir die Selbstheilungskräfte und Entwicklungsmöglichkeiten unserer Patienten aktivieren, verstehen wir uns selbst als Katalysatoren und Vermittler von Veränderungen.« (Barbour, 1975, S. 50)

In einem Artikel mit dem Titel »Formen der Partnerschaft in der medizinischen Betreuung: ein Vertragsmodell« propagiert Dr. Timothy Quill von der Medizinischen und Zahnmedizinischen Fakultät der Universität Rochester mit Nachdruck den Gedanken der »Partnerschaft« mit Patienten.

Quills Konzept beruht auf vier Grundgedanken:

1. Jeder Vertragspartner hat spezielle Verantwortlichkeiten.
2. Die Beziehung beruht auf Freiwilligkeit, nicht auf Zwang.
3. Es muß die Bereitschaft bestehen, miteinander zu verhandeln.
4. Beide Seiten müssen von der Beziehung profitieren.

Quill schlägt vor, daß der Patient die Empfehlungen des Arztes sorgfältig prüft, ihnen aber nicht unbedingt Folge leisten muß.

»Wenn Patient und Arzt sich auf eine Vorgehensweise verständigen – das heißt einen Vertrag aushandeln –, dann werden sie zu Partnern, mit für beide Seiten genau festgelegten Verpflichtungen... Es kann sein, daß der Patient im Krankheitsfall auf den Arzt angewiesen ist, doch deswegen befindet er sich noch lange nicht ständig in der Rolle eines Untergebenen. Der Geist arbeitsteiliger Partnerschaft bringt die Bereitschaft von Arzt und Patient zum Ausdruck, im gemeinsamen Bemühen das Behandlungskonzept zu erstellen.« (Quill, 1983, S. 229)

Den Wert einer Partnerschaft zwischen Arzt und Pflegepersonal auf der einen und Patienten im Krankenhaus auf der anderen Seite hat Dr. Anderson, Leiter der Texanischen Gesundheitsbehörde, in aller Deutlichkeit in einem Interview in Bill Moyers Buch *Die Kunst des Heilens* formuliert:

»Also, in einem Krankenhaus wird Ihnen Ihre Kleidung weggenommen, und statt dessen kriegen Sie ein kleines Nachthemd, das hinten offen ist. Unter Umständen müssen Sie auch Ihre Zähne abgeben. Schmuck und andere Dinge, die zu Ihnen als Person gehören, werden ebenfalls einkassiert. Und man erwartet von Ihnen, daß Sie ein guter Patient, also folgsam sind. Patienten brauchen aber nicht gehorsam zu sein, sie müssen vielmehr in der Lage sein, sich zu beschweren und Fragen zu stellen und ihre Ansichten zu vertreten. Man braucht eine Partnerschaft, auch wenn diese nicht gleichberechtigt ist. Wir müssen in dieser Partnerschaft die Interessenvertreter unserer Patienten sein. Das heißt, sie müssen von uns lernen, sich zu beschweren, ohne Angst zu haben, nicht mehr gut betreut zu werden, wenn sie dies tun. Wir wollen sie befähigen, für sich selbst sorgen zu können, wenn sie entlassen werden, weil sie dann Mitglied des Teams der medizinischen Versorgung sind. Das geht natürlich nicht bei jedem Patienten, doch wann immer dies möglich ist, sollte man eine partnerschaftliche Beziehung zu Patienten entwickeln, so daß sie nach der Entlassung zum Beispiel in der Lage sind, ihre Medikation zu verstehen. Oder wenn Nebenwirkungen auftreten und sie die Medikation umstellen müssen, dann können die Patienten zu Hause die Entscheidung letztlich selber treffen, und der Arzt als Diagnostiker ist lediglich derjenige, der die gemeinsam festgelegte Therapie initiiert hat.« (Moyers, 1994, S. 34)

In der Fachliteratur fanden wir zusätzlich noch folgende Formulierungen für das Verhältnis zu Patienten:
– Gemeinschaftliches Problemlösungsverhältnis,
– patientenzentrierte anstelle arztzentrierter Beziehungen,
– offene Beziehungen,
– wechselseitige Beziehungen,
– Beziehungen auf Gegenseitigkeit.

Wesentliche Merkmale des idealen Verhältnisses zu Patienten

In den idealtypischen Modellen, die man vorgeschlagen hat, lassen sich bestimmte gemeinsame Grundsätze finden, die deren Verfechter in den Beziehungen zu Patienten für wünschenswert halten:
– Patienten als aktive Mitarbeiter,
– Miteinander von Arzt und Patient,
– gemeinsame Entscheidungsfindung,
– Anleitung von Patienten zur Mitarbeit,
– Kommunikation in beide Richtungen.
Die Modelle enthalten daneben andere Vorstellungen, die nicht realistisch erscheinen. Man denke beispielsweise an

das Konzept, das Arzt und Patienten als »Kollegen« versteht. Dieses Konzept übersieht den unvermeidlichen Unterschied an Sachkenntnis, Erfahrung und medizinischem Fachwissen zugunsten der Ärzte. In ähnlicher Weise könnte auch das »Partner«-Konzept zu Mißverständnissen führen, insofern dieser Begriff oft ja eine gleichberechtigte Beziehung unterstellt, wie sie in der Regel bei Geschäftspartnern vorliegt. Denkbar wäre allerdings, daß die Beziehung zu Patienten eine Partnerschaft darstellt, in die jeder der beiden Partner seine ganz speziellen Kenntnisse einbringt.

Eine Reihe von Autoren sehen auch die Vorstellung von »Machtgleichheit« als Bestandteil einer Beziehung an. Das Problem dabei ist, daß weder Ärzte und Pflegepersonal noch ihre Patienten *irgendeine* Macht haben – zumindest nicht die Art von Macht, die Eltern über ihre Kinder haben, Vorgesetzte über ihre Untergebenen und Lehrer über ihre Schüler. Tatsächlich beruht die Beziehung zwischen Arzt-Pflegepersonal und Patienten auf einer Übereinkunft: Sie entsteht und existiert mit Zustimmung beider Seiten. Es ist keine Zwangsbeziehung, sondern sie resultiert daraus, daß sie für beide Seiten von Nutzen ist.

Die Überzeugung, daß Macht ein Bestandteil der Beziehung zu Patienten ist, kommt indirekt bei Autoren zum Ausdruck, die Ärzte und Pflegepersonal kritisieren, weil sie sich auf »ihre Autorität« stützen, weil sie »das Sagen haben«, weil sie »paternalistisch« oder autoritär sind. Diese Begriffe sind so irreführend wie die Vorstellung von »Machtgleichheit«. Wir sind auch auf ein Modell gestoßen, das »arztzentrierte« Beziehungen den »patientenzentrierten« gegenüberstellte. Dasselbe »Entweder/Oder«-Denken findet sich im Zusammenhang mit den Beziehungen zwischen Erwachsenen und Kindern. Verfechter der »Alle Macht den Eltern«-beziehungsweise der »Mut zur Strafe«-Theorie fordern Eltern auf, die autoritäre Rolle anzunehmen, und sie verteidigen diese Position, indem sie argumentieren, die einzige

Alternative sei es, dem Kind die Macht zu überlassen, alles zu bestimmen, wobei für den Erwachsenen nur eine passive Rolle übrigbleibe, in der er alles hinnehmen müsse.

Bei Eltern, Lehrern und Managern hat sich die Einsicht noch nicht durchgesetzt, daß es nicht erforderlich ist, sich alternativ entweder für den autoritären (strengen) oder den alles duldenden (nachsichtigen) Führungsstil zu entscheiden. Man braucht sich nicht an den extremen Enden der Skala streng/nachsichtig aufzuhalten, da es eine dritte Möglichkeit gibt. Es ist allerdings die Frage, ob diese in die Mitte der Skala fällt; das heißt, man wäre mäßig streng oder mäßig nachsichtig. Dem ist keineswegs so.

Die Alternative zu den beiden Entweder/Oder-Konzeptionen, die beide auf Macht basieren, ist in einem Beziehungsmodell zu sehen, in dem es nicht um Macht geht. Eine solche Beziehung läßt sich vom Begriff der Macht her gar nicht fassen: Keine der Parteien »hat das Sagen«; keine versucht, die andere zu kontrollieren; keine setzt Macht ein. Eine derartige nicht auf Macht basierende, nicht auf Kontrolle ausgerichtete Beziehung hat man als kooperative, als arbeitsteilige oder synergistische Beziehung bezeichnet, als egalitäre oder demokratische Beziehung oder als Partnerschaft.

In diesem Buch haben wir uns für den Begriff *arbeitsteilig-partnerschaftliche Beziehung* entschieden, eine Beziehung also, die auf der Mitarbeit und aktiven Teilnahme beider Seiten beruht. Solche Beziehungen stellen ein Kommunikationsmodell dar, das sich grundsätzlich von der Art autoritärer Beziehungen unterscheidet, wie sie die meisten von uns kennengelernt haben – im Umgang mit unseren Eltern, Lehrern und Vorgesetzten. Dementsprechend haben wir fälschlicherweise gelernt, davon auszugehen, daß in allen Beziehungen ein Beteiligter stets mehr machtbezogene Autorität besitzt als die anderen.

Will man jedoch die Beziehung zwischen Ärzten und Pflegepersonal sowie Patienten beschreiben, muß man zunächst erkennen, daß es verschiedene Bedeutungen des Wortes »Autorität« gibt. Bedauerlicherweise verwenden wir stets ein und dasselbe Wort, um vier unterschiedliche Vorstellungen zu beschreiben.

Autorität (Macht)

Machtbezogene Autorität – die Fähigkeit, andere zu kontrollieren, unter Druck zu setzen und zu bestimmten Verhaltensweisen zu zwingen – leitet sich aus der Möglichkeit ab, Belohnung zu gewähren oder Strafen zu verhängen. Belohnungen sind das Mittel, mit dem man Menschen dazu bewegt, etwas zu tun, indem man ihnen irgendwelche Vorteile in Aussicht stellt. »Wenn Sie dies tun, gebe ich Ihnen das dafür.« Wer eine Belohnung erhält, ist gezwungen, das zu tun, was der möchte, unter dessen Kontrolle er steht. Strafen sind das Mittel, mit dem man Menschen Schmerz zufügt oder ihnen etwas wegnimmt, damit sie *aufhören*, etwas zu tun, oder Schmerz bzw. Verlust androht, wenn sie nicht gehorchen. Menschen, die Autorität (Macht) einsetzen, werden oft als »autoritär« bezeichnet, benutzen diesen Begriff aber nur selten, um sich selber zu beschreiben.

Autorität (fachliche Kompetenz)

Diese Form der Autorität gründet auf Fachwissen, Erfahrung oder Ausbildung. Wir wenden uns an Berater, von denen wir annehmen, daß sie über diese Art Autorität verfügen. »Er ist eine Autorität auf dem Gebiet der Infektionskrankheiten.« – »Sie hat mit Autorität gesprochen.« Menschen, die diese Art der Autorität besitzen, werden oft als »Autoritäten« bezeichnet, nicht aber als »autoritäre Personen«. Diese Autorität nennt man gelegentlich »erworbene Autorität« – sie verleiht einem Menschen *Einfluß*, ist *aber kein Herrschaftsinstrument*.

Autorität (berufliche Stellung)

Diese Form der Autorität beruht auf der beruflichen Stellung und der Akzeptanz durch andere in dieser Position; man hat das Recht, bestimmte Pflichten und Aufgaben zu erfüllen und Verantwortlichkeiten wahrzunehmen, und es wird erwartet, daß man dies auch tut. Ein Polizist besitzt die Autorität (das Recht), den Verkehr zu regeln; ein Pilot hat die Autorität, Passagiere dazu zu bringen, sich anzuschnallen; eine Schwester im Krankenhaus hat die Autorität, Patienten zu baden oder Spritzen zu setzen; ein Arzt hat die Autorität, Rezepte auszustellen. Von jemandem, der mit dieser Art von Autorität ausgestattet ist, sagt man oft, er sei »autorisiert«, bestimmte Dinge zu tun. Mit Autorität (beruflicher Stellung) geht eher *Einflußnahme* als *Kontrolle* einher.

Autorität (Vertrag)

Diese Form der Autorität leitet sich her aus dem Abschluß von Verträgen, aus Vereinbarungen mit anderen Personen, aus Versprechen oder Verpflichtungen ihnen gegenüber. Der Vertrag eines Autors mit einem Verleger gibt diesem die alleinige (Rechts-)Autorität, das Werk des Autors zu drucken und zu verkaufen. Der Autor hat die Autorität (den Anspruch), vom Verleger ein Honorar zu erhalten. Ein Patient gibt seine Zustimmung, daß ein Arzt eine Operation vornimmt, um einen Tumor zu entfernen. »Ich habe ihn autorisiert, diesen Eingriff vorzunehmen.« – »Ich habe zugestimmt, mit der Einnahme von Coumadin drei Tage vor der Operation aufzuhören.« Diese Form von Autorität (Vertrag) kann zu sehr starkem *Einfluß* auf andere, *nicht aber* zur *Ausübung von Herrschaft* genutzt werden.

Die Unterscheidung dieser vier Bedeutungen von »Autorität« läßt uns verstehen, daß Ärzte und Pflegepersonal in ihren Beziehungen zu Patienten ohne Probleme drei Formen von Autorität einsetzen können: Autorität im Sinne von Sachkenntnis, Autorität im Zusammenhang mit der beruflichen Stellung und vertragsgebundene Autorität. In keinem dieser Fälle geht es darum, kontrollierend über andere zu verfügen; es handelt sich hier nur um legitime Möglichkeiten, andere zu *beeinflussen*. Wenn Ärzte und Pflegepersonal Autorität als Macht einsetzen wollen, die sie ja tatsächlich nicht haben, dann wird ihnen das ihre Patienten entfremden, und es wird offensichtlich auch nur wenig dazu beitragen, das Verhalten der Patienten kontrollierend zu bestimmen, außer bei denen, die auf autoritäres Verhalten nicht anders zu reagieren gelernt haben als damit, sich wie selbstverständlich unterzuordnen und dies später zu bereuen.

Das Berater-Klient-Modell als Grundlage der Beziehungen zu Patienten

Nachdem wir die verschiedenen Ursprünge von Autorität benannt haben, können wir nun dazu übergehen, ein Modell für effektive Beziehungen zu Patienten vorzuschlagen – ein Modell, bei dem Ärzte und Pflegepersonal in dreifacher Weise begründen können, mittels welcher Autorität sie Einfluß auf Patienten nehmen.

Zunächst einmal gilt, daß die meisten Menschen Kontakt zu Fachleuten aufnehmen, weil sie es für erwiesen halten oder doch zumindest irgendwie erwarten, daß diese über Sachkenntnis, Erfahrung und Wissen verfügen. Ärzten wird generell Autorität (Sachkenntnis) zugeordnet – sie sind die *Beratungs*experten, und sie können ihre Qualifikation nachweisen. Websters Enzyklopädisches Wörterbuch definiert einen Berater als »jemanden, der professionelle Ratschläge oder Dienstleistungen zu Themen auf dem Gebiet zur Verfügung stellt, auf dem er (sie) spezielles Wissen oder eine spezielle Ausbildung hat.«

Dr. C. Everett Koop sieht den Arzt ebenfalls als Berater und formuliert sein Ziel bei der Ausbildung von Medizinstudenten so, daß sie »Sozialberater, Menschenfreunde« werden sollen, »denen mehr an der ärztlichen Kunst als an den Verdienstmöglichkeiten liegt« (Koop 1992). In diesem Sinne hat sich der frühere Generalstabsarzt dem Lehrkörper der Medizinischen Fakultät von Dartmouth angeschlossen, wo er anregte, in der medizinischen Fachausbildung die Bedeutung des Arzt-Patient-Verhältnisses stärker zu betonen.

Das Modell des Arztes als Berater trägt der Tatsache Rechnung, daß die Beziehung zu Patienten durch Freiwilligkeit, nicht durch Zwang gekennzeichnet ist. Es geht auch zu Recht davon aus, daß Ärzte und Pflegepersonal es im allgemeinen notwendig finden, den Patienten Ratschläge zu geben und auf ihr Verhalten Einfluß zu nehmen, ganz wie es Berater tun. Wollen sie jedoch als Berater erfolgreich sein, so benötigen sie, wie wir zeigen werden, noch einige andere Fertigkeiten.

Erfolgreiche Berater wissen, wie wichtig es ist, Rat erst dann zu erteilen, wenn sie Probleme und Bedürfnisse ihrer Klienten richtig verstanden haben. Dementsprechend sind Berater darauf angewiesen, von ihren Klienten die notwendigen Informationen zu erhalten, und sie brauchen die entsprechenden Kommunikationsfertigkeiten, um den Prozeß der Selbstöffnung bei ihren Klienten zu fördern. Erfolgreiche Berater sind sich im klaren darüber, daß in gewissem Maße auch ihre Klienten über Autorität (Sachkenntnis) verfügen: Sie besitzen ganz spezielle Kenntnisse darüber, was in ihrer Firma oder in ihrem Leben los ist. Dies macht die Beziehung Berater/Klient in ihrer idealen Form zu einer arbeitsteiligen Beziehung – einer Partnerschaft zwischen Experten. In dieser Zusammenarbeit ist jeder für den anderen wichtig; jeder kennt wichtige Fakten, die dem anderen nicht zugänglich sind; und es muß eine effektive Kommunikation in beide Richtungen entwickelt werden.

Unglücklicherweise haben nur wenige Patienten und Ärzte in ihrem Leben jemals eine arbeitsteilig-partnerschaftliche, nicht auf Macht basierende Beziehung erlebt. Tatsächlich haben die meisten von uns autoritäre Eltern, Lehrer und Vorgesetzte gehabt, die sich im wesentlichen auf Belohnungen und Strafen verließen, um unser Verhalten zu steuern. Infolgedessen mangelt es vielen Ärzten an den Kommunikationstechniken, die erforderlich sind, um eine arbeitsteilige Beziehung herzustellen und aufrechtzuerhalten, bei der es um Einfluß, nicht um Kontrolle geht. In ähnlicher Weise sieht die Mehrzahl der Patienten Ärzte und Pflegepersonal als diejenigen, die »das Sagen haben«. Eine auf Zusammenarbeit ausgerichtete Beziehung erwarten sie gar nicht erst und wüßten auch nicht, wie sie sich in einer solchen verhalten sollten. Da man von Patienten nicht verlangen kann, daß sie von sich aus eine arbeitsteilig-partnerschaftliche Beziehung initiieren oder fordern, ist es entscheidend zu realisieren, daß es der Arzt – der Berater – ist, der dies tun muß. Zunächst müssen Ärzte und Pflegepersonal aber davon überzeugt werden, wie vorteilhaft und sinnvoll es ist, auf aktive Teilnahme von Patienten an einer arbeitsteilig-partnerschaftlichen Beziehung hinzuwirken.

Der Sinn von Patientenmitarbeit

Ballard-Reisch vertritt die Ansicht, daß gemeinsame Entscheidungsfindung in der Arzt-Patient-Beziehung Sinn macht, unter anderem wegen des sich wandelnden Rechtssystems, das den informierten und an medizinischen Entscheidungen beteiligten Patienten positiv sieht. Ärzte mögen der Meinung sein, daß zunehmende Patienten-Mitbestimmung mehr Zeit kostet, doch in der traditionellen Arzt-Patient-Beziehung verstehen Patienten Anordnungen häufig falsch, vergessen wichtige Schritte, die im Behandlungsplan vorgesehen sind, oder halten sich nicht an die Anordnungen ihres Arztes. Solche Auswirkungen unzureichender oder mangelhafter Kommunikation in der Beziehung zu korrigieren kostet später häufig zusätzliche Zeit. (Ballard-Reisch, 1990)

Psychologen und andere Sozialwissenschaftler wissen schon seit langem um die Vorteile von Mitbestimmung in Beziehungen. Gordon Allport, einer der ersten bedeutenden Sozialpsychologen, hat eine Reihe von Experimenten, die sich auf die Förderung von Mitbestimmung in Organisationen unterschiedlicher Art bezogen, ausgewertet und ist zu der Schlußfolgerung gekommen, daß jemand »nur dann aufhört, einer vernünftigen Verfahrensweise gegenüber passiv und abwehrend zu sein, wenn er an der Festlegung dieser Verfahrensweise mitwirken durfte« (Allport 1945).

Bernie Siegel hat den Wert von Mitbestimmung auch für die »Gesundheitspartnerschaft« zwischen Ärzten und Patienten betont:

> »Die Teilnahme am Entscheidungsprozeß bestimmt die Qualität der Arzt-Patient-Beziehung *mehr als jeder andere Faktor*. Der außergewöhnliche Patient möchte die Verantwortung für sein Leben und die Behandlung mitübernehmen, und die Ärzte, die diese Einstellung unterstützen, können ihren Patienten dadurch helfen, schneller gesund zu werden.« (Siegel, 1991, S. 80, Hervorhebung durch die Autoren)

Siegel verweist auf eine Untersuchung der Medizinischen Fakultät der Universität von Wisconsin, in der Dr. Charlene Kavanaugh eine Gruppe von Kindern, die schwere Verbrennungen erlitten hatten und die normale pflegerische Versorgung erhielten, mit einer anderen Gruppe verglich, deren Mitglieder lernten, ihre Verbände selbst zu wechseln. Diejenigen Patienten, die sich aktiver verhielten, benötigten, so stellte sich heraus, weniger Medikamente, und es kam bei ihnen seltener zu Komplikationen.

Andere Studien zeigen den Erfolg von Ärzten, die sich stärker auf Mitbestimmung und Einbeziehung von Patienten stützen und eine weniger kontrollierende und bestimmende Haltung einnehmen. In einer besonders eindrucksvollen Arbeit setzte man die komplizierte statistische Methode der Meta-Analyse ein, um die Ergebnisse 41 unabhängig voneinander vorgenommener Studien miteinander zu verbinden. Dabei zeigte sich eine klar positive Korrelation zwischen einer auf der Partnerschaftsidee beruhenden beiderseitigen Mitbestimmung und der Zufriedenheit der Patienten wie auch dem Wissen um ihren gesundheitlichen Zustand (Hall et al., 1988).

Dr. David S. Brody von der Medizinischen Fakultät der Temple University vertritt den Standpunkt, daß mehr Mitbestimmung von Patienten bei der klinischen Entscheidungsfindung Qualität und Ergebnis von Patientenversorgung aus verschiedenen Gründen verbessern würde: (1) Die Erhebung von Daten könnte verbessert werden, (2) die Qualität klinischer Entscheidungen würde wachsen, und (3) der Einsatz von Technologie durch die Ärzte könnte verbunden werden mit dem Nachdenken der Patienten über Kosten, Unbequemlichkeiten und Scheitern medizinischer Eingriffe. Mit Brodys Worten:

»Wird der Patient in das Team aufgenommen, das die Entscheidungen trifft, so gerät der Arzt unter Druck, alle denkbaren Lösungen in Betracht zu ziehen und die Logik der letztendlich getroffenen Entscheidung zu erläutern. Der Patient, ausgestattet mit einem grundsätzlichen Verständnis des Problems, ist nun in der Lage, sich in konstruktiver Weise inhaltlich mit der Position des Arztes auseinanderzusetzen. Dieser Gedankenaustausch sollte zu einer rationaleren, gründlicheren und offeneren Diskussion der zur Auswahl stehenden Lösungsmöglichkeiten führen.« (Brody, 1980, S. 271)

Brody sieht wesentliche Vorteile der Patienten-Mitbestimmung auch insofern, als das herkömmliche Verfahren medizinischer Versorgung Patienten häufig in ihrer Selbstkontrolle, ihrer Eigenständigkeit und ihrer Selbstachtung schädigt, was Unselbständigkeit zur Folge haben kann. Darüber hinaus könnte die Häufigkeit von Patienten-Noncompliance (Nichterfüllung der Behandlungsvorschriften), die man zwischen 25 Prozent und 50 Prozent ansiedelt, erheblich zurückgehen, und dies als Folge der Tatsache, daß Patienten sich für die Umsetzung eines Behandlungsplans stärker engagieren, an dessen Entstehung sie beteiligt waren.

Im Bereich der Entwicklung betrieblicher Strukturen bildet das »Mitbestimmungsprinzip«, wie man es oft genannt hat, das entscheidende Element eines neuen Führungsstils auf Managerebene – ein Stil, als Vorgesetzter zu agieren, der, das belegen wissenschaftliche Studien, höhere Produktivität, bessere Arbeitsmoral, weniger Beschwerden, größere Zufriedenheit mit der Arbeit, geringere Personalfluktuation und stärkere Bereitschaft mit sich bringt, einmal gefällte Entscheidungen zu respektieren und umzusetzen.

In ihrem bahnbrechenden Werk *Working Together* fassen John Simmons und William Mares die Ergebnisse ihrer Untersuchung von fünfzig Firmen zusammen, die Mitbestimmungsmanagement im Bereich von Entscheidungsfindung und Problemlösung einsetzen:

> »Ein Produktivitätsanstieg von zehn Prozent und mehr ist nichts Ungewöhnliches und hält über mehrere Jahre an. Zu Beginn des Programms kann die Produktivität pro Mitarbeiter sogar sprunghaft um 100 Prozent ansteigen. Die Zahl der Beschwerden ist von 3000 auf 15 zurückgegangen und in dieser Größenordnung geblieben. Krankenstand und Personalfluktuation kann man halbieren... Einige der ersten Mitstreiter für die Mit-

bestimmung sehen ihren entscheidenden Vorzug in Fortschritten für die Menschen. Materielle Erwägungen spielen für sie nur in zweiter Linie eine Rolle. Die Menschen entwickeln ein höheres Selbstwertgefühl; sie gehen mit Freude zur Arbeit und entwickeln größere Selbstachtung und ausgeprägteres Selbstvertrauen. Sie können ihr Leben besser meistern, und sei es auch nur ein wenig besser, und sie haben etwas von ihrem Gefühl der Ohnmacht verloren.« (Simmons/Mares, 1983, S. 267)

Die bemerkenswerten Vorzüge von Mitbestimmung haben sich auch für die Eltern-Kind-Beziehung nachweisen lassen. Wenn Kinder bei der Festlegung von Grenzen oder Regeln, an die sie sich halten sollen, ein Mitspracherecht erhalten, dann sind sie eher motiviert, dies zu tun, als wenn diese Grenzen oder Regeln allein von den Eltern bestimmt werden. Mitbestimmung von Kindern bei der Festlegung von Regeln bringt Eltern seltener in die Situation, die Einhaltung von Regeln und Vereinbarungen mit Zwang durchsetzen zu müssen. Zusätzlich ergeben sich durch die Einbeziehung von Kindern in den familiären Entscheidungsprozeß weitere Vorteile: sinnvollere Entscheidungen, engere und wärmere Beziehungen zwischen Eltern und Kindern, mehr Verantwortung und Selbstdisziplin. Und die Kinder entwickeln das Gefühl, über ihr eigenes Schicksal zu bestimmen. Dies nennen Psychologen heute »Schicksalskontrolle« (Gordon, 1976).

Es sind viele Situationen denkbar, in denen Ärzte, Pflegepersonal und andere Helfende das Prinzip der Mitbestimmung anwenden können, um bei Patienten Passivität und Widerstand im Verhalten abzubauen. Eine Krankenschwester beispielsweise, die dafür verantwortlich ist, daß ein Patient jeden Tag einen Spaziergang macht, könnte ihn fragen: »Sehen Sie irgendwelche Probleme, die Anweisung des Arztes auszuführen und täglich spazierenzugehen?« Oder die Schwester könnte den Patienten fragen, was er bei diesen Spaziergängen am liebsten anziehen würde – Hausschuhe oder feste Schuhe, einen Schlafanzug oder einen Bademantel? Wo würde er gern spazierengehen? Zu welcher Tageszeit? Wie sehr sollte ihn die Schwester stützen? Wie weit sollte es am ersten Tag gehen? Will er jeden Tag ein wenig weiter gehen?

Auch das Personal in Pflegeheimen wird das Mitbestimmungsprinzip sehr nützlich finden. Menschen, die sich im Endstadium ihrer Krankheit befinden, neigen im allgemeinen tendenziell zu Überabhängigkeit, und diese ließe sich merklich reduzieren, wenn sie mehr Gelegenheit erhielten, an den vielen tagtäglich zu treffenden Entscheidungen mitzuwirken, die bei der Pflege in einer solchen Situation anfallen. In diesem begrenzten Rahmen könnten solche Patienten ermutigt werden, mitzubestimmen, was sie essen wollen, wann sie Besuch haben möchten, was sie gegen ihre Einsamkeit im Heim unternehmen können, wann sie gerne schlafen wollen und so weiter.

Eine Patientin, bei der eine Hornhauttransplantation vorgenommen wurde, berichtete einem der Autoren von einem kurzen, aber intensiven Gespräch mit ihrem Arzt während der ambulanten Behandlung, in dem sie aufgefordert wurde, mitzuhelfen, ein Problem zu lösen, das sich im Zusammenhang mit starken Angstgefühlen stellte, die sich bei ihr entwickelt hatten. Die Patientin sollte lokal betäubt und das linke Auge sollte mit sieben Stichen genäht werden, um die gewünschte Krümmung des Plantats zu erreichen. Vor dem Eingriff, als man bei einem Gesprächstermin im Sprechzimmer des Arztes denkbare Optionen erörterte, bot ihr der Arzt folgende Wahlmöglichkeiten an: (1) ein Beruhigungsmittel zu nehmen, was bedeutete, daß jemand sie zur Praxis und von dort wieder nach Hause bringen mußte, oder (2) kein Beruhigungsmittel zu nehmen, so daß sie selbst zu der ambulanten Behandlung und auch wieder nach Hause fahren konnte. Die Patientin entschied sich für die zweite Möglichkeit. Sie war mit ihrer Entscheidung zufrieden bis wenige

Augenblicke nach Beginn des Eingriffs, als ihr klar wurde, daß sich eine ganze Reihe von Personen in dem Raum aufhielten. Es handelte sich um drei Chirurgen, die den Eingriff ihres Arztes verfolgten, und sie konnte alles hören, was diese und die Krankenschwestern sagten. Plötzlich fühlte sie sich wie auf einem Präsentierteller, so als ob alle sie anstarrten. Erste Angstgefühle befielen sie, dazu ein überwältigendes Verlangen, vom OP-Tisch zu springen und aus dem Zimmer zu laufen. Ihr Zustand verschlimmerte sich, doch sie hatte Hemmungen, den Ärzten oder den Schwestern gegenüber zu zeigen, daß sie Angst hatte und verunsichert war. Ihre Angst wurde stetig stärker, und es wurde ihr klar, daß sie irgendwie ihre Gefühle offenbaren mußte, um die problematische Situation zu lösen. Sie wußte, daß es gefährlich war, wenn sie sich während des Eingriffs bewegte, und so entschied sie sich dafür, zu sagen, was sie bedrückte:

Patientin: Ich werde nervös.
Schwester: Keine Angst, Molly, Sie machen das prima!
    (Die Patientin sagte, es habe sie irritiert, als diese Krankenschwester ihre Ängste zu verleugnen versuchte, indem sie ihr versicherte, daß es ihr gutgehe, während sie doch tatsächlich kurz davor war, die Nerven zu verlieren. Der Arzt spürte allerdings, was los war.)
Arzt: Was ist los, Molly? Ich bin doch bei Ihnen.
Patientin: Ich weiß nicht. Ich werde nervös, und ich möchte Beruhigungsmittel.
Arzt: Das geht nicht, Molly. Sie wollten doch selbst nach Hause fahren.
Patientin: Ich weiß, aber ich werde nervös, und mein Magen ist leer, und ich habe Hunger, und ich fühle mich einfach nervös.
Arzt: Also, was soll ich tun? Soll ich reden? Soll ich nichts sagen? Was brauchen Sie?
Patientin: Erzählen Sie mir doch immer, bei welchem Stich wir gerade sind und was Sie machen, dann weiß ich, wie lange es noch dauert, bis wir fertig sind.
Arzt: Okay. Es läuft prima. Ich bin mit dem dritten Stich fast fertig, und es sind nur ein paar übrig.

Der Arzt ließ die Patientin, Stich für Stich, bis zum Ende des Eingriffs am Ablauf des Geschehens teilnehmen, wie er das versprochen hatte. Die Patientin berichtete, daß unmittelbar nach der Unterhaltung mit dem Arzt ihre Ängste verschwunden gewesen seien; sie habe sich für die restlichen fünfzehn Minuten in der Ambulanz voller Zuversicht und entspannt gefühlt. Weil die Patientin die Fähigkeit und den Mut besaß, in einem kritischen und bedrohlichen Augenblick ihre Gefühle und Gedanken zu offenbaren, und weil der Arzt sie ermutigte, am Geschehen teilzunehmen, wurde eine potentiell traumatische Situation binnen Sekunden entschärft.

Dr. Peggy Manuel, Kinderärztin und Kursleiterin im Gordon-Familientraining, berichtete dem Verfasser (T. G.), wie sie das Mitbestimmungsprinzip bei ihren kleinen Patienten anwandte:

> »Der Kurs im Gordon-Familientraining ließ mich davon Abstand nehmen, einem Kind gegenüber mit Lob oder Anweisungen zu arbeiten, um es zur Ruhe zu bringen, wenn ich seine Ohren untersuchen mußte. Ich gewöhnte mir an zu sagen: ›Ich muß dir mal in deine Ohren schauen‹, wobei ich manchmal ein Spiel daraus machte, so als ob ich nach Bibo suchte. Gelegentlich ließ ich die Kinder auch zuerst in meine Ohren oder die ihrer Eltern gucken. Oft sagen die Kinder dann, daß sie in meinen Ohren Bibo wirklich gesehen haben. Mütter sind davon meist sehr beeindruckt, und viele haben mir gesagt, dies sei das erste Mal gewesen, daß ihr Kind bei einer Untersuchung der Ohren nicht geweint habe. Ich praktiziere das Prinzip der Mitbestimmung, auch wenn manches ein wenig länger dauert, doch dafür, so denke ich, habe ich auch sehr viel weniger Streß mit den Kindern.« (Manuel, 1993)

In einer Rede vor Medizinstudenten im dritten Ausbildungsjahr sprach die Patientin Sandra McCollum darüber, was Mitbestimmung für sie bei den über fünfzig Krankenhausaufenthalten bedeutete, die sie wegen Asthma beziehungsweise Chronischer Bronchitis antreten mußte:

»Es gibt viele praktische Möglichkeiten, Patienten in ihre Versorgung miteinzubeziehen. So steht mir zum Beispiel mein Krankenblatt zur Verfügung, ob ich nun im Sprechzimmer oder in einem Krankenhaus bin. Mein Arzt pflegte mir mein Krankenblatt automatisch so hinzuhalten, daß ich die Laborwerte selbst sehen konnte, und wenn ich seine Handschrift entziffern kann, darf ich mir auch seine Notizen oder alles andere in den Unterlagen ansehen. Es leuchtet mir ein, daß Sie nicht all Ihren Patienten Einblick in ihre Unterlagen gewähren können, doch warum zeigen Sie ihnen nicht einmal eine Röntgenaufnahme oder beziehen sie auf andere Weise mit ein in das Geschehen... Wenn Sie dies tun, wenn Sie uns an unserer medizinischen Versorgung mitwirken lassen, dann werten Sie unser Leben auf und versetzen uns in die Lage, Schmerz und Unglück auch in den schlimmsten Situationen zu meistern.

Das Verhältnis, das wir Patienten zu Ihnen, unseren Ärzten, haben, ist für unser Leben von großer Bedeutung. Ich habe das Glück, von vielen Seiten Zuwendung und Hilfe zu bekommen... Sie können uns schärfer kontrollieren oder uns Vertrauen entgegenbringen und uns größeren Freiraum gewähren. Mein Arzt erlaubt mir eigenverantwortlich Nachbestellungen bei all meinen Medikamenten, auch bei Antibiotika. Er lockert seinen kontrollierenden Zugriff in dem sicheren Wissen darum, daß ich normalerweise erkenne, wann ich mit der Einnahme von Antibiotika anfangen muß, und er weiß, daß ich ihn, wenn ich dies entscheide, am darauffolgenden Tag anrufe. Als er mir neulich diesen Inhalator (Ventolin) verschrieb, fragte er mich: ›Wie viele Geräte brauchen Sie, um sich sicher zu fühlen?‹ Sie glauben gar nicht, was das für mich bedeutete... Tatsächlich brauche ich zwei Inhalatoren – einen an meinem Bett und einen in meiner Handtasche – und, um ganz auf Nummer Sicher zu gehen, einen zusätzlichen in meinem Büroschreibtisch. Mit seiner kurzen Frage befreite er mich von der lange und tief in mir verwurzelten Vorstellung, meine Abhängigkeit von diesen Hilfsgeräten sei abnorm.« (McCollum, 1992)

Arbeitsteilig-partnerschaftliche Beziehungen: Versuch einer Definition

Wie können es Ärzte und Pflegepersonal schaffen, ihre Patienten zu aktiver Mitarbeit in einer arbeitsteilig-partnerschaftlichen Beziehung zu veranlassen, wenn die meisten Patienten eine solche Beziehung zu Ärzten und Krankenschwestern überhaupt nicht kennen? Zweifellos sind es die Ärzte und Schwestern, die den Wunsch äußern müssen, eine arbeitsteilig-partnerschaftliche Beziehung aufzubauen, und die dann genau festzulegen haben, welche Rolle dabei die Beteiligten jeweils einnehmen. Es folgt ein Beispiel, wie eine Krankenschwester eine solche Beziehung mit einem Patienten im Krankenhaus in Gang setzen könnte:

> »Hallo, Mrs. Elkins. Ich möchte mich vorstellen. Ich bin Karen Hughes. Ich arbeite hier seit vier Jahren. Meine Aufgabe ist es, zunächst einmal sicherzustellen, daß der Behandlungsplan, auf den Sie und Dr. Blake sich verständigt haben, eingehalten wird, solange Sie im Krankenhaus sind. Des weiteren bin ich hier, um herauszufinden, wie wir gemeinsam versuchen können, Ihren möglichen Wünschen und Bedürfnissen gerecht zu werden. Dann gibt es noch Routinetätigkeiten, die in den Aufgabenbereich von Krankenschwestern fallen – Temperatur messen, Bluttests machen, Medikamente verabreichen (usw. usw.). Mir liegt daran, daß Sie keine Angst haben, mich anzusprechen, wann immer Sie ein Problem haben oder wenn Ihnen etwas fehlt oder Sie sich vernachlässigt fühlen. Ich werde mich andersherum genauso verhalten, da wir beide ja daran arbeiten, Ihre Gesundheit wiederherzustellen.«

Dies ist nur ein Beispiel dafür, wie eine Krankenschwester eine arbeitsteilig-partnerschaftliche Beziehung zu einem Patienten angehen könnte. Was sie im einzelnen sagt, kann natürlich je nach Krankheit des Patienten oder Organisation des Krankenhausbetriebes variieren.

Nun folgt ein Vorschlag, wie ein Arzt/eine Ärztin sein/ihr Interesse an einer arbeitsteilig-partnerschaftlichen Beziehung zum Ausdruck bringen und erklären könnte, was dies bedeuten würde:

> »Mr. Clark, Sie haben sich, ganz offensichtlich in Sorge um Ihre Gesundheit, an uns gewandt. Lassen Sie mich Ihnen erklären, daß ich mit jedem meiner Patienten gern als ein Zwei-Personen-Team partnerschaftlich zusammenarbeite. Das heißt, wir arbeiten durchgängig zusammen und finden heraus, worin Ihr Problem besteht; wir entscheiden, wie es zu diagnostizieren ist, und verständigen uns über die richtige Diagnose; wir entwickeln einen Behandlungsplan und machen uns Gedanken über den Erfolg der Behandlung. Sehen Sie das Ganze als ein Puzzle, an dem wir gemeinsam arbeiten – wir versuchen, das Problem so genau wie möglich zu erkennen, und einigen uns auf einen Behandlungsplan, der uns beiden zusagt. Es bedeutet auch, daß wir darauf achten, offen und ehrlich miteinander umzugehen. Wenn also einer von uns im Verlauf der Zusammenarbeit mit irgend etwas unzufrieden ist, dann muß er dies dem anderen mitteilen, und es gilt dann, eine Lösung zu finden. Ich möchte mir ab und zu ein paar Notizen machen, und auch Sie sollten keine Hemmungen haben, dies zu tun. Haben Sie keine Scheu, sich mit Fragen an mich zu wenden, wann immer Sie möchten.«

Es ist ein wesentliches Element arbeitsteilig-partnerschaftlicher Beziehungen, den Patienten zu ermutigen, Fragen zu stellen. Denn bisher wurde den meisten Kranken das Gefühl vermittelt, sie hätten ihr Recht verwirkt, Fragen zu *stellen*, dafür aber die Pflicht, alle möglichen Fragen zu *beantworten*. Die Mehrzahl der Patienten sieht bezeichnenderweise das Recht, Fragen zu stellen, nur auf der Seite der Ärzte, Krankenschwestern und anderen Helfenden.

Eine entsprechende Untersuchung hat gezeigt, daß mehr als die Hälfte dessen, was Patienten im Gespräch mit Ärzten sagen, aus Informationen besteht, die sie in Beantwortung von Fragen des Arztes liefern. Nur sechs Prozent eines durchschnittlich zwanzigminütigen Arztbesuches werden von Patienten genutzt, um dem Arzt Fragen zu stellen. Etwa die Hälfte der zwanzig Minuten beschäftigt sich der Arzt mit

Dingen, zu deren Erledigung die Anwesenheit des Patienten überhaupt nicht erforderlich ist (Roter/Hall, 1992).

Ärzte sollten wohl auch mit Nachdruck deutlich machen, wie sehr ihnen daran liegt, daß ihre Patienten sich ebenfalls aktiv an der Diagnosefindung der Arzt-Patient-Beziehung beteiligen. In der herkömmlichen Beziehung zu Patienten ist es der Arzt gewesen, der die alleinige Verantwortung für die Diagnose übernahm, und die Patienten haben das traditionellerweise so akzeptiert.

Die Klischeevorstellung, daß Diagnose zum Aufgabenbereich des Arztes gehört, wird von dem Klinischen Psychologen Dr. David Cain in Frage gestellt. Er benennt und bewertet drei mögliche Herangehensweisen an die Diagnose:

- eine handwerklich-praktische,
- eine vor- und verschreibende,
- eine arbeitsteilig-partnerschaftliche.

Bei der *handwerklich-praktischen Herangehensweise* wird von jemandem, der Hilfe braucht, ein Experte gesucht, der die Ursache des vorliegenden Problems herausfindet und es behebt. Der Automechaniker ist das klassische Beispiel für dieses Modell, aber es gilt auch für Zahnärzte, Fernsehtechniker und manche Therapeuten (wie Hypnotiseure). Bei diesem Modell fällt für den Klienten weder persönliche Befriedigung ab noch das Gefühl, etwas geleistet zu haben.

Bei der *vor- und verschreibenden Herangehensweise* erstellt ein Experte eine Problemdiagnose und ordnet Maßnahmen an. Der Arzt gilt als Prototyp dieses Modells. Es läßt sich auch auf Lehrer, Berater, Ernährungswissenschaftler und Sporttrainer beziehen. Der Klient (Patient) nimmt in einer späteren Phase an der Behandlung oder dem Heilungsverfahren teil. Nichtsdestotrotz ist die Beteiligung des Klienten für gewöhnlich nur passiver Natur, da nur wenige Ärzte ihre Klienten an der Entwicklung des Behandlungsplans mitwirken lassen. Der Klient soll sich der »Verordnung« des Experten fügen. Diese Herangehensweise setzt nur in geringem Maße voraus, daß der Klient sich Wissen oder Fertigkeiten aneignet, deshalb bleibt die Abhängigkeit vom Helfenden bestehen.

Bei der *arbeitsteilig-partnerschaftlichen Herangehensweise* nimmt der Klient aktiv an der Erstellung der Diagnose teil. Ärzte, die so verfahren, sehen ihre Patienten ganzheitlich; sie orientieren sich stärker auf die Person, weniger auf das Problem. Es ist ihr Ziel, die Patienten in die Lage zu versetzen, den fortlaufenden Prozeß der Selbstdiagnose zu bewältigen. Das hat zur Folge, daß Patienten tendenziell zufriedener sind, weil sie mehr »Kontrolle über ihr Schicksal« haben und sich weniger abhängig von einem Experten fühlen. Diese Herangehensweise an das Problem der Diagnose ist eine weitere Anwendungsform des Mitbestimmungsprinzips. Auch hier sind es wieder Arzt und Pflegepersonal, die den Patienten auffordern, an diesem arbeitsteiligen Prozeß teilzunehmen, und die im einzelnen darlegen, wie die Zusammenarbeit funktionieren könnte.

Problemlösen im Team: ein Sechs-Stufen-System

Das Verhältnis von Ärzten und Pflegepersonal zu ihren Patienten läßt sich in der gleichen Weise wie das zwischen Berater und Klient als problemorientiert beschreiben. Patienten suchen einen Arzt zunächst deshalb auf, weil sie ein gesundheitliches Problem haben. In einer arbeitsteilig-partnerschaftlichen Beziehung treffen Arzt und Patient gemeinsam Entscheidungen, die sich auf die Ursache des Problems beziehen, auf die allgemeinen Belange des Patienten, auf die Behandlungsmethode, die unter den zur Wahl stehenden als die beste erscheint; weiter auf die Frage, was der Patient tun muß, um die Behandlungsstrategie umzusetzen; wie man herausfinden kann, ob die Behandlung anschlägt usw. Tatsächlich geht es ja bei allen Beziehungen auch um Probleme, die man lösen muß. So sehen sich zum Beispiel Ehepartner mit allen möglichen Problemen konfrontiert: Möchten wir ein Kind haben? Wann? Wollen wir uns eine Wohnung mieten oder kaufen? Wie sollten wir unsere Ersparnisse anlegen? Was wollen wir im Urlaub machen? Brauchen wir ein neues Auto? Und so weiter ohne Ende.

Unter Psychologen ist man sich einig, daß für beide Seiten befriedigende und dauerhafte Beziehungen solche sind, in denen die Parteien gemeinsam an der Lösung ihrer Probleme arbeiten und zu Kompromissen gelangen, die beide Seiten zufriedenstellen. Die Zusammenarbeit ist wahrscheinlich effektiver, und die Lösungen sind zufriedenstellender, wenn die Beteiligten dabei mit System vorgehen, das heißt anhand eines Systems, nach dem sie sich beide richten können.

Ein solches System existiert, und es ist bereits erfolgreich praktiziert worden. Der Verfasser (T. G.) hat es ursprünglich in den Werken von John Dewey entdeckt: als ein System, das kreative Forscher oft einsetzen, um wissenschaftliche Probleme zu lösen. Später hat er es auf andere Personengruppen angewandt – zunächst auf Vorgesetzte in allen möglichen Organisationen, dann auf Eltern, Lehrer, Ehepartner und andere. Mittlerweile haben sich über eine Million Menschen dieses System zur Lösung von Problemen angeeignet. Von daher sind wir sicher, daß dieses System sich auch für Ärzte und Pflegepersonal als sehr nützlich erweisen kann, wenn sie die zahlreichen Probleme lösen wollen, die in ihrer Beziehung zu Patienten immer wieder auftreten.

Es nennt sich das *Sechs-Stufen-System zur Lösung von Problemen* und hilft dabei, arbeitsteilig-partnerschaftliche Beziehungen herzustellen und aufrechtzuerhalten. Ohne dieses System geraten an einer Beziehung Beteiligte oft in ein Chaos ungelöster Konflikte, werden zu erbitterten Widersachern oder beenden die Beziehung. Ärzte und Pflegepersonal können sich das System problemlos zu eigen machen; danach müssen sie es ihren Patienten weitervermitteln. Jede Stufe muß gründlich erklärt werden. Wir empfehlen, die sechs Stufen in jedem Sprechzimmer deutlich sichtbar auszuhängen.

Zur Veranschaulichung dieses Systems zur Lösung von Problemen haben wir das folgende Szenario entworfen, das zeigt, wie ein Arzt das System beim ersten Besuch eines Patienten in seiner Praxis anwendet.

Wir bitten den Leser, bei diesem Szenario sein Augenmerk vor allem auf den Ablauf, weniger auf den Inhalt zu richten. Der Inhalt eines solchen Arztgesprächs hängt natürlich von dem gesundheitlichen Problem des Patienten ab und fällt je nach Art des Problems völlig unterschiedlich aus. Dieses Szenario soll lediglich zeigen, wie das Modell oder System beim ersten Besuch eines fiktiven Patienten funktionieren würde.

In dem Szenario wird des weiteren davon ausgegangen, daß die Ärztin – wir nennen sie Dr. A. – sich bereits vorgestellt und einige wichtige Fragen an den Patienten gerichtet hat. Beispielsweise: »Warum sind Sie gerade zu mir gekommen?«, oder »Wie gefällt Ihnen das schöne Wetter?«, oder »Erzählen Sie mir doch etwas von Ihrer Arbeit (oder Ihrer Familie)« und anderes mehr.

Die Ärztin könnte so an die Sache herangehen, daß sie die arbeitsteilig-partnerschaftliche Vorgehensweise kurz darstellt, erläutert, warum sie sich dafür entscheidet und welche Vorzüge diese Methode hat. Sie könnte sich solcher Formulierungen bedienen wie »als Team zusammenarbeiten«, »gemeinsam Verantwortung für die Lösung Ihres Problems übernehmen« usw. Vielleicht verweist sie noch besonders auf »wechselseitige Kommunikation«, »absolute Aufrichtigkeit«, »Verbindung Ihrer persönlichen Erfahrungen mit meiner beruflichen Erfahrung« usw. Danach könnte sie, unter Umständen mit Hilfe von Schaubildern, den Patienten mit jeder der sechs Stufen vertraut machen.

1. Stufe: Darlegung des Problems

Dr. A. bittet die Patientin, ihr Problem so zu schildern, wie sie es erlebt – ihre Beschwerden, Symptome und Empfindungen. Sie erläutert, daß ihre Rolle darin besteht, zuzuhören und sich vielleicht ein paar Notizen zu machen. Dr. A. reagiert empathisch zuhörend, stellt Nachfragen nur, wenn nötig, beläßt Verantwortlichkeit bei der Patientin, vermeidet enge und bohrende Fragen und ermutigt die Patientin, sich zu öffnen. Sie kann gelegentlich mit offenen Fragen steuernd eingreifen, zum Beispiel: »Sonst noch etwas, das Ihnen aufgefallen ist?« – »Fällt Ihnen noch etwas anderes ein, das wichtig sein könnte?« – »Gibt es noch etwas, was Sie mir mitteilen möchten?«

Wenn die Patientin fertig ist, sagt Dr. A., sie möchte eine körperliche Untersuchung vornehmen, und erklärt, warum sie dies tun will. Während der Untersuchung erläutert sie, was sie gerade tut, warum sie es tut und was sie feststellt. Wenn dies für eine Diagnose ausreicht, informiert sie die Patientin und bittet sie um Kommentare und Reaktionen.

Falls Dr. A. der Meinung ist, Tests seien erforderlich, um die vorläufige Diagnose zu erhärten, dann erläutert sie diese Tests und erklärt der Patientin, was sie tun muß, um daran mitzuwirken. Liegen die Ergebnisse vor (am selben Tag oder an einem der darauffolgenden Tage), so werden sie besprochen. Wenn die Diagnose auf eine spezifische Krankheit lautet, erläutert Dr. A. diese Krankheit mit Worten und/oder Bildern und Diagrammen. Sie ermutigt die Patientin, zu reagieren, Fragen zu stellen und Ängste zu formulieren. Dr. A. hört aufmerksam und einfühlend zu; sie will zeigen, daß sie die Gefühle und Sorgen der Patientin versteht und akzeptiert. Dann fordert sie die Patientin vielleicht auf, die Diagnose noch einmal mit ihren eigenen Worten zu wiederholen, um sicherzugehen, daß die Patientin diese verstanden hat.

2. Stufe: Entwicklung alternativer Lösungen

Dr. A. bittet die Patientin nun, an der Entwicklung möglicher Lösungen des gesundheitlichen Problems mitzuarbeiten, wie man es in Stufe 1 gemeinsam ermittelt hat. Sie betont, daß man keine dieser möglichen Lösungen bewerten sollte, ehe sie nicht alle formuliert sind. Je nach Diagnose kann es die verschiedensten Lösungen geben: Verzicht auf jede Form von Behandlung, Verschreibung weiterer Medikamente, zusätzliche Tests zur Bestätigung der Diagnose, Überweisung an einen Spezialisten, ein Eingriff, Einholen einer zweiten Meinung, vollständige Ruhe und Entspannung, eine Diät oder ein Trainingsprogramm, psychologische Beratung, physikalische Therapie, Arbeit an den Ursachen von Streß, Änderung persönlicher Angewohnheiten, Änderung der Schlafgewohnheiten, Reduzierung der Arbeitszeit usw.

3. Stufe: Bewertung möglicher Lösungen

Haben beide Seiten den Eindruck gewonnen, daß es über die auf Stufe 2 entwickelten Lösungen hinaus keine weiteren gibt, fordert Dr. A. die Patientin auf, gemeinsam mit ihr diese möglichen Lösungen zu bewerten (wenn es mehr als eine Lösung gibt). Was spricht für beziehungsweise gegen die einzelnen Lösungen? Wie sieht es mit den Kosten aus? Wie steht es um die Risiken? Spielt der Zeitfaktor eine Rolle? Besteht die beste Lösung in einer Kombination zweier Alternativen? Welche Resultate kann man erwarten?

4. Stufe: Entscheidung für eine beiderseits akzeptable Lösung

Wenn alle Fakten offenliegen und die möglichen Lösungen beurteilt und analysiert sind, wird sich für Ärztin und Patientin eine optimale Lösung herauskristallisieren. Dr. A.

vermeidet es, der Patientin eine bestimmte Lösung aufzudrängen. Schließlich weiß sie, daß diese nur dann mit Überzeugung und vollständig umgesetzt wird, wenn die Patientin der ihren Bedürfnissen angemessenen Lösung freiwillig zustimmt. Dr. A. hält die gewählte Lösung fest und überprüft mit der Patientin deren genaue Formulierung.

5. Stufe: Praktische Umsetzung der Lösung

Dr. A. eröffnet die Diskussion mit der Frage, was zu tun sei, um die Lösung umzusetzen. Als sinnvoller Orientierungsrahmen bietet sich an, festzulegen, *wer was zu welchem Zeitpunkt* tut. Die Aufgaben beider Seiten hält man am besten schriftlich fest. Die Ärztin verpflichtet sich, bestimmte Aufgaben zu übernehmen – beispielsweise einen Termin für die Krankenhauseinweisung abzumachen, Röntgentermine anzusetzen, Rezepte auszustellen und so weiter. Die Patientin verpflichtet sich in gleicher Weise, die Rezepte einzulösen, die Röntgentermine wahrzunehmen, die Medikamente einzunehmen, Kühlpacks zu benutzen, ihren Puls zu messen – oder was immer notwendig ist.

6. Stufe: Überprüfung des Erfolgs

Dieser letzte Schritt ist wichtig, muß jedoch nicht immer in der gleichen Form vollzogen werden. Vielleicht fragt die Patientin: »Woher wissen wir denn, ob unsere Maßnahmen das Problem gelöst haben?« – »Wie lange müssen wir warten?« – »Was machen wir, wenn die Maßnahmen keinen Erfolg bringen?« – »Gibt es Tests, mit deren Hilfe sich die Wirksamkeit unserer Maßnahmen überprüfen läßt?«

Dr. A. nimmt diese besorgten Fragen natürlich ernst, aber die Patientin hat auch Anspruch darauf, von ihr möglichst umfassend informiert zu werden: etwa über Kriterien für Erfolg oder Mißerfolg, die Aussichten auf Erfolg, darüber, woran sie sich halten kann, wenn sie den Erfolg bemessen will, wann mit Fortschritten zu rechnen ist, wie bald das der Fall sein kann. Dr. A. fordert die Patientin nachdrücklich auf, sie schriftlich oder telefonisch wissen zu lassen, ob und, wenn ja, in welchem Maß der gemeinsam festgelegte Behandlungsplan erfolgreich war. Ärztin und Patientin können einen zusätzlichen Termin abmachen, um die entsprechenden Informationen auszutauschen.

Die Vorteile der Sechs-Stufen-Methode zur Lösung von Problemen

Wir haben diesen Fall simuliert, um zu zeigen, wie Ärzte sich dieser Methode bedienen können, um bei der Lösung von Problemen Patienten die Mitbestimmung in allen Bereichen zu ermöglichen: bei der Diagnose, der Festlegung des Behandlungsplans, bei seiner Umsetzung und bei der Nachbehandlung.

Dreißig Jahre Erfahrung in der Vermittlung dieses Sechs-Stufen-Systems an Eltern, Lehrer und Manager haben gezeigt, daß die meisten Menschen dieses Verfahren sehr schnell erfassen und zu ihrem Vorteil nutzen können. Wenn man Menschen die Gelegenheit gibt, ihr Schicksal selbst in die Hand zu nehmen, kommen sie besser mit sich zurecht, entwickeln eine höhere Selbstachtung und mehr Selbstvertrauen, sie haben ihr Leben besser im Griff. Sie haben auch das Gefühl, eher als gleichberechtigte Mitglieder eines Teams denn als Kinder oder »Bürger zweiter Klasse« behandelt zu werden. Wir haben oft beobachten können, wie Familien, Schulklassen und Menschen im Berufsleben es in kurzer Zeit geschafft haben, partnerschaftlich zu arbeiten, und in der Folge engere und freundschaftlichere Beziehungen zueinander entwickelten, als sie bis dahin bestanden.

In der Mehrzahl der Fälle bringt das arbeitsteilig-partnerschaftliche Lösen von Problemen bessere Ergebnisse zustande: Zwei Köpfe sind in der Regel kreativer als einer, da gemeinsame Entscheidungen auf einer breiteren Datenbasis beruhen (Johnson et al., 1981). Zuletzt sei vermerkt, daß diese Herangehensweise an Probleme auch stärker motivierend wirkt, die Entscheidung tatsächlich umzusetzen.

Zusammenfassung

In diesem Kapitel haben wir uns vor allem mit dem grundsätzlichen Verhältnis zwischen Ärzten/Pflegepersonal und Patienten auseinandergesetzt: der traditionellen Form dieser Beziehung, neuen Formen oder Modellen, die vorgeschlagen worden sind, und mit den gemeinsamen Elementen dieser unterschiedlichen Modelle. Wir haben darüber hinaus versucht, semantische Probleme im Zusammenhang mit Begriffen wie »Macht« und »Autorität« zu klären. Wir haben dabei die Vorstellung entwickelt, daß sich die ideale Beziehung zwischen Ärzten und Pflegepersonal auf der einen und Patienten auf der anderen Seite mit einer erfolgreichen Berater-Klient-Beziehung vergleichen läßt, an der beide Seiten aktiv mitarbeiten müssen. Wir haben darauf hingewiesen, daß Ärzte und Pflegepersonal notwendigerweise eine Führungsrolle übernehmen müssen, wenn sie Patienten für diese Art von Partnerschaft gewinnen wollen, und wir haben die Vorteile benannt, die sich aus dem Mitbestimmungsprinzip ergeben können.

Zum Schluß haben wir darauf hingewiesen, daß Menschen in allen Beziehungen mit Problemen konfrontiert werden und deshalb lernen müssen, diese erfolgreich anzugehen, wenn diese Beziehungen Bestand haben sollen. Und wir haben ein System zur Lösung von Problemen vorgestellt, das Beziehungen wie die zwischen Vorgesetzten und Untergebenen, Eltern und Kindern, Lehrern und Schülern und zwischen Ehepartnern stabilisieren und bereichern kann. Wir haben ausgeführt, daß dieses auf Mitbestimmung basierende System von Ärzten und Pflegepersonal genutzt werden kann, wann immer sie Patienten daran mitwirken lassen möchten, beiderseits akzeptable Lösungen für die jeweiligen Probleme zu finden, denen sie sich gegenübersehen.

KAPITEL 3

Einfühlendes Zuhören: Anwendung und Nutzen

>»Es muß ein furchtbares Gefühl sein, wenn Ihnen
klar wird, daß der Arzt Ihr wirkliches Selbst überhaupt nicht sieht, daß er nicht versteht, was in
Ihnen vorgeht, und einfach nur sein eigenes Pro-
gramm durchzieht. Dabei würde ich mir auf Dauer
vorkommen, als ob ich unsichtbar wäre oder vielleicht gar nicht existierte.«
>
> R. D. Laing, *The Divided Self*

Wenn Ärzte oder Pflegepersonal sich dafür entscheiden, das
arbeitsteilig-partnerschaftliche Berater-Klient-Modell in ihrer Beziehung zu Patienten anzuwenden, dann werden sie
die Notwendigkeit erkennen, bestimmte zwischenmenschliche Kommunikationstechniken anzuwenden, die wechselseitige Kommunikation, ein gemeinsames Problemlöseverhalten und eine Form der Konfliktbewältigung fördern, bei
der es keine Verlierer gibt. Solche Fertigkeiten sind nur selten
in den allseits bekannten Beziehungen erforderlich, in denen
einer »das Sagen« hat und versucht, den anderen zu kontrollieren und zu dominieren – so wie es sich in der Mehrzahl
der Beziehungen zwischen Vorgesetzten und Untergebenen,
Eltern und Kindern sowie Lehrern und Schülern verhält.

Wir wissen aus Erfahrung, daß nur wenige Menschen
überhaupt jemals eine arbeitsteilig-partnerschaftliche, eine
auf Mitbestimmung beruhende oder eine demokratische
Beziehung kennengelernt haben. Also haben die meisten
Menschen, darunter auch Ärzte und Pflegepersonal, nie
diejenigen Kommunikationsfertigkeiten angewandt oder
erlernt, die man beherrschen muß, um wirklich demokratische Beziehungen herzustellen und aufrechtzuerhalten. In
diesem Kapitel werden wir die unserer Ansicht nach wich-

tigste und unentbehrlichste dieser besonderen Fertigkeiten herausarbeiten und beschreiben – die Methode des einfühlenden Zuhörens. Zunächst konzentrieren wir uns dabei auf die erste Begegnung zwischen Arzt und Patient und zeigen dann, auf welche Weise einfühlendes Zuhören für die gesamte Dauer der Beziehung genutzt werden kann. Wir gehen ferner darauf ein, wie Krankenschwestern diese Fertigkeit in ihrer Beziehung zu Patienten nutzbringend anwenden können.

Die erste Begegnung

Die erste Begegnung mit einem neuen Arzt in seinem weißen Kittel hat etwas an sich, das normalerweise ungute Empfindungen hervorruft und einen eher verstummen läßt. Die meisten Patienten sind von vornherein verunsichert, sie haben Angst davor, mitgeteilt zu bekommen, es stehe nicht gut um ihre Gesundheit. Dazu kommt das weitverbreitete Gefühl, diesem Menschen in seinem Kittel, den man noch kaum kennt, völlig ausgeliefert zu sein. Wie wird der Arzt sein? Freundlich? Arrogant? In Eile? Streng? Werde ich diese Person mögen? Wird der Arzt mich mögen?

Ärzte werden im allgemeinen von Patienten als Personen der »besonderen Art« wahrgenommen. Sie verfügen über eine bessere Ausbildung und mehr Wissen, sie haben mehr Geld, und sie gehören einer höheren sozialen Schicht an. Der Autor (T. G.) kennt von sich selbst die Gewohnheit, sich ein klein wenig besser anzuziehen, wenn er einen Arzttermin hat. Außerdem gibt es Patienten, die es schon als peinlich empfinden, ihre gesundheitlichen Probleme anderen gegenüber zu offenbaren oder sie mit diesen zu besprechen, für die es aber noch schlimmer ist, sich auszuziehen und ihren vielleicht nicht gerade perfekten Körper zu zeigen.

All diese Empfindungen können ernsthafte Hindernisse für eine offene, ehrliche und direkte Kommunikation von Patienten mit einem neuen Arzt darstellen und demzufolge auch Hindernisse für ihre aktive Mitwirkung an dieser neuen Beziehung sein. Wie kann der Arzt diese Hindernisse aus dem Weg räumen?

Patienten reagieren positiver auf Ärzte, die gutgelaunt, freundlich, entspannt und ohne gehetzt zu wirken, mit ihnen umgehen. Sie schätzen Ärzte, die sich um ihr körperliches Wohl sorgen und sich vielleicht auch auf ein wenig Small talk über das ungewöhnliche Wetter, aktuelle Sportereignisse, Tagesereignisse aus der Politik oder die ewigen Verkehrsstaus einlassen – als Thema eignet sich hier fast alles. Fragen wie die folgenden vermitteln das Interesse des Arztes an Ihnen als Person, nicht nur als Patient.

>Erzählen Sie mir doch etwas über sich.<
>Wie sind Sie gerade auf mich gekommen?<
>Sind Sie berufstätig, was machen Sie?<
>Haben Sie Familie?<

Einige Ärzte setzen umfangreiche Fragebögen ein, um die Krankheitsgeschichte ihrer Patienten in Erfahrung zu bringen. Solche Fragebögen könnten ohne Probleme auch Informationen über den privaten Lebensbereich des Patienten zutage fördern: über Familienangehörige, Sportinteressen, Hobbys, Reisen, Beruf und so weiter. Oder man könnte einen separaten Fragebogen zu den persönlichen Umständen ausfüllen lassen. Die Antworten würden den Ärzten nicht nur dabei helfen, die »ganze Person« zu sehen, sondern ihnen auch Anhaltspunkte liefern, welche nicht-medizinischen Themen sie bei späteren Terminen mit den Patienten ansprechen könnten.

Wenn Patienten ihren Arzt aufsuchen, machen sie sich vielerlei Gedanken im Zusammenhang mit ihren jeweiligen Beschwerden. Sie haben Erwartungen an den Arzt, sie machen sich Sorgen über die mögliche Ursache ihrer Beschwerden oder darüber, wie sie dem Arzt ihre schwer zu beschreibenden Symptome mitteilen sollen, und sie haben Ängste wegen der Behandlung, der sie sich unter Umständen unterziehen müssen. Jede dieser Überlegungen für sich genommen oder alle zusammen könnten dem Arzt, sofern er sie kennen würde, wichtige Hinweise und Hilfen geben, um eine präzise Diagnose zu erstellen.

Demnach ist es für den Arzt von entscheidender Bedeutung, die ganz persönliche Selbstwahrnehmung des Patienten kennenzulernen. Hier liegt der Schlüssel zu einer arbeitsteilig-partnerschaftlichen Beziehung; die innere Welt von Patient und Arzt müssen sich berühren. Der Arzt muß, um eine solche Beziehung zu schaffen, das gleiche tun wie erfolgreiche Berater: Sie bedienen sich bestimmter grundlegender Kommunikationskriterien, um die Patienten (Klienten) zur Eröffnung des Gesprächs zu veranlassen, und dann reagieren sie auf das, was sie hören, indem sie Verständnis für seine Botschaften zeigen und diese ernst nehmen.

Die Anamnese

Nachdem in der ersten kurzen Kennenlernphase der Small talk beendet ist, wird es in der Regel der Arzt sein, der die Anamnese eröffnet. Im englischsprachigen Raum lautet der gängige Ausdruck dafür »clinical interview«. Am Rande sei vermerkt, daß die Autoren diesen Prozeß lieber nicht als »Interview« bezeichnet sähen, da dieser Begriff impliziert, daß die Hauptaufgabe des Arztes darin besteht, Fragen an den zu Interviewenden zu stellen, in der Art, wie uns das im Fernsehen vorgeführt wird. Nichtsdestotrotz ist »klinisches Interview« der allgemein akzeptierte Begriff für das, was zwischen Arzt und Patient passiert, wenn sie sozusagen zur

Sache kommen – *wenn sie das Problem näher bestimmen*, wie es in Stufe 1 unserer Sechs-Stufen-Methode zur Lösung von Problemen ausgeführt ist (vgl. Kap. 2).

Wenn es vielleicht auch das wesentliche Ziel der Erstanamnese sein mag, das medizinische Problem des Patienten zu bestimmen, möchten wir doch die Ärzte nachdrücklich darauf hinweisen, zusätzliche Funktionen und Ziele dieses Gesprächs nicht aus dem Auge zu verlieren: Es geht darum, (1) Einfühlungsvermögen zu zeigen, (2) Verständnis und Offenheit für die Gesprächsbeiträge der Patienten deutlich werden zu lassen, (3) sich selbst zurückzunehmen und (4) die Mitwirkung der Patienten an der arbeitsteilig-partnerschaftlichen Beziehung in vollem Umfang sicherzustellen. In der Literatur wird immer wieder darauf hingewiesen, daß Lehrpläne für Medizinstudenten normalerweise davon ausgehen, Hauptzweck und alleiniges Ziel der Erstanamnese sei es, die Krankheitsgeschichte des Patienten aufzunehmen, wobei zuwenig Wert auf die Herstellung einer Beziehung zum Patienten gelegt wird (Bird/Cohen-Cole, 1990).

Die zusätzlichen Aufgaben der Erstanamnese könnten nun, wie wir sehen, gerade darin bestehen, eine arbeitsteilig-partnerschaftliche und auf Mitwirkung beruhende Beziehung zu Patienten herzustellen. Von diesem Ansatz her erscheint es sinnvoll, daß der Arzt den Patienten auffordert, das Gespräch zu eröffnen, indem er sein gesundheitliches Problem mit seinen eigenen Worten darstellt.

Bei dieser Vorgehensweise hat der Arzt Gelegenheit, die Verhaltenstechniken einzusetzen, die *zeigen*, daß er einfühlend, verständnisvoll und offen ist. Das ermutigt den Patienten, alle Informationen, seine grundsätzlichen Probleme und Bedürfnisse zu benennen, und es gibt ihm das Gefühl, daß seine aktive Mitwirkung in dieser Beziehung erwünscht ist. Zunächst beschäftigen wir uns mit der sehr wirksamen Fertigkeit des Zuhörens, die der Arzt beherrschen muß, vor allem in der Anfangsphase der Anamnese. Später wird der

Arzt natürlich mehr tun müssen, als nur zuzuhören, dann nämlich, wenn es sinnvoll erscheint, die Beiträge des Patienten durch eigene zu ergänzen.

Zuhören – die entscheidende Fertigkeit

Weil es der Patient ist, der sich entschlossen hat, den Arzt aufzusuchen, sollte der Patient vom Arzt aufgefordert werden, anzufangen:

> »Erzählen Sie, was Sie heute zu mir führt.«
> »Wo wollen Sie anfangen?«
> »Ich möchte, daß Sie mir Ihr Problem genau schildern.«
> »Erzählen Sie mir doch mit Ihren eigenen Worten von Ihren Beschwerden.«

Aufmerksamkeitsbekundungen

Aufmerksamkeitsbekundungen sind im wesentlichen Körperhaltungen, die den Wunsch des Arztes vermitteln, sich auf das einzulassen, was der Patient sagt, sein Interesse daran zu zeigen und sich voll und ganz darauf zu konzentrieren. Auch so kann man signalisieren, daß man helfen will. Man hat richtige Aufmerksamkeit definiert als »lockere Gespanntheit«. Für gewöhnlich nimmt der Helfende dabei eine Körperhaltung ein, bei der er – dem Sprecher auf gleicher Höhe genau gegenübersitzend – seinen Körper zu diesem hin vorbeugt, wobei er einen angemessenen Abstand zum Patienten einhält. Zu großer Abstand kann Kommunikation erschweren; zu dicht bei dem Patienten zu stehen oder zu sitzen kann Beklemmung hervorrufen. Ausbilder und professionelle Berater schlagen einen Abstand von etwa knapp einem Meter vor. Erfahrene Zuhörer nicken oder schütteln den Kopf, wenn sie Betroffenheit empfinden. Der wahrscheinlich schwierigste Bereich der Aufmerksamkeitsbekundungen ist der feste Blickkontakt, der ein ständiges Umherblicken im Raum ebenso ausschließt wie ein Fixieren der Augen auf die Armbanduhr oder auf Ihre Unterlagen, wenn Sie sich Notizen machen. Ärzte, die sich bei intensivem Blickkontakt anfangs unsicher fühlen, können sich zunächst auf den Mund des Sprechers und erst später auf die Augen konzentrieren.

Natürlich mögen Sie als Arzt fragen: »Wie kann ich während der Anamnese mit den Patienten Notizen machen, wenn ich sie doch ständig ansehen soll, während sie mir ihr Problem oder ihre Krankheitsgeschichte schildern?« Auf diese häufig gestellte Frage gibt es eine Reihe von Antworten. So kann man die Erstanamnese zum Beispiel auf Tonband aufzeichnen, oder wenn man meint, eine wichtige Aussage des Patienten notieren zu müssen, kann man sagen: »Darf ich Sie einen Augenblick unterbrechen, um mir kurz zu notieren, was Sie gerade gesagt haben?«

Wenn Sie sich so setzen, daß der Schreibtisch zwischen Ihnen und dem Patienten steht, kann das eine vollständige und ehrliche Selbstöffnung des Patienten ernsthaft beeinträchtigen. Schreibtische symbolisieren normalerweise Autorität und können Verunsicherung oder Angst vor Kritik hervorrufen. Manche Ärzte berichten, daß sie ihren Stuhl seitlich neben den Schreibtisch stellen oder hinter ihrem Schreibtisch hervorkommen.

Aufmerksamkeitsbekundungen durch Körperhaltung sind wichtiger, als man im allgemeinen glaubt. Kommunikationsexperten weisen darauf hin, daß drei Viertel aller zwischenmenschlichen Kommunikation nonverbal abläuft. Wenn also Ärzte ihren Patienten ungeteilte Aufmerksamkeit schenken, so wird dies die Patienten in der Einschätzung bestärken, daß ihre Gesprächsbeiträge erwünscht sind, daß die Ärzte wirklich zu verstehen versuchen, was sie ihnen mitteilen, und daß sie ihnen tatsächlich helfen wollen.

Passives Zuhören

Nichts zu sagen ist eine effektive Technik, die professionelle Berater bei ihren Klienten extensiv anwenden. Passives Zuhören kann den Patienten Zeit geben, zu überlegen, was sie als nächstes sagen wollen, und oft macht es ihnen Mut, von einem vordergründigen zu einem tieferliegenden Problem zu kommen. Schweigen hat jedoch den Nachteil, daß es den Patienten nicht genügend Sicherheit geben kann, richtig verstanden worden zu sein.

Passives Zuhören läßt sich allerdings interaktiver gestalten, wenn man einfache, nicht wertende Kommentare abgibt wie »Ich verstehe«, »Ah ja« oder »Oh«. Wenn es angemessen ist, kann man auch bestärkende Formulierungen anbieten wie: »Das leuchtet mir ein.« – »Ich verstehe, was Sie meinen.« – »Ja sicher.« – »Interessant!« »Tatsächlich?« Oder so ähnlich.

Doch selbst mit solchen kurzen Kommentierungen läßt passives Verstehen den Redenden nicht mit Sicherheit erkennen, daß seine Botschaft genau verstanden und wirklich akzeptiert worden ist. Tatsächlich kann Schweigen bei manchen Patienten die Vermutung auslösen, daß Sie ihnen nicht zuhören, weil Sie Ihren eigenen Gedanken nachhängen, anstatt darauf zu achten, was die Patienten sagen. Glücklicherweise gibt es eine andere Form des Verstehens, die mit diesen Einschränkungen oder Risiken nicht behaftet ist.

Aktives Zuhören

In den vierziger Jahren haben Berater und Therapeuten eine neue Form des Zuhörens entdeckt, die *Selbstöffnung* beziehungsweise *Selbstoffenbarung* bei Patienten fördert, *Empathie* demonstriert, *genaues Verstehen* des Gesagten anzeigt und *Akzeptanz* des Gehörten zum Ausdruck bringt (Rogers, 1951).

Sowohl in der wissenschaftlichen Literatur als auch in den Erfahrungsberichten von Beratern findet sich immer wieder die Erkenntnis, daß die Selbstöffnung von Klienten wesentlich erleichtert wurde durch eine Reaktionsweise, die man zunächst als »Spiegelung von Gefühlen« bezeichnete. Später kam in Kursen zum Effektivitätstraining der Begriff »aktives Zuhören« auf, der sich dann auch als Bezeichnung für diese einfühlende Art, auf andere zu reagieren, durchgesetzt hat.

Begreift man aktives Zuhören als verbale Fertigkeit, auf Äußerungen eines anderen zu reagieren, so läßt es sich ohne Probleme erläutern. Es meint dann: aufmerksam zuhören und dann dem Sender das eigene Verständnis der Bedeutung seiner Botschaft rückmelden. Dieser Vorgang läßt sich an Hand von Diagrammen veranschaulichen. Zunächst haben wir einen SENDER, der in seinem Inneren etwas wahrnimmt – ein Gefühl, ein Bedürfnis, Angst, eine bestimmte Einstellung oder eine Vorstellung. Wir können zum Beispiel eine Patientin nehmen, die – als SENDER – beunruhigt ist. Ihr Arzt soll der EMPFÄNGER sein.

Patient/in   Arzt

Sorge   ?

Sender   Empfänger

Weil es der besorgten Patientin nicht möglich ist, die komplexen physiologischen und mentalen Prozesse, die sich in ihrem Organismus abspielen, in ihrer Gesamtheit darzustellen, muß sie einige Worte auswählen, von denen sie glaubt, daß diese dem Arzt vermitteln könnten, was in ihrem Inneren vorgeht. Dieses Selektionsverfahren nennt man »Kodieren«.

Man legt eine Art Code fest, um dem EMPFÄNGER eine Botschaft zu übermitteln. Nehmen wir an, die Patientin wählt die Worte (den Code): »Ich muß immer daran denken, daß es Krebs sein könnte.« Nun muß der EMPFÄNGER, der den SENDER verstehen will, die Botschaft »dekodieren«. Da man jedoch niemals mit absoluter Sicherheit erfassen kann, was im Körper oder in den Gedanken eines anderen vor sich geht, hat das Dekodierungsverfahren des EMPFÄNGERS normalerweise den Charakter einer begründeten Vermutung: »Ich glaube, sie ist wirklich besorgt.«

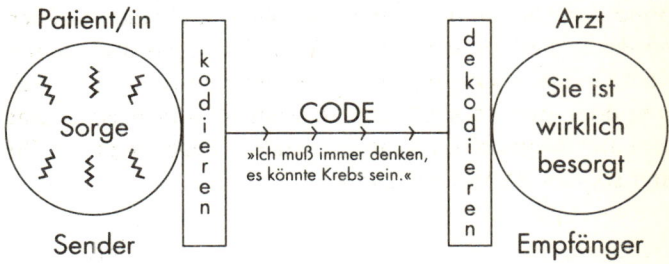

Weil der Arzt sich jedoch seiner Dekodierung nicht ganz sicher ist, überprüft er sie, indem er die dekodierte Botschaft an die Patientin zurücksendet. Natürlich schickt er keine neue Botschaft, etwa eine, die vermittelt, was *er* denkt, wie zum Beispiel: »Ich bin mir ziemlich sicher, daß es sich nicht um Krebs handelt.« Statt dessen »reflektiert er spiegelbildlich« *einzig und allein* das, was die Patientin seiner Meinung nach dachte. Diese Form der Reaktion nennt man Feedback (siehe S. 86 oben).

Nun kann die Patientin entweder die Richtigkeit des Feedbacks bestätigen, oder sie kann es modifizieren oder verwerfen. Im ersten Fall würde sie wahrscheinlich ihre Zu-

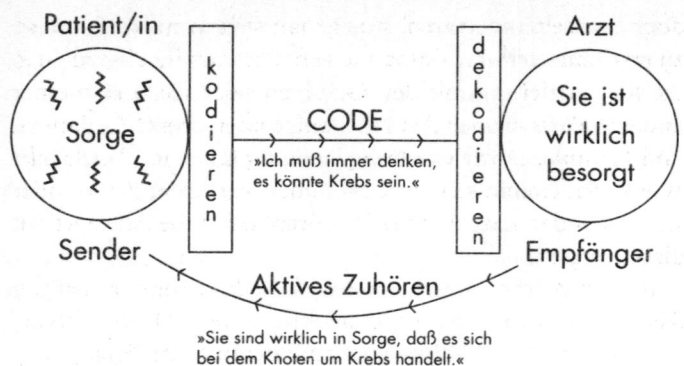

Patient/in — kodieren — CODE — dekodieren — Arzt

Sorge

»Ich muß immer denken, es könnte Krebs sein.«

Sie ist wirklich besorgt

Sender — Empfänger

Aktives Zuhören

»Sie sind wirklich in Sorge, daß es sich bei dem Knoten um Krebs handelt.«

stimmung ausdrücken, indem sie sagt: »Genau, ich bin sehr besorgt.« Und auf diese Weise würde sie dem Arzt mitteilen, daß er sich einfühlend verhalten, ihre Botschaft erfaßt und ihre Befürchtungen ernst genommen hat.

Mit Diagrammen läßt sich das Wesen des aktiven Zuhörens allerdings nicht angemessen darstellen. Zunächst erfordert es, daß der/die Zuhörende seine oder ihre eigenen Gedanken und Gefühle zurückdrängt, daß er/sie seine oder ihre Sicht der Dinge so weit wie möglich ausblendet, um die persönlichen Gedanken und Gefühle des Redenden in ihrer Unverwechselbarkeit zu verstehen. Dies nennen die Psychologen das »phänomenologische Selbst«. Aktives Zuhören heißt für den Zuhörenden, mit dem Redenden zu empfinden, sich vorübergehend mit ihm zu identifizieren, sich auf die Wirklichkeit einzulassen, wie sie sich aus der Perspektive des Redenden darstellt. Aktives Zuhören ist *die* Technik par excellence, um Verständnis und Empathie zu vermitteln – jene beiden abstrakten Begriffe, die man so häufig in Artikeln und Büchern über die ideale Beziehung zwischen Ärzten und Pflegepersonal einerseits sowie Patienten andererseits findet. Während es weitgehend außer Frage zu stehen scheint, daß Ärzte und Pflegepersonal verstehend und empathisch gegenüber Patienten sein *sollten,* wird ihnen jedoch nur selten verraten, was genau sie tun müssen, um so zu erscheinen. Unter Empathie versteht man im allgemeinen die Identifizierung mit den Gefühlen oder Gedanken einer anderen Person oder das Nachempfinden dieser Gedanken und Gefühle. Doch wie bringt jemand das zum Ausdruck? Wie kann jemand seinem Gegenüber *beweisen*, daß er oder sie verstanden hat? Aktives Zuhören liefert die Antwort auf diese Fragen.

Robert Bolton, Autor von *People Skills*, zitiert aus Milton Mayeroffs Buch *On Caring*, in dem letzterer die Merkmale von Empathie und helfendem Anteilnehmen benennt:

> »Einem anderen Menschen gegenüber Anteilnahme zu zeigen heißt, ihn und seine Welt zu verstehen, als ob man selbst darin lebte. Man muß sozusagen mit seinen Augen sehen können, wie ihm die Welt erscheint und wie er sich selbst wahrnimmt. Anstatt diesen Menschen von außen mit Abstand zu betrachten, als ob er ein Gegenstand wäre, muß man in der Lage sein, sich in seiner Welt aufzuhalten, man muß diese Welt ›betreten‹, um von ›innen‹ zu erfassen, wie dieser Mensch das Leben erfährt.« (Bolton, 1979, S. 272)

Obwohl Empathie meint, für eine Zeitlang die Weltsicht einer anderen Person an sich zu erfahren, verliert der Zuhörende natürlich nicht seine/ihre Identität. Empathie heißt auch, *mit* einem anderen *empfinden*, anders als bei Sympathie, wo man *für* einen anderen *empfindet*. Dieses Mit-Empfinden kann man sich leichter machen, indem man sich fragt:

> »Wenn ich dieselben Erfahrungen machen würde wie mein Gegenüber, wie sähen meine Gefühle aus, meine Gedanken oder Reaktionen?«
> »Was muß mein Gegenüber empfinden?«
> »Was geht in diesem Augenblick in ihm vor?«

Man hat aktives Zuhören auch beschrieben als *Aufnahme* der Erfahrungen eines anderen Menschen im Gegensatz zur *Projektion* eigener Gefühle auf einen anderen. Eine Krankenschwester hat im Zusammenhang mit Empathie einmal gesagt: »Sie gibt mir die Gelegenheit, durch die Augen eines anderen Menschen tausend verschiedene Lebensgeschichten an mir zu erfahren.«

In ihrem Artikel »Zuwendung statt Behandlung« bringt Carol Montgomery aktives Zuhören mit Zuwendung in Verbindung, einem weiteren abstrakten Begriff, auf den wir in der Literatur immer wieder gestoßen sind. Frau Montgomery faßt hier wesentliche Erkenntnisse aus ihren Gesprächen mit 35 Krankenschwestern, die man ihr als vorbildliche Helfende genannt hatte, zusammen:

> »Als auffälligstes Merkmal von Zuwendung stellte sich spirituelle Transzendenz heraus – das heißt, sich für eine Beziehung zu jemand anderem öffnen. Die Helfende erfuhr sich als Teil einer übergeordneten Kraft, die über ihre Person hinausging. Dies stellt die weitverbreitete Theorie in Frage, nach der man Distanz und Objektivität wahren muß, um effektiv helfen zu können... Diese Herangehensweise an Helfen unterscheidet sich sehr stark von dem ergebnisorientierten Ansatz, der darauf abzielt, Krankheiten zu kurieren... und Probleme aus der Welt zu schaffen. Sicher ist richtig, daß diese Zielvorstellungen einen Aspekt der Arbeit von Krankenschwestern – und Therapeuten – angemessen beschreiben, dennoch sind sie nicht identisch mit dem, was Zuwendung meint. Wenn wir uns auf die Fahnen schreiben, zu reparieren oder zu kurieren, dann geht es vorrangig um uns selbst als ›Ego-Helden‹.« (Montgomery, 1991, S. 38)

Mit den Worten einer der Krankenschwestern aus ihrer Studie schreibt Montgomery: »Wenn wir es zulassen, daß jemand Teil unseres Herzens wird, dann heilen wir, indem wir dem anderen helfen, heil und gesund zu werden, auch unser eigenes Herz.«

Wie enorm wichtig und effektiv aktives Zuhören ist, wenn es darum geht, Empathie auszudrücken und die Selbstöffnung von Patienten zu erleichtern, haben Paul Bellet und Michael Maloney von der Medizinischen Fakultät der Universität von Cincinnati richtig erfaßt:

»Empathie als Kommunikationstechnik einzusetzen bedeutet, zu lernen, tieferes Verständnis für den Patienten zu entwickeln. Das Gespräch ist potentiell das mächtigste, sensibelste und flexibelste Instrument, das dem Arzt zur Verfügung steht... Der Arzt sollte offene Fragen stellen und die Gefühlsäußerungen des Patienten diesem zurückspiegeln... Ob man diese Gesprächstechnik effektiv einsetzt, zeigt sich daran, wie sehr die Reaktionen des Arztes die Redebereitschaft des Patienten stimulieren und seine Beiträge vertiefen... Das Gefühl, verstanden zu werden, stärkt die Zusammenarbeit zwischen Patient und Arzt. Ob ein Patient ärztlichen Rat annimmt, hängt stark davon ab, wie er die Empathie des Arztes für seine Krankheit und damit zusammenhängende Sorgen wahrnimmt.« (Bellet/Maloney, 1991, S. 1831)

Einfühlende Zuwendung ist aber nur eines der wesentlichen Merkmale von aktivem Zuhören. Ein zweiter Aspekt besteht darin, die Genauigkeit des kognitiven Erfassens der Botschaft durch den Zuhörer zu gewährleisten. Da wir nie absolut sicher sein können, genau verstanden zu haben, was ein anderer Mensch erfährt und uns mitzuteilen versucht, gilt es, hier besonders achtzugeben. Beim aktiven Zuhören bleibt der Empfänger nach Erhalt der Botschaft nicht stumm, sondern formuliert, was er oder sie verstanden hat, *mit seinen oder ihren Worten* (Code) und gibt es dann als Feedback an den Sender zurück, um bestätigt, modifiziert oder verbessert zu werden. Dies ist die Kommunikationstechnik, die für Sender und Empfänger gleichermaßen sicherstellt, daß effektive Kommunikation stattgefunden hat. Und wie ökonomisch man auf diese Weise seine Zeit nutzen kann!

Ein anderer Vorzug des aktiven Zuhörens im Arztgespräch ist der, daß diese Technik dem Arzt eine Methode bietet, mit deren Hilfe er sich ein Höchstmaß an Informationen vom Patienten verschaffen kann. Es folgen als Verdeutlichung zwei Beispieldialoge, die Dr. Ralph Riffenburgh zur Verfügung stellte, ein Arzt aus einer der frühen Trainingsgruppen des Autors (Riffenburgh, 1974). Zu Beginn des ersten Dialogs setzte der Arzt aktives Zuhören erst ein, als ihm klar wurde, daß sich der Patient seinen gezielten Fragen gegenüber verschlossen zeigte:

Beispiel 1

Ein Arzt sieht erstmals einen Patienten, einen 47 Jahre alten Mann mit unregelmäßig auftretenden Beschwerden im oberen Abdominalbereich (Bauchraum). Das Auftreten der Schmerzen, die ein Magengeschwür vermuten lassen, kann mit Schwierigkeiten im Beruf zu tun haben.

Patient: Aber als ich das letzte Mal Beschwerden hatte, lief doch auf der Arbeit alles gut. Der alte Mr. Driver war ein paar Monate zuvor in Rente gegangen – er hatte immer alles durcheinandergebracht –, und meine Arbeit war nicht besonders schwierig. Ich habe in dem Monat auch nie spät Feierabend gemacht.

Arzt: Mußten Sie nach Mr. Drivers Pensionierung mehr Verantwortung übernehmen?

Patient: Nein. Er hat seine Arbeit nicht richtig erledigt, und als Jim seinen Posten übernahm, konnte ich mich auf die Leute verlassen, die mit den Rechnungen zu tun hatten, ehe ich sie dann endgültig bearbeitete. Jim hat diesen Faulpelzen Feuer unterm Hintern gemacht. Meine Frau meinte, ich hätte Drivers Stelle kriegen sollen, doch ich könnte diese Arbeit nie so gut erledigen wie Jim.

Arzt: Setzt Ihre Frau Sie wegen einer Beförderung unter Druck?

Patient: Nein.

(Mit dieser einsilbigen Antwort bringt der Patient Widerstand zum Ausdruck, deshalb läßt der Arzt von seinen gezielten Fragen ab und fängt an, dem Patienten mit aktivem Zuhören ein Feedback zu liefern.)

Arzt: Sie arbeiten doch gern für Jim?

Patient: Er ist ein bemerkenswerter Vorgesetzter und macht seine Arbeit prima. Diese Position würde mir angst machen, weil ich andere nicht so gut kontrollieren kann.

Arzt: Nicht befördert worden zu sein war also für Sie okay? (AKTIVES ZUHÖREN)

Patient: Daran hatte ich gar nicht gedacht. Wenn Mr. Jackson in Rente geht oder befördert wird, hätte ich gern seinen Job.

Der liegt auf derselben Stufe wie Jims, aber es kommt dabei mehr auf die Kontrolle von Zahlen und Finanzplanung an, nicht so sehr darauf, anderen Leuten Leistung abzuverlangen. Mir ist klar, daß hier meine Stärken liegen, nicht im Umgang mit Menschen.

Arzt: Dann wollen Sie also auf eine Beförderung warten, bei der Sie die Art von Arbeit kriegen, die Ihnen liegt und Spaß machen würde. (AKTIVES ZUHÖREN)

Patient: Genau. Ich denke, ich sehe meine Grenzen. Meine Frau kann das nicht verstehen, weil die beiden Jobs auf der gleichen Ebene liegen.

Arzt: Ihre Frau sieht nicht die unterschiedlichen Anforderungen bei den beiden Jobs? (AKTIVES ZUHÖREN)

Patient: So ist es, und sie ärgert sich darüber, daß ich länger bei der Firma bin als Jim. Sie hat mir die Hölle heiß gemacht, als Jim und seine Frau sich das neue Haus in den Heights gekauft haben – sie wollte immer schon umziehen, und mit meinem Gehalt können wir uns das nicht leisten.

Arzt: Jims Umzug hat sie also richtig getroffen. (AKTIVES ZUHÖREN)

Patient: Allerdings. Jim hatte die ganze Abteilung in sein neues Haus eingeladen, und als wir an dem Abend nach Hause kamen, war sie außer sich. Wenn ich es mir genau überlege, begannen in der Woche die Schmerzen.

Arzt: Also, Druck wegen der Beförderung spielt eine Rolle und ebenso, wenn es beruflich nicht so gut läuft. (AKTIVES ZUHÖREN)

Patient: So sieht es wohl aus. Ich wünschte, sie könnte verstehen, bei welcher Arbeit ich mich wohl fühle.

Arzt: Werden die Schmerzen schlimmer oder weniger, wenn Sie gegessen haben?

Nachdem er das Thema »Beförderung« zur Sprache gebracht hat, kehrt der Arzt nun wieder zu den Standard-Fragetechniken der Anamnese zurück, um mehr diagnostische Einzelheiten im Zusammenhang mit den Symptomen in Erfahrung zu bringen. Der Patient ist jetzt in der Lage, die Auswirkungen des Unmuts seiner Frau zu erkennen, und der Arzt kann auf dieses Thema zurückkommen, wenn er besprechen will, wie man die Beschwerden angeht (Riffenburgh, 1974, S.93).

Beispiel 2

Ein Arzt hat die Befragung und Untersuchung einer Patientin abgeschlossen, die unter immer wiederkehrender Migräne leidet.

Arzt: Ich glaube, Sie leiden an migräneartigen Kopfschmerzen.

Patient: Aber mir wird auch übel dabei.

(Der Arzt erklärt den Zusammenhang zwischen Übelkeit und Migräne.)

Patientin: Schmerzmittel scheinen aber nicht zu helfen.

(Der Arzt erkennt, daß die Patientin noch etwas anderes beschäftigt, weswegen sie seine Diagnose nicht akzeptieren kann. Anstatt weitere Erklärungen zu geben, versucht er die Ursachen ihrer unterschwelligen Ablehnung freizulegen.)

Arzt: Die Kopfschmerzen sind unangenehm und beunruhigen Sie.

Patientin: Ich frage mich, woher sie eigentlich kommen.

Arzt: Sie glauben, hinter den Kopfschmerzen steckt etwas, das wir noch nicht entdeckt haben? (AKTIVES ZUHÖREN)

Patientin: Irgendwie hört sich das nach den Kopfschmerzen an, wie sie meine Tante hatte.

Arzt: Und die Vorstellung, diese Art von Kopfschmerzen zu haben, beunruhigt Sie? (AKTIVES ZUHÖREN)

Patientin: Sie wurde monatelang behandelt, aber es hat nicht geholfen.

Arzt: Sie hatte etwas Ernsthafteres, als die Ärzte vermuteten? (AKTIVES ZUHÖREN)

Patientin: Sie starb an einem Gehirntumor.

(Jetzt liegt die eigentliche Ursache der Angst der Patientin offen.)

Arzt: Bei Ihnen haben wir am Anfang die Möglichkeit eines Tumors in Erwägung gezogen, und ich bin sicher, daß diese Möglichkeit ausscheidet. Ihre Art von Kopfschmerzen läßt sich medizinisch genau einordnen und müßte sich erfolgreich behandeln lassen. Nun möchte ich Ihnen erklären, bei welchen Gelegenheiten einige Ihrer Symptome auftreten.

Jetzt ist die Patientin in der Lage, zuzuhören und die Erklärungen zu verstehen. Ehe die Möglichkeit eines Gehirntumors erwähnt und wieder verworfen wurde, war die unterschwellige Angst der Patientin so stark, daß sie Diagnose und Erklärung des Arztes nicht richtig wahrnahm.

Der Arzt Dr. Robert Daigneault, ausgebildet und zugelassen als Lehrer im Effektivitätstraining, steuerte den folgenden Beitrag bei, in dem er aktives Zuhören bei einem Studenten einsetzt.

Zu dem nachfolgend wiedergegebenen Gespräch kam es, als ein 28jähriger Student in meine Praxis kam, der seit mehreren Monaten unter Erschöpfungszuständen litt. Er meinte, er habe Probleme mit seinem Studium und wollte seinen Abschluß nicht aufs Spiel setzen. Zunächst verfuhr ich routinemäßig, indem ich seine Krankheitsgeschichte aufnahm und ihn körperlich untersuchte. Ich machte ein paar Labortests und bestellte ihn zu deren Besprechung erneut in meine Praxis. Bei diesem zweiten Termin sagte ich ihm, daß ein Befund bisher nicht vorliege und deshalb seine Müdigkeit wahrscheinlich keine körperlichen Ursachen habe.

Doktorand (GS): Ich glaube wirklich nicht, daß es sich um ein emotionales Problem handelt, Herr Doktor. Ich glaube, ich bin einfach nur erschöpft.

Dr. D.: Sie meinen, ein emotionales Problem könnte nicht solche Erschöpfung verursachen. (AKTIVES ZUHÖREN)

GS: Genau. Es muß etwas anderes sein, denn zu Hause ist alles in Ordnung.

Dr. D.: Sie haben nicht das Gefühl, daß es zu Hause Probleme gibt? (AKTIVES ZUHÖREN)

GS: Nein. Ich meine, meine Frau und ich streiten uns manchmal wegen meines Studiums und wegen Geld. Das nervt mich.

Dr. D.: Wenn Sie sich mit Ihrer Frau streiten, beunruhigt Sie das, und es geht Ihnen schlecht. (AKTIVES ZUHÖREN)

GS: Ja, ich glaube, ich bemühe mich wirklich. Ich fühle mich einfach nur zu erschöpft, um richtig arbeiten zu können.

Dr. D.: Sie ärgern sich über Ihre Frau, weil sie nicht versteht, daß Sie sich wirklich bemühen. (AKTIVES ZUHÖREN)

GS (nickt zustimmend): Diese Streitereien machen mich wirklich fertig. Ich hasse es, wenn ich nach Hause muß. So macht das Leben keinen Spaß mehr.

Das Gespräch nahm seinen Fortgang, und es stellte sich heraus, daß GS depressiv war. Ich behandelte ihn für kurze Zeit mit Antidepressiva, und er kam zu einigen Therapiestunden. Er hat seinen Abschluß geschafft und ist dann Lehrer geworden.

Häufig geäußerte Bedenken gegen aktives Zuhören

Da aktives Zuhören für die meisten Menschen etwas Neues ist, ruft es natürlich mancherlei Bedenken hervor und wirft Fragen auf.

Ist der Einsatz von aktivem Zuhören sehr zeitaufwendig?

Eines der am häufigsten geäußerten Bedenken von Ärzten, die aktives Zuhören praktizieren, bezieht sich darauf, daß es zuviel Zeit in Anspruch nimmt. Ärzte stehen ohnehin schon in vielerlei Hinsicht unter Zeitdruck, und so nimmt es nicht wunder, daß sie in Sorge sind, diese Verfahrensweise könnte Patienten ermuntern, mehr zu reden – also mehr an Gefühlen und Bedürfnissen zur Sprache zu bringen, und so langwierige Klärungsprozesse zur Folge haben.

Manche medizinischen Fachautoren verteidigen, wie etwa im folgenden Textauszug, aktives Zuhören als zeit- und kostensparend:

> »...Ärzte in der klinischen Praxis mögen meinen, sie hätten nicht die Zeit für Empathie. Auf lange Sicht kann Empathie jedoch viel Zeit und Geld sparen helfen. Ohne das Gefühl, sein oder ihr Arzt sei empathisch, fühlt sich ein Patient/eine Patientin allein und verloren. Spürt er/sie jedoch diese Einfühlsamkeit, hat der Patient/die Patientin den Eindruck, verstanden zu werden. Das kann Ängste abbauen, so daß der Patient für die Ratschläge des Arztes empfänglicher ist.« (Bellet/Maloney, 1991, S. 1832)

Die langfristigen Erfolge aktiven Zuhörens finden sich in einem Zeitschriftenartikel aufgeführt, der Ärzten anriet, sich die Zeit für dieses Verfahren zu nehmen:

> »Wenn man anfängt, Patienten einfühlend zu verstehen, passieren verschiedene Dinge. Statt eher unwichtiger werden wesentliche Beschwerden herausgearbeitet und angesprochen. Die Persönlichkeitsstruktur des Patienten wird erkennbar. Dementsprechend kann eine individuelle Behandlung erfolgen mit

mehr Verständnis und größerer Compliance auf seiten des Patienten. Psychologische und soziale Probleme sowie Anpassungsschwierigkeiten können im Gesamtzusammenhang der medizinischen Betreuung richtig eingeordnet werden.« (Lipkin et al., 1984, S. 277)

In einer Rede vor Ärzten brachte eine kluge und verständige Asthma-Patientin die folgenden Gedanken über Ärzte zum Ausdruck, die sich die Zeit nehmen, ihren Patienten verständnisvoll zuzuhören:

> »Ich habe den Verdacht, daß an dieser Stelle einige von Ihnen denken: ›Das ist ja alles gut und schön, aber wer hat denn die Zeit, diese Art von Beziehung zu entwickeln?‹ Genügend Zeit hat keiner von uns. Aber bedenken Sie, wieviel Zeit jeder von Ihnen im Jahr aufwendet, wenn er defensive Medizin praktiziert – die Minuten, die man darüber nachdenkt, ob man diesen Test oder jenes Verfahren einsetzen will –, für den Fall, daß Ihnen fünf Jahre später eine gerichtliche Vorladung ins Haus flattert. Eine Investition in ein vertrauensvolles Verhältnis ist die beste Möglichkeit, Schadensersatzprozesse zu vermeiden.« (McCollum, 1992)

Im Rahmen einer in Südafrika durchgeführten Studie fanden die Forscher heraus, daß die weitverbreitete Annahme, patientenzentrierte Konsultationen durchzuführen dauere länger, durch ihre Erkenntnisse *nicht* bestätigt wurde: »Zeitmangel kann legitimerweise nicht als Grund angeführt werden, dessentwegen man solche Konsultationen nicht durchführt.« (Henbest/Fehrsen, 1992, S. 316)

Klingt aktives Zuhören nicht wie bloßes Nachplappern?

Auch Ablehnung von aktivem Zuhören ist anzutreffen. Sie wird im wesentlichen mit dem Eindruck begründet, daß diejenigen, die sich dieser Methode bedienen, wie Papageien klingen und auf Patienten lächerlich wirken.

Selbstverständlich würde eine papageienhaft genaue Wiederholung ihrer eigenen Worte die Patienten irritieren. Der

Zuhörer sollte, will er aktives Zuhören effektiv einsetzen, seine Reaktion mit eigenen Worten vermitteln und so zeigen, daß er die Botschaft genau entschlüsselt und ihre Bedeutung verstanden hat. Bloßes Nachplappern der Äußerungen des Patienten beweist in den seltensten Fällen, daß man seine Gefühle verstanden hat. *Denken Sie daran: Der Code ist nicht die Botschaft.*

Ist aktives Zuhören schwer zu erlernen?

Bei der ersten Begegnung mit dieser Kommunikationsform sind die Leute geneigt zu glauben, sie sei so neu und anders als die Art und Weise, in der sie bisher auf andere reagiert haben, daß sie nur sehr schwer zu erlernen sei. Obwohl regelmäßige Anwendung erforderlich ist, weist aktives Zuhören doch ein Wesensmerkmal auf, das es leichter macht, hier Kompetenz zu erlangen – gemeint ist die Reaktion des Senders auf das Feedback des Zuhörers.

Wenn das Feedback genau ist und die gleiche Gefühlsintensität vermittelt wie die Botschaft, wird der Sender dies im Normalfall bestätigen – zunächst, indem er sagt: »Das ist richtig.« – »Genau!« – »Das stimmt.« Oder indem er eine andere zustimmende Formulierung verwendet.

Ist andererseits das Feedback des Zuhörers ungenau oder vermittelt es nicht die gleiche Gefühlsintensität wie die Botschaft des Senders, dann reagiert im Regelfall der Sender mit Äußerungen wie: »Nein, so ist das nicht.« – »So meine ich das nicht.« – »Nicht ganz.« – »Sie haben mich nicht verstanden.«

Als weitere Hilfe für den Zuhörer wird ein Sender, der sich falsch verstanden fühlt, so gut wie immer eine zweite Botschaft abschicken; und diese wird in irgendeiner Weise anders kodiert sein als die erste und damit dem Zuhörer eine weitere Chance geben. Diese nahezu automatisch erfolgende korrigierende Reaktion auf ein ungenaues Feedback ist eben das, was die Einarbeitung in das aktive Zuhören erleichtert – eine schöne Bestätigung des Satzes: »Übung macht den Meister.«

Feedback ohne Empathie

Die meisten, doch nicht alle Botschaften, die Patienten übermitteln, betreffen Gefühle. Patienten senden auch rein rationale oder informationsbezogene Botschaften, die mit Gefühlen nichts zu tun haben. Beispielsweise: »Die Schmerzen treten immer in meiner rechten Schulter auf.« Oder: »Ich kann abends schlecht einschlafen.« Derart eindeutig kodierte Mitteilungen erfordern kein Feedback. Enthält eine Äußerung jedoch ein emotionales Element, ist es wichtig, dies mit aktivem Zuhören für den anderen klar erkennbar wahrzunehmen. Wir alle reagieren positiv darauf, wenn jemand versteht, wie wir uns fühlen, und genauso ist es, wenn er den sachlichen Inhalt unserer Botschaft erfaßt. Patienten senden besonders viele Botschaften, die Gefühle enthalten wie Angst, Enttäuschung, Frustration, Sorge, Hilflosigkeit, Trauer usw. Wenn Ärzte auf solche Gefühle nicht mit einem Feedback reagieren, empfinden Patienten logischerweise, daß das, was sie in diesem Augenblick wirklich bewegt, nicht verstanden wird.

In den Gordon-Kursen treffen wir auf manche Teilnehmer, die mit Gefühlen nichts anfangen können: Sie verdrängen sie, verstecken sie, leugnen sie. Wenn sie sich allerdings bemühen, die Gefühle anderer zu registrieren und mit ihnen zu empfinden, stellen sie fest, daß Gefühle oft nichts Statisches sind – besonders wenn sie akzeptiert und verstanden werden. In der Mehrzahl der Fälle sind Gefühle nichts Unangenehmes – sie können sehr informativ sein und Beziehungen bereichern.

Andere Anwendungen von aktivem Zuhören

Bis jetzt haben wir aktives Zuhören als eine Methode dargestellt, die bei der Anamnese für Ärzte unverzichtbar ist. Dies
ist allerdings beileibe nicht der einzig sinnvolle Anwen-
dungsbereich. Tatsächlich läßt sich diese Verfahrensweise,
bei der man Mitempfinden, Verstehen und Akzeptanz vermittelt, so vielfältig nutzen, daß man geradezu von einer
Allzwecktechnik sprechen könnte. Sie hat sich in einer Vielzahl von Situationen bewährt.

Krankenschwestern und andere Helfende sind auf aktives
Zuhören angewiesen, um vernünftige Beziehungen zu Patienten herzustellen. Diese Fertigkeit kann sinnvoll eingesetzt werden, wenn Patienten heftige Gefühle entwickeln –
wie Unzufriedenheit mit dem, was sie tun sollen, Ängste,
weil sie solange von der Familie getrennt sind, Beunruhigung
darüber, daß sie viele Spritzen erhalten oder viele Blutproben
entnommen werden, Verzweiflung über eine ungünstige
Diagnose ihrer Erkrankung, Unsicherheit wegen der Ernährung, die ihnen vorgeschrieben wird, Zweifel am Behandlungskonzept des Arztes, Verärgerung darüber, wie selten ihr
Arzt sie besucht usw. Wenn Patienten solche Gefühle zum
Ausdruck bringen, ist dies für Krankenschwestern und andere Helfende die Gelegenheit, ihr einfühlendes Verständnis
zu zeigen, indem sie die zwölf Kommunikationssperren vermeiden und aktives Zuhören einsetzen.

Botschaften von Patienten, die Probleme irgendwelcher
Art haben, können verbal oder nonverbal sein. Nonverbale
Botschaften sind oft unklar, nicht direkt und so stark verschlüsselt, daß der Empfänger es als schwierig empfindet, sie
zu dekodieren. Nur selten sind kranke Menschen – nicht
kranke übrigens genauso – durchgängig offen, ehrlich und
direkt, wenn sie gegenüber einem Dritten ihre Probleme ansprechen. Oft verraten sie sich aber durch Reaktionen im
nonverbalen Bereich.

Hier ein kleiner Überblick über solche nonverbalen Reaktionen von Patienten:
- plötzliches (unkommunikatives) Verstummen,
- Veränderung des Gesichtsausdrucks,
- Abwenden des Blicks, nach unten blicken,
- nervös, unruhig werden,
- eine Handbewegung machen,
- traurig, niedergeschlagen aussehen,
- das Essen auf dem Tablett nicht anrühren.

Ärzte und Pflegepersonal sollten solche nonverbalen Reaktionen nicht ignorieren, sondern darauf mit einer vorsichtigen Reaktion aus dem Bereich des aktiven Zuhörens eingehen, um Akzeptanz zu vermitteln und stärkere Selbstöffnung in Gang zu setzen, die, so die Erwartung, sich in einem Akt verbaler Kommunikation niederschlägt und ein Mehr an Information bringt:

»Sie scheinen verärgert (besorgt, traurig usw.), nicht wahr?«
»Sehe ich das richtig, daß Sie wegen meines Honorars besorgt sind?«
»Irgend etwas, das Sie beunruhigt?«
»Möchten Sie mir etwas sagen?«
»Sie scheinen heute neben sich zu stehen.«
»Etwas nicht in Ordnung?«

Hier nun einige Beispiele für verbale Patienten-Botschaften, die undeutlich verschlüsselt, nicht offen und direkt sind:

»Noch eine Röntgenaufnahme?«
(Zur Krankenschwester) »So gut gelaunt wie Sie möchte ich auch gerne sein.«
(Zur Krankenschwester) »Wann komme ich aus diesem Gefängnis raus?«
»Ich verstehe überhaupt nichts.«
(Zur Krankenschwester) »Muß ich wieder auf diese verfluchte Waage?«
»Was habe ich getan, daß ich so etwas durchmachen muß?«
»Sind Sie wirklich ganz offen zu mir?«

Wollen Ärzte und Pflegepersonal auf nonverbale und undeutlich verschlüsselte Botschaften reagieren, müssen sie allerlei Mutmaßungen anstellen. Wir sprechen von spekulativem Dekodieren. Wenn dann ein unzureichendes Feedback erfolgt, wird der Patient sehr wahrscheinlich eine zweite Botschaft in einer anderen (und hoffentlich eindeutigeren) Kodierung senden. Sollte der Arzt jedoch mit seiner Vermutung ins Schwarze treffen und ein genaues Feedback zustande bringen, bestätigt der Patient dies im allgemeinen mit einem »So ist es«, »Würde ich sagen«, »So empfinde ich das« oder »Genau«. Oder der Patient wird auf ein tieferliegendes Problem zu sprechen kommen.

Das aktive Zuhören rundet in der Tat einen Kommunikationsvorgang ab und verhindert so eine Vielzahl von Mißverständnissen. Natürlich bedarf es mehr als eines solchen Feedbacks, um wirkliches Verstehen zu erreichen, wie es sich im folgenden Gespräch zeigt:

Patient: Wie sicher sind Sie sich Ihrer Diagnose?
Arzt: Sie haben Angst, ich könnte mich irren?
Patient: Nein, ich hatte *gehofft*, Sie würden sich irren.
Arzt: Es bedrückt Sie, daß meine Diagnose auf »Magengeschwür« lautet.
Patient: Ja. Es bedeutet öde Schonkost ohne einen Tropfen Alkohol.
Arzt: Sie haben Angst, es fällt Ihnen schwer, auf Alkohol zu verzichten?
Patient: Und wie!

Natürlich kommen Patienten auch einmal direkt zur Sache und drücken sich so klar und präzise aus, daß die Bedeutung ihrer Botschaft unzweifelhaft ist:

»Schwester, solange die Tür offen ist, kriege ich nachts wirklich kein Auge zu. Könnten Sie die Tür schließen?«

Eine derart klare Botschaft erfordert nicht immer ein Feedback. Wenn die Schwester auf die Bitte mit einem »Natürlich, ich mache sie zu, wenn ich gehe« antwortet, ist es für den Patienten offensichtlich, daß sie die Botschaft verstanden und sein Problem gelöst hat.

Bei der Arbeit mit aktivem Zuhören mag es vorkommen, daß Ärzte herausfinden, daß sie selbst einen Teil der Schwierigkeiten ihres Patienten darstellen und sie unter Umständen die einzigen sind, die diese beheben können, indem sie Informationen geben oder ihr Verhalten ändern. Nur selten kommen Menschen gleich zur Sache und offenbaren mit nur einer Botschaft ihr wirkliches, grundlegendes Problem. Für gewöhnlich senden sie zunächst eine indirekte Botschaft zu einem anderen Thema – professionelle Berater sprechen vom vorgeschobenen Problem. Hier einige Beispiele für solche Botschaften:

> »Ich hoffe, ich wirke nicht wie ein Hypochonder.«
> »Könnte Streß die Ursache sein?«
> »Wieviel ist zuviel Alkohol?«
> »Ich bin für eine Gebärmutterentfernung zu jung.«

Oft führen solche Äußerungen zu einem tieferliegenden Problem und liefern auf diese Weise dem Arzt weitere wichtige Informationen. Aktives Zuhören hat die bemerkenswerte Eigenschaft, es dem Sender leichter zu machen, immer tiefer zu dringen, bis er oder sie das zentrale Problem verbalisieren kann. Das mag eine Minute oder auch länger dauern. Es folgt der Fall einer Patientin mit den unterschiedlichsten Beschwerden, die neun Medikamente einnahm und es auf durchschnittlich zwanzig Arztbesuche im Jahr brachte. Sie berichtete ihrem Arzt anfänglich von dem vorgeschobenen Problem, sich immer erschöpft zu fühlen. Mit den Worten des Arztes:

> »Wir hatten uns schon eine ganze Weile unterhalten, ehe sie sich allmählich die vielen Belastungen eingestand, die ihr Leben in Wirklichkeit ausmachten. Sie spürte die Bestärkung und die Anteilnahme, die Teil meines aufmerksamen Zuhörens bildeten, und sie brachte den Mut auf, weiterzureden. Im Verlauf ihrer etwa halbstündigen Ausführungen wurde ihr der enorme

Streß, unter dem sie stand, allmählich klar, und, was genauso wichtig war, sie erkannte zum erstenmal ihre eigene innere Stärke, die darin bestand, daß sie in der Lage und willens war, diesem Streß über die Jahre standzuhalten. Meine eigenen Beiträge beschränkten sich lediglich darauf, sie von Zeit zu Zeit in der Richtigkeit dessen, was sie so genau erkannte, zu bestärken – der Wahrheit ihres Lebens. Durch diesen Prozeß, in dem ich die Tatsachen und Mühsale ihres Lebens mit ihr teilte, ging sie aus dem Gespräch mit gestärktem Selbstvertrauen hervor. Sie gewann auch Vertrauen zu mir als ihrem Arzt, weil ich sie als Person akzeptierte, mit allen Problemen und allem Chaos. Ich war erfreut und beeindruckt zu sehen, daß sie in der Lage war, die Absurdität und ebenso die Tragik ihrer Lebenssituation nach diesem Besuch zu erkennen. Nach einer Reihe ähnlicher Gespräche wollte sie die Dosierung ihrer Medikamente reduzieren und ihre Termine bei mir auf zwei im Jahr beschränken. In beiden Punkten gab ich meine Zustimmung.« (Belknap et al., 1975, S. 28)

Der folgende Dialog wurde uns von einer Patientin vorgelegt, die mit der von ihrer Ärztin vorgeschlagenen Behandlung überhaupt nicht einverstanden war:

Patientin: Sie empfehlen mir dringend eine Gebärmutterentfernung, doch ich habe keine Symptome, die mich stören. Einem solchen Eingriff stimme ich nicht zu.

Ärztin: Da Sie keine Probleme haben, wollen Sie den Eingriff jetzt nicht.

Patientin: Das ist richtig. Ich möchte lieber über andere Möglichkeiten nachdenken.

Ärztin: Sie möchten wissen, ob es eine andere Methode gibt, die Myome zu behandeln.

Patientin: Ja, genau. Wissen Sie etwas, das ich versuchen könnte?

Ärztin: Nein. Danach hat mich noch nie jemand gefragt. Ich weiß allerdings von einer Ärztin, die sich mit ganzheitlichen Behandlungsformen von Myomen bei Frauen auskennen könnte. Wie wäre es, wenn ich mir da Informationen einhole und Sie dann in ein paar Wochen anrufe?

Patientin: Toll. Das fände ich wirklich sehr nett.

Ärztin: Wir sollten dieses Problem gemeinsam angehen.

Die Patientin berichtete, sie habe sich von ihrer Gynäkologin wirklich akzeptiert gefühlt und habe deren Bereitschaft, ihr zu helfen, als positiv empfunden.

Es folgt ein weiteres Beispiel für aktives Zuhören, in dem einem Patienten geholfen wird, seine Angst vor einer Lumbalanästhesie offen auszusprechen, was zu einer ungewöhnlichen Lösung dieses Problems führte.

Patient: Ich habe gehört, daß Sie statt einer Vollnarkose eine Lumbalanästhesie für meine Operation vorschlagen, aber das möchte ich trotzdem nicht.

Anästhesist: Vor irgend etwas bei der Lumbalanästhesie haben Sie Angst.

Patient: Ich habe Angst vor der langen Nadel. Was, wenn sie ein Blutgefäß verletzt und eine Blutung verursacht?

Anästhesist: Sie haben Angst, daß die Nadel ein Blutgefäß verletzt?

Patient: Je mehr ich darüber nachdenke, der Gedanke, während der Operation bei Bewußtsein zu sein, gefällt mir immer weniger.

Anästhesist: Sie würden lieber schlafen und nicht mitbekommen, was passiert.

Patient: Läßt sich das einrichten?

Anästhesist: Ja, wir können mit einem sehr milden Beruhigungsmittel dafür sorgen, daß Sie während des Eingriffs nicht aufwachen.

Patient: Gut, meinetwegen kann es eine Lumbalanästhesie sein, aber ich will nichts mitkriegen.

Bei diesem Beispiel für aktives Zuhören half der Anästhesist dem Patienten, sein eigenes Problem zu erfassen, nämlich den Eingriff bewußt miterleben zu müssen. Er erreichte dies, ohne Ratschläge zu erteilen oder zu argumentieren, und er gab erst in dem Moment weitere Informationen, als der Patient danach verlangte. Dieser Fall zeigt sehr schön, wie Patienten ihre Probleme oft besser von sich aus als durch Ratschläge anderer lösen können – wenn man nur ihre Gefühle versteht und akzeptiert.

Für Ärzte bieten sich auch mancherlei Gelegenheiten, aktives Zuhören in ihren Beziehungen zu anderen Mitgliedern des medizinischen Teams einzusetzen. Das folgende Gespräch verdanken wir Dr. Daigneault. Als er eine der regelmäßigen Teambesprechungen des Rehabilitationspersonals leitete, kam ein Problem zur Sprache:

> *Schwester A.:* Ich hasse es wirklich, in D. J.s Zimmer zu gehen. Er lehnt alles ab, was ich für ihn tue. Außerdem beschimpft er mich andauernd. Am Ende meiner Schicht würde ich mich am liebsten hinsetzen und heulen.
>
> *Dr. D.:* D. J.s Verhalten scheint Sie wirklich aufzuregen.
>
> *Schwester A.:* Ja. Ich möchte ihm helfen, und er läßt mich nicht.
>
> *Dr. D.:* Sie möchten tun, wozu Sie ausgebildet sind, aber sein Verhalten erlaubt das nicht.
>
> *Schwester A.:* Genau. Er tut mir wirklich leid. Ich meine, er ist gelähmt und dabei noch keine zwanzig Jahre alt.
>
> *Dr. D.:* Sie sind traurig, weil er ein so schweres Leiden hat.
>
> *Schwester A.:* Ja, ich weiß nicht, wie ich damit fertig werden würde, wenn ich seine Probleme in *meinem* Alter hätte, geschweige denn als Jugendlicher.
>
> *Dr. D.:* Sie fragen sich, wie Sie in der gleichen Situation reagieren würden.
>
> *Schwester A.:* Ja, ich wäre wahrscheinlich sehr aufgebracht und würde viel herumschreien. Ich wäre unausstehlich. Ich meine, ich würde mich genauso aufführen, wie D. J. das jetzt tut. Mein Gott! Er benimmt sich genauso, wie ich es tun würde.

Sobald Schwester A. ihre Reaktion auf D. J.s Verhalten verstanden hatte, war sie bereit, Überlegungen anzustellen, wie sie mit D. J. arbeiten könnte, ohne ihre eigenen Gefühle für ihn und seine Situation zu verleugnen. Die beiden Schwestern, die D. J. während der beiden anderen Schichten betreuten, hatten ähnliche Gefühle entwickelt, und während meines Gesprächs mit Schwester A. sahen auch sie ihre Beziehung zu D. J. in klarerem Licht.

Eine weitere Möglichkeit, aktives Zuhören einzusetzen, besteht darin, Patienten aufzufordern, auf die Botschaften des Arztes ein Feedback zu liefern, damit dieser sicher sein kann, daß sie ihn verstanden haben.

K. D. Bertakis (1977) legte Wert darauf, daß Ärzte am Ende ihrer Visiten bei Patienten ein kurzes abschließendes Statement formulieren und sie danach auffordern, in eigenen Worten zu wiederholen, was die Ärzte gesagt hatten. Können die Patienten von sich aus ihren Ärzten gegenüber aktives Zuhören einsetzen, fühlen sie sich wohler und behalten besser, was die Ärzte ihnen an Informationen gegeben haben.

Unserer Ansicht nach ist dies eine sehr innovative Methode, und wir sind davon überzeugt, daß Ärzte sie in einer Vielzahl unterschiedlicher Situationen anwenden können: indem sie beispielsweise Schwestern auffordern, ein Feedback ärztlicher Anweisungen zu liefern, indem sie Patienten wiederholen lassen, was sie tun müssen, um Vereinbarungen praktisch umzusetzen, die man im Rahmen des Behandlungsplans getroffen hat, indem sie Patienten bitten, ein Feedback ärztlicher Verhaltensmaßregeln zu leisten, und indem sie Familienangehörige der Patienten auffordern, Anweisungen des Arztes zu wiederholen, damit sie ihre Rolle als Helfende für den Patienten erfüllen können.

Aktives Verstehen – nachweislich erfolgreich

Die zahlreichen Erfolge des aktiven Zuhörens sind beeindruckend. Nicht zu Unrecht hat man gelegentlich von der Wundertechnik gesprochen. In den frühen fünfziger Jahren ist ihre bemerkenswerte Effektivität als Werkzeug in der Hand des Psychotherapeuten in einer Vielzahl von Untersuchungen nachdrücklich bestätigt worden. Im Laufe der Zeit wurde aktives Zuhören integrierter Bestandteil der meisten Ausbildungsprogramme für klinische Psychologen, Psychiater, Sozialarbeiter, Krankenschwestern, Schulberater, Ehe-

und Familientherapeuten und Personalberater. Und es gehört mittlerweile auch zu den meisten Fortbildungsprogrammen für Eltern, Lehrer und Manager. Aktives Zuhören hat sich als die spezielle Methode etabliert, die effektives wechselseitiges Kommunizieren erleichtert, die Menschen ermöglicht, ihre Probleme selbst zu lösen, und mit der sich Empathie, Verständnis und Akzeptanz vermitteln lassen. Aktives Zuhören könnte in absehbarer Zeit für alle Ärzte und Krankenschwestern ein Muß werden, sowohl in ihren Beziehungen untereinander als auch in ihrem Verhältnis zu Patienten. Seine Möglichkeiten sind nahezu unbegrenzt.

Förderung der Katharsis

Viele Menschen glauben, ihre Gefühle regeln zu können, indem sie diese unterdrücken, sie vergessen und an etwas anderes denken. Tatsächlich kann man sich aber von belastenden Gefühlen schneller befreien, wenn man sie zum Ausdruck bringt. Aktives Zuhören unterstützt diese Form konstruktiver Katharsis. Wenn Patienten einen empathischen und verständnisvollen Betreuer haben, gewinnen sie auch die Sicherheit, ihre Gefühle auszudrücken. Sie entwickeln ebenfalls – und das ist genauso wichtig – positive und freundliche Empfindungen ihrem Zuhörer gegenüber.

Weniger Probleme mit den Problemen

Wir wissen, daß Menschen mit einem Problem besser fertig werden, wenn sie offen darüber sprechen können, anstatt sich nur in Gedanken damit zu beschäftigen. Da aktives Zuhören die Gesprächsbereitschaft von Patienten so erfolgreich anregt, ermutigt es sie, die Lösung ihrer Probleme in Angriff zu nehmen. Sie kennen sicher die Formulierungen: »Du sollst mir einfach nur zuhören«, und »Vielleicht hilft es mir, wenn ich mich bei dir ausweinen kann.«

Dies wollen wir an zwei Unterhaltungen zwischen einem der Autoren (W. S. E.) und zwei seiner Patienten zeigen. Im ersten Fall handelt es sich um einen Mann, bei dem nach einem Schlaganfall der linke Arm und das linke Bein vollständig gelähmt waren, so daß er an den Rollstuhl gefesselt war:

W. S. E.: Was an Ihrer Krankheit belastet Sie am stärksten?

Bill: Ich kann zu Hause nichts mehr reparieren, kann nicht mehr am Steuer meines Wohnwagens sitzen, und vor allem stört es mich, daß ich die Heimorgel nicht mehr spielen kann.

W. S. E.: Das hat Ihnen richtig Spaß gemacht?

Bill: Ich konnte das auch ganz gut!

Nancy (Bills Frau): Er war sehr gut. Er spielte gut und hatte Spaß daran.

W. S. E.: Sie mußten etwas aufgeben, was Sie gut konnten.

Bill: Ich habe versucht, mit einer Hand zu spielen, aber das klingt nicht gut. Deshalb habe ich es aufgegeben.

W. S. E.: Als Sie nicht richtig spielen konnten, hat das keinen Spaß gemacht.

Bill: Ich war auch ein guter Kartenspieler, aber seit meinem Schlaganfall habe ich die Lust am Spielen verloren.

W. S. E.: Ich würde gern Karten spielen können. Ich habe mir früher nie die Zeit genommen, es zu lernen.

Bill: Ich hätte Lust, es Ihnen beizubringen. Es käme auf einen Versuch an.

Nachtrag: Bill brachte W. S. E. einige Spiele bei, und seine Gemütslage änderte sich während dieser Unterrichtsstunden entscheidend. Er war begeistert und voller Eifer bei der Sache.

Bei der zweiten Patientin handelte es sich um eine sechzigjährige Frau im Krankenhaus, die an einer progressiven neurologischen Erkrankung litt, die innerhalb weniger Jahre zum Tode führt.

W. S. E.: Wie fühlen Sie sich heute?

Patientin: Die Ärzte, die mich behandeln, machen mich wahnsinnig. Sie versuchen nicht ernsthaft, etwas gegen meine

Krankheit zu unternehmen. Sie rufen noch nicht einmal bei den Spezialisten an, um herauszufinden, welche Medikamente man kennt, die helfen.

W. S. E.: Sie meinen, es muß da ein erfolgversprechendes Medikament geben; die Ärzte versuchen nur nicht wirklich, es ausfindig zu machen.

Patientin: Ja, sie behaupten immer, es gäbe kein solches Medikament, und ich sollte mich mit meinem Schicksal abfinden und versuchen, die Zeit zu nutzen, die mir bleibt. Ich bin aber ein Kämpfertyp und will nicht aufgeben.

W. S. E.: Sie stellen sich vor, die Ärzte sollten etwas Neues ausprobieren, auch wenn die Erfolgsaussichten gering sind.

Patientin: Ich weiß, es gibt kein neues Medikament, aber ich habe nicht den Eindruck, daß diese vier Neurologen genügend von mir wissen und sich ausreichend um mich kümmern, seit meine eigene Neurologin vor ein paar Monaten in den Ruhestand ging. Ich wünschte, wenigstens einer von den vieren würde meinen Fall gut kennen, damit ich in ihrer Praxis anrufen kann und der, der das Gespräch annimmt, nicht immer erst mein Krankenblatt raussuchen und es überfliegen muß, um herauszufinden, wer ich bin. Ich wünschte mir, ich hätte nur einen einzigen Arzt, der sich meine Ängste und Fragen anhört und versucht, etwas über meine ausgefallene Krankheit herauszufinden.

W. S. E.: Es stört Sie, daß Sie keinen Arzt haben, der Sie als Menschen ebenso kennt wie als Fall.

Patientin: Ja, das wäre eine große Hilfe.

W. S. E.: Sehen Sie eine Möglichkeit, wie man das erreichen könnte?

Patientin: Ich könnte die ältere Ärztin fragen, die, zu der ich das meiste Vertrauen habe, ob sie mich betreuen will. Ich glaube, das werde ich tun.

W. S. E.: Dann hätten Sie eine informierte Ärztin, die sowohl Sie als auch Ihre Krankheit kennt.

Nachtrag: Die Patientin äußerte ihren Wunsch, und die Neurologin wurde ihre Ärztin.

»Gefühle sind nichts Schlimmes« ist eine Formulierung, die wir beim Effektivitätstraining einsetzen, um Menschen klarzumachen, daß Gefühle nicht immer »schlecht« sind. Auch hier kann ein einfühlsamer und verständnisvoller Zuhörer, der Sympathie und Akzeptanz demonstriert, Patienten helfen: Er kann sie dazu bringen, Gefühle zu akzeptieren, vor denen sie vorher Angst hatten oder die sie Scham, Schuld oder Angst empfinden ließen.

Das nachfolgende Gespräch zeigt den Einsatz von Empathie durch einen Arzt, als eine Mutter die Einwilligung zu einer Rückenmarkspunktion bei ihrem Sohn verweigerte; klinische Untersuchungen hatten den Verdacht auf eine Hirnhautentzündung ergeben, und diese Diagnose sollte nun überprüft werden:

Arzt: Was beunruhigt Sie bei der Rückenmarkspunktion?

Mutter: Ich gebe dafür nicht meine Einwilligung.

Arzt (bleibt ruhig und zeigt wirkliches Interesse): Erklären Sie mir doch genauer, warum Sie beunruhigt sind.

Mutter: Ich glaube, meinem Sohn wird es auch ohne diese lange Nadel besser gehen.

Arzt: Sie machen sich Sorgen wegen der Länge der Nadel. *(Der Arzt liefert der Mutter ein Feedback ihrer Ängste wegen der Nadel, das zeigt ihr sein Verständnis für ihr Problem. Er vermeidet es mit Bedacht, ihr über die allseits bekannte Sicherheit des Eingriffs einen Vortrag zu halten.)*

Mutter: Ich mache mir Sorgen. Sie könnte Blutungen im Rückenbereich verursachen.

Arzt: Wie meinen Sie das? *(Wieder versucht der Arzt eher die Ängste der Mutter zu verstehen, als seine Erklärung des Eingriffs zu wiederholen.)*

Mutter: Der Vater meiner Nachbarin hatte nach einer Rückenmarkspunktion sehr unter Kopfschmerzen zu leiden, und Johnny geht es so schon schlecht genug.

Arzt: Sie möchten also, daß Ihr Kind nicht noch mehr durchmachen muß. Es fällt Ihnen schwer, ihn dieser unangenehmen

Situation auszusetzen. *(Es reicht nicht, daß der Arzt die Be-
sorgnis versteht, er muß dies der Mutter gegenüber deutlich
aussprechen, so daß sie weiß, der Arzt hat sie verstanden.)*
Mutter: Ja, ich bin ganz durcheinander. Vielleicht wird es bei
    ihm gar nicht so schlimm wie bei dem Vater meiner Nachba-
    rin. Wie lang ist die Nadel eigentlich? *(Jetzt beruhigt sich die
    Mutter, sie kann dem Arzt zuhören und seinen Rat anneh-
    men)* (Bellet/Maloney, 1991, S. 1831 f.)

Die folgende Rekonstruktion einer klinischen Situation ver-
deutlicht, wie ein paar Minuten einfühlenden Zuhörens sich
im Gespräch mit einer Großmutter so auswirkten, daß eine
frühe Diagnose und richtige Behandlung möglich wurden
und die Behandlungskosten erheblich reduziert werden
konnten.

Ein neunjähriger Junge wurde von seiner 72jährigen
Großmutter, die seine alleinige Bezugsperson war, in die Kinderklinik gebracht. Er klagte vor allem über immer wieder-
kehrende Bauchschmerzen, die in den voraufgegangenen
drei Monaten zwei- bis dreimal in der Woche aufgetreten
waren. Sie hielten jeweils für eine oder zwei Stunden an. Sie
hatten nichts mit den Mahlzeiten zu tun und hinderten ihn
nicht daran, die Schule zu besuchen oder seinen alltäglichen
Beschäftigungen nachzugehen, und sie störten ihn auch
nachts nicht. Ansonsten war er ein gesundes Kind, hatte nie
schwerere Krankheiten gehabt. Die Ergebnisse der körperlichen Untersuchung waren normal, ebenfalls die des Gua-
jakol-Stuhltests. Seine Großmutter war wegen seiner Beschwerden sehr in Sorge und niedergeschlagen, sie wußte
sich keinen Rat. Nun kam es zu dem folgenden Dialog:

Großmutter: Ich bin sehr beunruhigt wegen dieser Schmerzen,
    und ich weiß nicht, ob ich mit ihm noch länger fertig werde.
    (Sie sieht besorgt und wütend aus.)
Arzt: Ich weiß, Sie sind beunruhigt und in Sorge. Sie tun Ihr
    Möglichstes, und es hilft nichts. *(Der Arzt geht verständnis-
    voll auf ihre Angst ein und vermeidet falsche Bestätigung.)*

Großmutter: Ja, ich tue, was in meinen Kräften steht. Wissen Sie, er will ständig neues Spielzeug und neue Sachen. Wenn das Geld dafür nicht reicht, klagt er über Bauchschmerzen. Ich habe nur eine kleine Rente und kann nicht alles kaufen, was er möchte.

Arzt: Ich verstehe, daß Sie sich wegen seiner Schmerzen Sorgen machen. Ich habe den Eindruck, daß er immer dann, wenn er nicht kriegt, was er will, seine Bauchschmerzen bekommt, die er auch wirklich hat, aber sie treten auf, weil er von Ihnen beachtet werden will, damit er bekommt, was er möchte.

Großmutter: Wenn ich es recht bedenke, ist es das wohl. *(Nun wird sie dem Arzt gegenüber entspannter.)* (Bellet/Maloney, 1991, S. 1832)

In diesem Fall führte die empathische Erhebung der Krankheitsgeschichte zu einem tieferen Verständnis des Problems und nahm der Großmutter ihre Ängste. In solchen und ähnlichen Fällen kann aktives Zuhören Kosten sparen helfen, da es zu einer frühen Diagnose und effektiver Behandlung führt und dadurch die Kostenspirale unnötiger und oft unsinniger medizinischer Tests, Verschreibungen und sogar Krankenhausaufenthalten außer Kraft setzt.

Das Problem mit dem Patienten teilen

Aktives Zuhören vermittelt, daß der Zuhörende nicht die Verantwortung für die Lösung des Patientenproblems übernimmt, anders als dies bei der Erteilung von Ratschlägen der Fall ist, wenn man Informationen sammelt, logische Argumente vorbringt und Anweisungen gibt oder Vorschriften macht. Das bedeutet, aktives Zuhören ist eine der wirkungsvollsten Verfahrensweisen, wenn es darum geht, Menschen beizubringen, wie sie für sich selbst denken lernen und selbständiger, selbstverantwortlicher werden können – weniger abhängig von anderen. Aktives Zuhören hilft anderen, Mut zu fassen, und das stärkt ihr Selbstvertrauen.

Carl Rogers regte professionell Helfende an, die folgenden Fragen zu bedenken, um die Verantwortung bei dem zu belassen, dem geholfen wird:

> »Achten wir seine Befähigung und sein Recht zur Selbstlenkung, oder glauben wir im Grunde, daß sein Leben am besten von uns geleitet würde? Bis zu welchem Grad haben wir das Bedürfnis und den Wunsch, andere zu beherrschen? Sind wir damit einverstanden, daß das Individuum seine eigenen Werte auswählt und erwählt? Oder werden unsere Handlungen von der (meist unausgesprochenen) Überzeugung geleitet, daß das Individuum am glücklichsten wäre, wenn es uns gestatten würde, seine Werte, Maßstäbe und Ziele für es auszusuchen?« (Rogers, 1992, S. 35

Sitzt man einem empathischen, verständnisvollen und toleranten Zuhörer gegenüber, dann fühlt man sich so gut, daß man normalerweise positive und herzliche Gefühle für ihn entwickelt. Für den Zuhörenden tritt der Effekt andersherum genauso ein, denn indem er sich in den anderen hineinversetzt, wachsen sein Verständnis und seine Wertschätzung für diesen anderen Menschen. Als professioneller Berater hat der Autor (T. G.) oft erlebt, wie sich seine Einstellung zu seinen Klienten positiv veränderte, weil er sie durch aktives Zuhören besser kennenlernte: also in Erfahrung brachte, wen er jeweils vor sich hatte, warum sie etwas getan hatten, wie sie sich fühlten. Jede nachfolgende Beratungsstunde führte zu einer ernsthafteren Würdigung der Besonderheit eines jeden Klienten und zu einem größeren Verständnis dafür, warum er oder sie mit Problemen zu kämpfen hatte. Ärzte und Pflegepersonal werden ihren Patienten gegenüber die gleichen Gefühle entwickeln, wenn sie aktives Zuhören kennen- und anwenden lernen. Und die Patienten werden den Helfenden gleichermaßen positive Gefühle entgegenbringen.

Wenn man einem anderen Menschen einfühlend und genau zuhört, versteht man ihn besser, kann seine Art und Weise, die Welt zu sehen, eher nachvollziehen – in gewisser Weise *wird* man in dieser Phase der Identifizierung selbst zu dieser Person. Indem man es zuläßt, sich in die andere Person *hineinzuversetzen*, entwickelt man automatisch Gefühle von Nähe, Anteilnahme und Liebe. Sich anderen gegenüber empathisch zu verhalten heißt, sie als eigenständige Personen wahrzunehmen und doch bereit zu sein, mit ihnen als Partnern zusammenzukommen. Es bedeutet, für einen kurzen Abschnitt ihrer Reise durch das Leben ihr Begleiter zu werden.

Dieser Gedanke wird in anrührender Weise von einer Indianerin zum Ausdruck gebracht, die, in der altehrwürdigen Tradition ihres Schoschonen-Stammes, in dem folgenden Gedicht sagt:

> Oh, die Wohltat, die unaussprechliche Wohltat,
> Sich bei einem Menschen geborgen zu fühlen.
> Nichts zu bedenken, Worte nicht abzuwägen,
> Sie herausströmen lassen, einfach
> Wie sie sind, Spreu und Weizen zusammen,
> Sicher, daß eine treue Hand sie nimmt und sortiert,
> Behält, was wert ist, behalten zu werden, und mit
> Freundlichem Atem wegbläst, was übrigbleibt.

Die Krankenschwester Carol Montgomery beschreibt die gleiche Wirkung liebevoller Zuwendung bei Schwestern, die sich in ihre Patienten hineinversetzen:

> »Wenn wir Anteil nehmen, erweitern wir unser Bewußtsein in der Weise, daß die Wahrnehmung der eigenen Person einen anderen Menschen und damit alle anderen Menschen einschließt... Auf dieser Ebene sich zu verbinden, ermöglicht es, eine tiefe Beziehung [zu Patienten] einzugehen, ja sogar sie zu lieben, ohne zerstörerische Formen von Überbesorgtheit zu entwickeln.« (Montgomery, 1991, S. 40)

In einer Studie über Krankenschwestern und Patienten fand man heraus, daß sich aus Sicht der Patienten die wichtigsten Aktivitäten der Schwestern als »dasein« und »sich Zeit nehmen, in Ruhe zuhören« darstellten. Untersuchungsergebnisse legen nahe, daß Empathie seitens der Schwestern die Zufriedenheit der Patienten mit ihrer Betreuung positiv beeinflußt. Ein weiteres aufschlußreiches Ergebnis besagt, daß Krankenschwestern die empathische Herangehensweise an die Betreuung der Patienten als das ansahen, was für ihre Zufriedenheit mit ihrer Arbeit die größte Rolle spielte (Brown, 1990).

Eine Untersuchung über Krankenschwestern auf Intensivstationen ergab, daß die Schwestern, die mehr Wert auf Empathie legten, sich eher in der Lage zeigten, die Bedürfnisse der Familienangehörigen ihrer Patienten genauer zu verstehen (Murphy, 1992).

Dr. Ron Anderson, Leitender Verwaltungsdirektor des Parkland-Krankenhauses in Dallas, äußert sich in einem Gespräch mit Bill Moyers zur Institution Krankenhaus folgendermaßen:

> *Anderson:* Traditionell hat man Krankenhäuser für Ärzte organisiert, für das Pflegepersonal, für Versicherungen – für jeden, nur nicht für den Patienten... Die Institution in ihrer Gesamtheit ist wie ein KZ oder wie ein Gefängnis – eine Einrichtung, die ursprünglich geschaffen wurde, um ein Bedürfnis abzudecken, die aber von ihrer Größe, von Streß und Leiden bestimmt ist und von Menschen, die ihre eigenen Gefühle verleugnen... Man versucht, Menschen Heilung zu verschaffen und ihnen zu helfen, sich selbst zu heilen. Wenn sie genügend Informationen haben und wenn sie durch ein positives Betreuungsklima gestärkt sind, dann kommen sie oft besser zurecht. Ärzte und Schwestern können nicht mit ihnen nach Hause gehen, deshalb ist es wichtig, daß wir sie möglichst selbständig machen. In unserer geriatrischen Abteilung pflegen wir zu sagen, daß wir noch nie einen Patienten hatten, den wir nicht liebevoll betreuen konnten. Wir haben viele, die wir nicht mehr erfolgreich behandeln können.
>
> *Moyers:* Liebevolle Betreuung ist eine gute Medizin.
>
> *Anderson:* Ja, das denke ich auch. Es war eine gute Medizin, als ich sie noch von meiner Mutter bekam. Sie war es auch, als

wir noch keine Antibiotika hatten, als die Ärzte ihre Patienten wirklich betreuten, einfühlend waren und mit ihnen redeten. Ich befürchte, technologische Errungenschaften, die wunderbaren Medikamente und was wir sonst alles haben, treten manchmal an die Stelle helfenden Betreuens. (Moyers, 1993, S. 31)

Auch die Krankenschwester Carol Montgomery verweist auf die tieferen Werte empathischen Verstehens:

»Wenn wir also unser Selbst so erweitern, daß es auch andere einschließt, werden wir Teil einer größeren Einheit, befreien uns und unsere Patienten aus der Gefangenschaft der Isolation... wenn wir es zulassen, daß jemand Teil unseres Herzens wird, dann heilen wir, indem wir dem anderen helfen, heil und gesund zu werden, auch unser eigenes Herz.« (Montgomery, 1991, S. 40)

Vermeidung von Schadensersatzprozessen

Eine beiderseits von Anteilnahme getragene Beziehung zwischen Patienten und Ärzten beziehungsweise Angehörigen der Pflegeberufe ist der beste Schutz gegen solche Prozesse, und darüber hinaus können Ärzte, Krankenschwestern und andere Helfende auf der Grundlage einer solchen Beziehung ihren Beruf mit größerer Freude ausüben. In einer Untersuchung der Ursachen von Rachegefühlen gegen Ärzte kommen die Autoren zu der Schlußfolgerung:

»Die Ergebnisse unserer Studie stützen die Ansicht, daß Ärzte das Risiko von rechtlichen Auseinandersetzungen beeinflussen können, indem sie ihr Verhalten gegenüber den Patienten verändern. Der Einsatz vernünftiger Kommunikationsfertigkeiten zum Beispiel mag zwar nicht zu ›kompetenterer‹ Medizin im technischen Sinn führen, kann aber rechtliche Auseinandersetzungen verhindern helfen, selbst wenn offensichtlich etwas schiefgegangen ist und selbst wenn dies eindeutig im Verschulden des Arztes liegt... Die Ergebnisse der vorliegenden Studie legen den Schluß nahe, daß Versuche, die Gefahr von Rechtsstreitigkeiten zu verringern, indem man zusätzliche medizinische Maßnahmen und Tests ansetzt, Konsultationen durchführt und ausführliche schriftliche Unterlagen anlegt – man spricht oft von ›defensiver Medizin‹ –, nicht die gewünschte Wirkung haben. Obwohl derartige Bemühungen präventiv wirken können, indem sie durch ›double checking‹ falsche medizinische Ergebnisse vermeiden helfen, lassen sich Fehler insgesamt doch nicht ausschließen. Defensive Medizin ist weniger geeignet, Prozessen vorzubeugen, als vielmehr, sie gewinnen zu helfen, wenn es denn dazu kommt. Sie liefert vor Gericht das Beweismaterial dafür, daß der Arzt fachlich mit angemessener Kompetenz gehandelt hat. Geht es allerdings darum, es zu rechtlichen Auseinandersetzungen gar nicht erst kommen zu lassen, dann scheint es unverzichtbar, zwischen Arzt und Patient eine stabile Beziehung herzustellen, die den Zwängen unserer prozeßsüchtigen und sozial antagonistischen Gesellschaft widerstehen kann. Eine wichtige Methode, mit der man dies erreichen kann, besteht sicher darin, die Kommunikationsfertigkeiten der Ärzte und das Wissen der Patienten zu erweitern.« (Lester/Smith, 1993, S. 272)

Wandel durch Akzeptanz

Es ist eine der einfachen und schönen Paradoxien des Lebens, daß Individuen immer dann, wenn sie sich von anderen akzeptiert fühlen, *wie sie sind*, sich von Altem lösen und darüber nachzudenken beginnen können, *wie sie werden wollen* – wie sie sich verändern können, wie sie sich und ihre Fähigkeiten besser entfalten können. Leider sind die meisten von uns in dem Glauben groß geworden, daß der beste Weg, Menschen zu helfen, sich zukünftig zu ihrem Vorteil zu entwickeln, darin besteht, ihnen zu sagen, was man gegenwärtig an ihnen nicht mag. Dies sehen wir heute nicht mehr so. Anderen Akzeptanz zu verweigern, indem man sie zu verändern versucht, läßt diese sich häufig verschließen, bereitet ihnen Unbehagen, provoziert Abwehrhaltung, hält sie davon ab, sich selbst zu betrachten, und steht konstruktiven Veränderungen im Wege.

Reagiert der Zuhörende mit aktivem Zuhören auf heftige Gefühle, dann findet ein Prozeß der Abmilderung statt – die Bombe, die eine vernichtende Explosion hätte auslösen und eine Beziehung gefährden können, wird entschärft. Menschen befreien sich von Gefühlen, die sie belasten, wenn sie ermutigt werden, sich gegenüber einem Zuhörenden zu öffnen, der sie akzeptiert. In diesem Sinn ist aktives Zuhören eine sehr wirksame Haltung. Wir haben in vielen Fällen erlebt, wie heftige Angstgefühle nach einer kurzen Phase aktiven Zuhörens einfach verschwinden. Helfende aller Berufe werden diese Technik sehr zu schätzen wissen, wann immer sie es mit heftigen Gefühlen zu tun haben, die Patienten im Laufe einer Krankheit durchmachen. Aktives Zuhören ist besonders wertvoll, will man sich auf die Gefühle im Sterben liegender Patienten einstellen ebenso wie auf die ihrer Freunde und Angehörigen.

Es läßt sich mit außergewöhnlichem Erfolg einsetzen im Umgang mit schwierigen Patienten, die ihre Gefühle typischerweise in sehr stark verschlüsselten Botschaften zum Ausdruck bringen, die negative Reaktionen hervorrufen:

> »Was um Himmels willen soll das denn?«
> »Warum kümmert sich auf dieser Station keiner um mich?«
> »Was bringt Sie dazu, das zu glauben?«
> »Was soll ich denn unter PSA 12 verstehen?«
> »Warum erfahre ich nicht alle Fakten von Ihnen?«
> »Ich bin doch kein Kleinkind! Das kann ich selber.«

Ärzte und Pflegepersonal können lernen, sich in ihrer Reaktion zurückzunehmen und sich statt dessen darauf zu konzentrieren, ein Feedback der Gefühle und Bedürfnisse des Patienten zu geben, wie dies die folgenden Beispiele aktiven Zuhörens demonstrieren:

> »Sie möchten, daß ich Sie auf dem laufenden halte.«
> »Sie sind mit der Betreuung hier nicht zufrieden.«
> »Sie möchten Beweise dafür, daß das funktioniert.«

»Sie möchten eine Erklärung des PSA-Tests, die Sie verstehen.«
»Sie möchten nicht, daß ich Ihnen Informationen vorenthalte.«
»Sie möchten das lieber selber machen.«

Reagiert man mit aktivem Zuhören auf diese provozierenden Botschaften »böser« Patienten, so vermittelt man ihnen seine Akzeptanz ihrer Klagen, ihrer Kritik, ihrer Bedürfnisse oder Forderungen.

Patienten sind bereit, Ihnen zuzuhören

Patienten nehmen die Äußerungen ihrer Ärzte und Schwestern bereitwilliger auf und an, wenn sie sich vorher von ihnen verstanden und akzeptiert fühlen. Dieser reziproke Effekt von aktivem Zuhören hat in der Beziehung zu Patienten verstärkt wechselseitige Kommunikation zur Folge und trägt dazu bei, die Beziehung eher zu einer gleichberechtigten Partnerschaft zu machen.

Hinweise zum Einsatz von aktivem Zuhören

– Setzen Sie aktives Zuhören vor allem dann ein, wenn Sie eine emotionale Reaktion, eine Klage, Enttäuschung oder Angst, wahrnehmen; dasselbe gilt, wenn Sie bemerken, daß Patienten über etwas sprechen wollen. Es ist in der Regel unangebracht und kann zu Irritationen führen, aktives Zuhören zu praktizieren, wenn Patienten sich über unverfängliche Themen wie das Wetter, die aktuelle politische Lage, Urlaubspläne, Sportergebnisse usw. unterhalten wollen.
– Aktives Zuhören hilft Patienten nur dann, wenn Sie in der Verfassung sind, zuzuhören und die Zeit dazu haben. Wenn Sie in Eile oder ungeduldig sind oder wenn Sie mit Ihren eigenen Problemen zu tun haben, kommt Ihr Zuhören und

Verstehen bei Ihrem Gegenüber nicht als wirklich akzeptierend und empathisch an. Und es bleibt auch ungenau.

– Setzen Sie überdies Körpersprache, passives Zuhören und sogenannte »Türöffner« ein. Nicht jede Äußerung des anderen erfordert ein Feedback im Sinne des aktiven Zuhörens. Greifen Sie darauf nur zurück, wenn Gefühle zum Ausdruck gebracht werden und der Wunsch des anderen, verstanden zu werden, ganz deutlich ist.

– Manchmal ist es ohne Frage richtig, Patienten Informationen zu geben, die sie brauchen. Vergewissern Sie sich aber zunächst, lange genug zugehört zu haben, um zu verstehen, worum es dem Patienten grundsätzlich geht und welche Informationen angemessen sind. Sie sollten jedoch auch damit rechnen, daß Patienten Informationen oder Vorschläge, die von Ihnen kommen, zurückweisen.

– Vermeiden Sie bloßes Wiederholen, also die Botschaft des Patienten in seinen eigenen Worten (seinem Code) ein zweites Mal zu formulieren. Benutzen Sie für das Feedback Ihre eigenen Worte.

– *Zwingen* Sie dem anderen aktives Zuhören nicht *auf*. Entwickeln Sie ein Gespür dafür, wann die Person, der Sie helfen wollen, einem Problem nicht weiter nachgehen und nicht mehr darüber reden will.

– Setzen Sie aktives Zuhören nicht ein, um zu manipulieren – das heißt, wenn Sie es auf Informationen abgesehen haben, die Sie später gegen den Patienten verwenden.

– Greifen Sie nicht auf aktives Zuhören zurück, wenn Sie es vermeiden wollen, eigene Gefühle und Ansichten zu offenbaren.

– Lassen Sie es nicht zu einer Gewohnheit werden, ihr aktives Zuhören stets mit solchen Floskeln einzuleiten wie: »Hört sich so an, als ob Sie...«, oder »Wie ich höre, meinen Sie...« Dadurch würde Ihr Zuhören rein mechanisch, vielleicht sogar unaufrichtig wirken.

– Erwarten Sie nicht, daß Patienten sich für eine der von

Ihnen bevorzugten Lösung entscheiden, die Sie schon im Hinterkopf haben. Aktives Zuhören ist ein Werkzeug, mit dem man Menschen helfen kann, ihre unverwechselbar eigenen Lösungen zu finden.

- Erwarten Sie nicht (und drängen Sie nicht darauf), daß Patienten in jedem Fall zu einer Lösung kommen. Eine Lösung kann sich auch erst später abzeichnen, und manchmal werden Sie von Patienten überhaupt nicht erfahren, wie Sie, dank Ihres aktiven Zuhörens, schließlich mit einem Problem fertig geworden sind.

Zusammenfassung

Ausgehend vom Berater-Klienten-Verhältnis als Modell für arbeitsteilig-partnerschaftliche Beziehungen, haben wir die wesentlichen Faktoren dargestellt, die erforderlich sind, um eine nicht auf Macht basierende, nicht-hierarchische Beziehung zu Patienten herzustellen. Zunächst haben wir uns mit der ersten Anamnese beschäftigt und dann mit späteren Phasen der partnerschaftlichen Beziehung, wenn es für Patienten zu den unterschiedlichsten Problemen kommt – wie der Behandlungsmethode, ihrer Betroffenheit über die Krankheit, ihren Gefühlen von Abhängigkeit und Hilflosigkeit, ihren Zweifeln an der Genauigkeit der Diagnose, ihrer Angst vor bestimmten therapeutischen Maßnahmen, ihrer Sorge um die Familie und so weiter.

Um arbeitsteilig-partnerschaftliche Beziehungen zu Patienten herzustellen, liegt die Initiative normalerweise zunächst beim Arzt, der die Art von Beziehung, die er sich wünscht, näher erläutert und die Patienten auffordert, ihre gesundheitlichen Probleme zunächst aus ihrer Sicht darzustellen. Danach ist es Aufgabe des Arztes, die Patienten zu weiteren Äußerungen zu ermutigen, indem er sich einfühlend, verständnisvoll und akzeptierend verhält. Die Fähigkeit zu aktivem Zuhören ist genau die operationalisierte Form des Verhaltens, die am besten geeignet ist, dem Patienten diese Haltung zu vermitteln. Diese einzigartige Kommunikationsform läßt sich leicht erklären und erlernen, aber es braucht Übung, sie richtig einzusetzen.

Obwohl aktives Zuhören besonders in der Anfangsphase der Beziehung zu Patienten zum Tragen kommt, kann es auch in deren weiterem Verlauf sinnvoll und sehr effektiv genutzt werden, um Patienten zu helfen, besonders wenn diese Probleme haben und Gefühle zum Ausdruck bringen. Genaugenommen stellt aktives Zuhören bei Beziehungen, die mit Helfen zu tun haben, eine vielseitige Methode dar, die für die Patienten zahlreiche Vorteile mit sich bringt; genau wie für Ärzte und Pflegepersonal sowie für die Beziehung zwischen den beiden Gruppen.

KAPITEL 4

Kommunikationssperren zwischen Arzt und Patient

> »Man muß schon sehr bescheiden sein, um den Verlockungen einer Position zu widerstehen, die mit einer derartigen Autorität behaftet ist. Je mehr sich jemand mit seinem Beruf identifiziert, und je stärker er sich selbst als Repräsentanten einer *akademischen Elite* sieht, desto wahrscheinlicher wird es, daß er seinen Klienten nicht mehr als einen Menschen anzusehen vermag, der mit ihm auf gleicher Stufe steht.«
>
> Robert Katz, *Empathy – Its Nature and Uses*

Im vorigen Kapitel ging es um eine Kommunikationsform, die es einem gesprächsbereiten Menschen erheblich erleichtert, sich zu öffnen und die eigenen Gedanken, Gefühle, Bedürfnisse oder Konflikte zur Sprache zu bringen. Zum aktiven Zuhören gehört nicht nur das Hören und Aufnehmen der sprachlichen Äußerungen des Senders, sondern auch die aktive Rückmeldung des Empfängers, wie er diese verstanden hat. Diese Art des Zuhörens dient drei wichtigen Zielen: (1) der Bestätigung, daß der Empfänger die Bedeutung der ausgesendeten Botschaft verstanden hat, (2) der Übermittlung von Empathie und Akzeptanz an den Sender und (3) der Förderung der Mitteilungsbereitschaft des Senders sowie in vielen Fällen auch der Vertiefung der Kommunikation.

In diesem Kapitel liegt der Schwerpunkt auf Kommunikationsformen und Verhaltensweisen, die weder Empathie noch Akzeptanz vermitteln und folglich die Mitteilungsbereitschaft des Patienten gegenüber Ärzten und Pflegepersonal behindern oder vollständig abblocken. Welche Äußerungen oder Verhaltensweisen sollten Ärzte vermeiden? Durch welche Barrieren wird die aktive Mitwirkung der Patienten im Dialog mit den Angehörigen der medizinischen Berufe blockiert?

Einige der Barrieren werden heute allgemein als »Kommunikationssperren« bezeichnet, weil sie der Selbstöffnung im Dialog oder in Gruppen erwiesenermaßen im Weg stehen. In sogenannten »helfenden« bzw. »therapeutischen« Beziehungen, in denen ein Mensch einem anderen zu helfen versucht, sind diese Sperren oder Barrieren im allgemeinen weder hilfreich noch therapeutisch. Sie blockieren vielmehr die Kommunikation, hemmen konstruktive (Verhaltens-)Veränderung und erschweren es den Menschen, ihre Probleme selbständig zu lösen.

Untersuchungen der Kommunikationsgewohnheiten von Ärzten und Pflegepersonal in der Beziehung zu Patienten haben gezeigt, daß Vorgehensweisen, welche die Patientenmitwirkung nicht fördern, sondern einschränken, sehr weit verbreitet sind. In einer Studie werden folgende ärztlicherseits angewendete Verhaltensweisen aufgelistet, die sprachliche Äußerungen von Patienten einschränken oder von vornherein verhindern sollten:

- Die Ärzte gebrauchten eine Fülle von Fachausdrücken, was die Patienten abstieß.
- Sie sahen auf die Uhr oder auf die Warteliste.
- Sie murmelten vor sich hin, um den Patienten zu verstehen zu geben, daß sie über das medizinische Problem nachdachten und dabei nicht unterbrochen werden wollten.
- Sie schnitten dem Patienten das Wort ab oder unterbrachen ihn, indem sie zum Beispiel einen Satz des Patienten beendeten.
- Sie machten einen schnellen Abgang, ohne dem Patienten explizit zu sagen, daß das Gespräch beendet war.
- Sie ignorierten eine Frage des Patienten.
- Sie signalisierten durch äußere Anzeichen wie Stirnrunzeln ihren Unwillen.

Konsultationen, bei denen diese Verhaltensweisen nur selten zu verzeichnen waren, wurden als »förderlich« bezeichnet; wo sie gehäuft auftraten, wurden sie mit »hinderlich« bewertet. Bei den förderlichen Konsultationen stellte die Hälfte der Patienten drei oder mehr Fragen; bei den hinderlichen wagten dies dagegen weniger als zehn Prozent. Der Verfasser der Studie kam zu dem Ergebnis, daß die Ärzte so sprachen, als ob ihre Patienten sie verstünden, und die Patienten darauf reagierten, als hätten sie den Arzt verstanden. In nur 15 Prozent der Konsultationen sagten Patienten deutlich, daß sie einen Begriff nicht verstanden hatten. Als häufigsten Grund für ihre Zurückhaltung nannten sie ihre Angst, als Ignoranten dazustehen (Svarstad, 1974).

Eine weitere Barriere für die Kommunikation mit Patienten ist die menschenferne Ausbildung von Medizinern, bei der das Schwergewicht auf den biochemischen und technischen Komponenten liegt und nicht auf der humanistischen, nämlich der Beziehung zum Patienten. Das Erlernen von Kommunikationstechniken beziehungsweise das Herstellen einer Beziehung zum Patienten zugunsten eines krankheitszentrierten Vorgehens rangiert dabei irgendwo im Hintergrund (Mizrahi, 1986).

Die zwölf Kommunikationssperren

Der Verfasser (T. G.) hat schon früh in seiner beruflichen Laufbahn, noch am Anfang seiner Tätigkeit als Leiter von Eltern-, Lehrer- und Managerseminaren zur Verbesserung zwischenmenschlicher Kommunikation*, zwölf mögliche

---

* Vgl. dazu Thomas Gordon: Familienkonferenz. Die Lösung von Konflikten zwischen Eltern und Kind. Hamburg 1972; –: Lehrer-Schüler-Konferenz. Wie man Konflikte in der Schule löst. Hamburg 1977; –: Managerkonferenz. Effektives Führungstraining. Hamburg 1979.

Störfaktoren identifiziert, die geeignet sind, ein Gespräch abzublocken. Er nannte sie Kommunikationssperren. Von solchen Sperren machten so gut wie alle Seminarteilnehmer Gebrauch, sobald ein Teilnehmer Gefühle ausdrückte oder ein persönliches Problem anschnitt. Statt ihm zuzuhören oder ihn zu weiteren Mitteilungen zu ermutigen, reagierten sie ausnahmslos mit einer eigenen Botschaft der folgenden Art:

1. Befehlen, Anordnen, Kommandieren;
2. Warnen, Ermahnen;
3. Moralisieren, Predigen;
4. Beschimpfen, Beschämen;
5. Verurteilen, Beschuldigen;
6. Einwenden, Widersprechen, Belehren;
7. Zustimmen, Unterstützen, Loben;
8. Analysieren, Interpretieren;
9. Beruhigen, Trösten;
10. Ignorieren, Ablenken, Sich-Zurückziehen, Unterbrechen;
11. Befragen, Ausforschen;
12. Ratschläge erteilen, Lösungen vorgeben.

Menschen, die über ihre Gefühle oder Probleme sprechen, reagieren auf solche Kommunikationssperren immer auf gleiche Weise: Entweder halten sie sich nun ganz aus der Diskussion des Problems heraus und liefern keine Lösungsbeiträge mehr, oder sie hören auf, über sich selbst zu sprechen, und konzentrieren sich statt dessen auf die Botschaft mit der kommunikationssperrenden Wirkung. Diesen Effekt wollen wir anhand jeder der zwölf Kommunikationssperren darstellen, wobei ein hypothetischer Patient der Sender und ein Vertreter der medizinischen Berufe der Empfänger ist, der darauf reagiert.

1. Befehlen, Anordnen, Kommandieren

> *Patientin:* Ich finde diese Übungen schrecklich, und außerdem glaube ich nicht, daß sie mir guttun.
>
> *Arzt:* Sie müssen sie so lange gewissenhaft durchführen, bis ich Ihnen sage, daß Sie aufhören können. Die Entscheidung müssen Sie schon mir überlassen.

Es ist offensichtlich, daß solche auf Macht basierenden Reaktionen weder Empathie noch Akzeptanz der starken Empfindungen und Überzeugungen der Patientin beweisen. Derartige Reaktionen schieben häufig jeder weiteren Patienten-Kommunikation einen Riegel vor. Damit beraubt sich der Arzt jeder Chance zu erfahren, aus welchen Gründen die Patientin die Wirksamkeit der Übungen anzweifelt, und dabei ist gerade das oft das *wahre* Problem. Mit solchen Reaktionen gibt der Arzt vielmehr zu verstehen, daß er die Zügel in der Hand behalten will, was aber in einer auf Konsens und Zusammenarbeit beruhenden Beziehung fehl am Platz ist.

Anordnungen, Direktiven und Befehle werden typischerweise von Autoritätspersonen benutzt, die tatsächlich Autorität (Macht) über andere haben, aber bei Heilenden und Helfenden sind sie sicherlich unangebracht, weil sie diese Art der Autorität über ihre Patienten nicht haben. Deshalb besteht hier ein großes Risiko, daß Patienten das Gefühl bekommen, man behandele sie wie kleine Kinder. Die meisten Patienten ärgern sich über solche herrischen Kommandos und entwickeln eine Abneigung gegen die Person, die sie anwendet.

2. Warnen, Ermahnen, Drohen

> *Patient:* Ich frage mich, ob die Schwäche in meinen Beinen wohl je wieder weggeht.
>
> *Schwester:* Wenn Sie die Hoffnung aufgeben, werden Sie bestimmt nicht gesund.

Botschaften dieses Typs vermitteln mit Sicherheit keine Empathie oder Akzeptanz der pessimistischen Gefühle des Patienten. Genauso wie Anordnungen und Befehle können auch diese Kommunikationssperren Ressentiments und Widerstand hervorrufen. Patienten neigen dazu, auf Warnungen und Drohungen mit einem innerlichen: Woher wollen Sie das wissen? oder Wer sagt das? zu reagieren. Auch diese Barriere wird meist von Personen errichtet, die Autorität (Macht) über andere haben, also von Eltern, Lehrern und Vorgesetzten.

3. Moralisieren, Predigen

Patientin: Ich möchte keine Chemotherapie. Ich habe gehört, daß es einem dabei sehr schlecht geht und sie meistens doch nichts bringt.

Arzt: Sie sollten es aber trotzdem machen. Denken Sie doch mal an Ihren Mann.

Es ist selten hilfreich, wenn man seinen Patienten sagt, was sie fühlen oder tun sollten. Derartige Botschaften setzen den anderen unter den Druck einer äußeren, ihm oft fremden Autorität wie Pflicht, Moral, Religion. Auf Ermahnungen wie »Sie sollten« ... oder »Sie müssen doch« ... reagieren die Menschen häufig mit Trotz, und ihre Abwehrhaltung wird nur noch stärker. Solche Botschaften können Patienten unterstellen, daß Sie ihnen kein eigenes Urteil zutrauen, und sie deshalb hinnehmen sollten, was andere für richtig halten. Sie können auch Schuldgefühle hervorrufen. Moralisierende Botschaften übermitteln weder Verständnis noch Akzeptanz, sondern Kritik (»Sie sollten es besser wissen.«). Wie bei den anderen auf Autorität beruhenden Reaktionen besteht auch hier ein großes Risiko, daß die weitere Kommunikation abgeblockt und der Beziehung geschadet wird, weil sie dem Patienten vermitteln, daß er nicht so klug ist wie derjenige, der sich im Vollbesitz seines Wissens fühlt.

4. Beschimpfen, Beschämen

Patient: Warum kann ich nicht auf die Toilette gehen, statt diese
blöde Bettpfanne zu benutzen?
Schwester: Nun hör sich einer diesen Macho an! Sie können sich
wohl nicht damit abfinden, daß Sie ins Bett gehören.

Bei solchen Reaktionen muß sich der Patient dumm, unterlegen oder ins Unrecht gesetzt fühlen. Solche Botschaften
können dem Bild, das der Patient von sich selbst hat, sehr
schaden. Die meisten reagieren darauf defensiv: »Ich bin
aber kein Macho.«

Schimpfwörter können eine derartige Abwehr auslösen,
daß die Patienten Streit anfangen und zum Gegenangriff
übergehen, statt nachdenklich zu werden und sich mit ihrer
eigenen Befindlichkeit zu beschäftigen. Derartige herabset-
zende Reaktionen auf Patienten sind nicht selten und lösen
sehr leicht Gereiztheit aus, statt Akzeptanz und Empathie zu
vermitteln.

5. Verurteilen, Beschuldigen

Patient: Ich mache mir solche Vorwürfe, daß ich seit meinem
Besuch soviel zugenommen habe.
Arzt: Das haben Sie sich selbst zuzuschreiben, weil Sie sich zu
fett ernähren.

Wenn andere Menschen ihre Probleme vor uns ausbreiten,
verführt uns dies oft dazu, negative Urteile oder Bewertungen über sie abzugeben. Derartige Botschaften sind jedoch
höchstwahrscheinlich mehr als alle anderen dazu angetan,
daß die Patienten sich defensiv, minderwertig, unterlegen,
dumm, nichtswürdig oder charakterlos fühlen. So wie wir
über andere Menschen urteilen, urteilen sie häufig über sich
selbst. Außerdem ruft Kritik Gegenkritik hervor. »Warum
haben Sie mir denn nicht gesagt, daß ich eine Diät machen
soll?«

Negative Werturteile führen dazu, daß ein Patient künftig seine Gefühle verbirgt. Patienten lernen schnell, daß es gefährlich ist, ihre Probleme aufzudecken und anderen ihre Schwierigkeiten mitzuteilen. Da Menschen es hassen, negativ beurteilt zu werden, reagieren sie normalerweise defensiv, um ihr Bild von sich selbst zu bewahren. Oft werden sie zornig und entwickeln feindselige Gefühle gegen denjenigen, der ihnen Vorwürfe macht, vor allem, wenn das Urteil zufällig richtig sein sollte.

6. Einwenden, Widersprechen, Belehren

> *Patientin:* Vor einer Gebärmutterentfernung habe ich zuviel Angst. Hinterher kriegen alle Depressionen. Und außerdem bin ich dann keine richtige Frau mehr.
> *Arzt:* Nein, Sie haben völlig irrige Vorstellungen. Ich will Ihnen die Fakten mal genau auseinandersetzen.

Hier handelt es sich um den Versuch, den Patienten durch Tatsachen, Gegenargumente, Logik, Wissen oder Ihre persönlichen Überzeugungen zu beeinflussen. Wenn Sie einen anderen Menschen überzeugen wollen, können Sie schwerlich auf Belehrungen oder Argumente verzichten, doch der erhobene Zeigefinger weckt in Patienten oft das Gefühl, daß Sie sie für unterlegen, nicht ebenbürtig oder unzulänglich halten. Wenn Sie Logik und Fakten ins Feld führen, wird Ihr Gegenüber häufig defensiv und gereizt.

Kaum jemandem gefällt es, wenn man ihm einen Irrtum nachweist; meist führt es dazu, daß er seine Position nur noch verbissener verteidigt. Der Patient verwendet dann oft viel Zeit darauf, die von Ihnen zitierten »Fakten« ausführlich zu widerlegen. Er kann diese aber auch gänzlich ignorieren. Etwa nach dem Motto: »Was andere sagen, interessiert mich nicht.« Wer seine Patienten in eine bestimmte Richtung drängt, baut kein gutes Verhältnis zu ihnen auf und fördert auch nicht ihre Gesprächsbereitschaft.

7. Zustimmen, Unterstützen, Loben

Patientin: Je älter mein Mann wird, desto zerstreuter und schusseliger wird er. Das macht mich wahnsinnig.
Schwester: Ja, mit dem Alter wird man nun mal vergeßlich. Natürlich ist das für Sie sehr lästig.

Wir meinen oft, die positive Bewertung einer Äußerung oder ein Beipflichten führe dazu, daß der andere sich besser fühlt, weiterredet und über seine Probleme hinwegkommt. Doch entgegen der verbreiteten Meinung, Menschen in ihren Ansichten zu bestärken, sei grundsätzlich etwas Gutes, wirkt sich dies auf einen Menschen mit negativen Gefühlen und Problemen oft sehr nachteilig aus.

Auch mit positiven Wertungen, die dem Selbstbild des anderen nicht entsprechen, können Sie auf Ablehnung stoßen. Wenn ein Krebskranker über das Nachlassen seiner Kräfte klagt und Sie ihm sagen, er sehe schon wieder viel besser und kräftiger aus, kann er diese Reaktion für unaufrichtig halten.

Außerdem ziehen die Menschen den Schluß, daß jemand, der ein positives Urteil über sie ausspricht, beim nächstenmal möglicherweise ebenso leicht negativ über sie urteilt. Und noch etwas: Wenn viel gelobt wird, läßt sich das Ausbleiben eines Lobes bereits als Kritik auffassen.

Lob wird oft als Manipulation betrachtet, als eine subtile Art, den anderen dahin zu bringen, wo man ihn gern hätte: »Das sagen Sie doch nur, damit ich mir noch mehr Mühe gebe.«

Komplimente sind oft peinlich, besonders wenn sie vor anderen ausgesprochen werden. Und wenn Sie sehr viel loben, gehen Sie das Risiko ein, daß Menschen so abhängig von Ihrem Lob werden, daß sie nicht mehr ohne Ihre ständige Bestätigung leben können. Wenn man jemandem zustimmt, kann dies auch dazu führen, daß er nicht mehr weiterredet.

8. Interpretieren, Analysieren

Patient: Ich habe das Gefühl, es geht mit mir immer weiter bergab.

Schwester: Na, na, Mr. Hagler, das sagen Sie nur, damit Sie heute nicht Ihren Spaziergang machen müssen.

Aus solchen Reaktionen erfährt der andere, was Sie für seine Motive halten oder warum er etwas tut oder sagt. Ein Analysieren kann den Eindruck vermitteln, Sie seien überzeugt, den anderen und dessen Motive durchschaut zu haben, was für einen Patienten eine sehr bedrohliche Vorstellung sein kann. Wenn Ihre Analyse zutrifft – was selten der Fall ist –, kann es dem Patienten peinlich sein, weil er sich bloßgestellt fühlt. Ist sie aber falsch, kann er sich verletzt fühlen, wütend werden und auf stur schalten. Wenn wir uns als Amateurpsychologen aufspielen und alles ständig analysieren und interpretieren, geben wir unseren Gesprächspartnern damit zu verstehen, daß wir uns für überlegen halten. Solche Botschaften führen im allgemeinen dazu, daß die Patienten uns nichts mehr mitteilen. Die Wahrscheinlichkeit, daß die Beziehung zu ihnen zerstört wird, ist groß.

9. Beruhigen, Trösten

Patient: Meine Familie fehlt mir. Ich bin hier so allein.

Hospiz-Mitarbeiter: Aber Sie haben doch so viele neue Freunde gefunden, und alle Leute hier mögen Sie.

Beruhigende und mitleidige Äußerungen werden im Umgang mit Patienten viel zu oft gemacht. Wenn wir einen Kranken aufmuntern möchten, ist die Versuchung groß, ihm seine Gefühle auszureden, seine Probleme herunterzuspielen und den Ernst seiner Krankheit zu leugnen. Solche Botschaften sind nicht so hilfreich, wie die meisten Menschen meinen. Beruhigende Äußerungen können Patienten, die starke Schmerzen haben, niedergeschlagen oder entmutigt sind, höchstens in dem Glauben bestärken, der andere habe sowieso keine Ahnung, wie ihnen zumute ist. (»Sie würden das nicht sagen, wenn Sie wüßten, wie ernst es mir ist.«)

Häufig reden wir beschwichtigend auf andere ein, weil uns ihre heftigen negativen Gefühlsäußerungen unangenehm berühren; was sie sagen, tut *uns* weh, und deshalb möchten wir nichts mehr davon hören. Durch solche Botschaften geben wir ihnen zu verstehen, daß wir ihre Sorgen nicht akzeptieren können. Außerdem verstehen Menschen beruhigende Äußerungen leicht als indirekte Methode, sie ändern zu wollen.

Beruhigen und Trösten kann auch implizieren, daß der Betroffene übertreibt. Wenn eine Schwester sagt: »Ach, das ist alles halb so schlimm. So wie Sie die Dinge im Griff haben, werden Sie damit bestens fertig«, kann der Patient das Gefühl haben, die Schwester habe selbst keine Ahnung oder denke, er wisse nicht, worum es eigentlich geht, oder sie wolle seine Schwierigkeiten nur herunterspielen oder banalisieren. Die meisten Leute haben im Laufe ihres Lebens so viele beruhigende und mitfühlende Redensarten gehört, aus denen deutlich herauszulesen war, wie unbehaglich oder unannehmbar ihre Gefühle für andere Menschen waren, daß es nur zu verständlich ist, wenn sie die gleichen Einstellungen heraushören, wenn Schwestern, Ärzte oder sonstige Pflegepersonen sie beruhigen wollen.

10. Ignorieren, Ablenken, Sich-Zurückziehen, Unterbrechen

Patient: Ich bin immer allein zurechtgekommen. Es deprimiert mich, daß ich jetzt so abhängig bin.
Arzt: Heute wollen wir Ihren Blutdruck messen, Mr. Erickson. Und was macht Ihr Husten?

Zu dieser Kategorie gehören Botschaften, bei denen der Empfänger spürt, daß sein Gegenüber sich gern aus der Sache heraushalten oder ihn unbedingt von seinem Problem ablenken möchte, indem er zum Beispiel nicht darauf eingeht, Witze macht oder das Thema wechselt. Solche Botschaften vermitteln dem Patienten den Eindruck, man habe an ihm, so wie er ist, kein Interesse. Sie zeigen ihm außerdem, daß man seine Gefühle nicht respektiert.

Wenn Patienten den Mut aufbringen, über ihre Gefühle zu sprechen, ist ihnen das im allgemeinen ein ernstes, wichtiges Anliegen. Bekommen sie daraufhin eine Reaktion, die sie ablenken soll, oder wird kommentarlos über das Gesagte hinweggegangen, fühlen sie sich verletzt, zurückgestoßen, herabgesetzt, frustriert – vielleicht auch wütend. Patienten hinzuhalten oder ihre Gefühle auf etwas anderes zu lenken mag zwar im Augenblick erfolgreich erscheinen, doch beiseite geschobene Gefühle hören deshalb noch nicht auf zu existieren. Es ist eine anerkannte psychologische Tatsache, daß Gefühle, die nicht erkannt und anerkannt werden, immer wieder hochkommen. Wenn Ärzte Patientenbotschaften nicht aufnehmen und einfach zur nächsten Frage übergehen oder das Thema wechseln, kann dies die Beziehung ernstlich stören.

11. Befragen, Ausforschen

Patient: Ich denke, Sie sollten wissen, daß die Schwestern in diesem Krankenhaus die Patienten vernachlässigen. Ich glaube, die haben völlig vergessen, daß ich hier bin.
Arzt: Benutzen Sie den Klingelknopf? Und haben Sie sich schon bei den Schwestern beschwert?

Wenn die Mitteilungen eines Patienten darauf hindeuten, daß er ein Problem hat, das seine Gefühle stark beschäftigt, können sondierende Fragen nicht nur die Kommunikation blockieren, sondern auch das Arzt-Patient-Verhältnis verschlechtern. Eine Befragung dieser Art ignoriert die Gefühle des Patienten, und dies wird möglicherweise als Mangel an Verständnis und Fürsorge interpretiert. Tatsächlich wendet man unbewußt eine derartige »Verhörtechnik« an, wenn man sich nicht mit den Gefühlen seines Gegenübers auseinandersetzen will.

Sondierende Fragen vermitteln auch, daß nun der Befrager das Problem in die Hand nimmt, wobei er – statt aktiv zuzuhören, um seinem Patienten eine eigene Lösung des Problems zu ermöglichen – relevante Fakten sammelt, um selbst eine Lösung zu finden. Wenn Ärzte als Reaktion auf von Patienten geäußerte Gefühle oder Bedürfnisse einen Fragenkatalog abspulen, stellen sie damit vor allem klar, wer das Sagen hat, das heißt, wer die Hauptverantwortung für die Lösung des Patienten-Problems übernimmt. Folglich können sondierende Fragen die Mitwirkung des Patienten am Problemlösungsverfahren schwerwiegend beeinträchtigen.

Außerdem besteht die Gefahr, daß die Fragen oft irrelevant sind und am Kern der Sache vorbeigehen, weil der Arzt nicht genug über das Problem des Patienten weiß, um wirklich relevante Fragen stellen zu können. Wenn ein Arzt sein Heil im Ausprobieren sucht und im dunkeln tappt, ist das bei einer Anamnese nicht nur eine Zeitverschwendung, sondern führt beim Patienten möglicherweise auch zu Irritationen.

Sondierende Fragen verlagern nicht nur die Verantwortung vom Patienten zum Arzt, sie schränken auch den Freiraum des Patienten ein, über alles, was er für relevant und wichtig hält, zu sprechen. Die Frage: »Wann haben Sie die Schmerzen zum erstenmal bemerkt?«, schränkt die Antwort des Patienten auf den Zeitpunkt ein, an dem ihm seine Schmerzen auffielen; weiter erfährt der Arzt nichts. Eine Frage wie »Müssen Sie nachts aufstehen, um Wasser zu lassen?« engt die Reaktion des Patienten auf ein bloßes Ja oder Nein ein.

Ein kluger Mensch hat einmal gesagt: »Wenn Sie Leuten gezielte, enggefaßte Fragen stellen, bekommen Sie bloß eine Antwort, nichts sonst.«

Oder anders gesagt: Solche Fragen programmieren die

nächste Botschaft des Patienten so eindeutig, als habe der Arzt gesagt: »Ich will nur eine Antwort auf meine Frage. Alles andere interessiert mich nicht.« Dabei würden viele Patienten möglicherweise gern über andere relevante Aspekte ihrer Erkrankung sprechen, zum Beispiel wie sie in der vorigen Nacht geschlafen haben oder wie oft sie nachts auf die Toilette gehen müssen, daß sie Schmerzen dabei haben und vieles mehr. Kein Wunder, daß normalerweise die Antworten auf einen sondierenden Fragenkatalog so knapp wie möglich ausfallen und oft nur aus einem Wort bestehen: »Okay«, »Ja«, »Nein«, »Gut«, »Drei«.

Im folgenden geben wir eine krankheitszentrierte Befragung wieder, bei der der Arzt fast ausschließlich »geschlossene«, also enggefaßte, sondierende Fragen stellt, mit dem Resultat, daß für Beiträge des Patienten nur wenig Raum bleibt. Achten Sie darauf, wie der Arzt immer die Fäden in der Hand behält, wie oft er den Patienten abblockt und wie viele Gelegenheiten zur Vermittlung von Empathie und Akzeptanz er ausläßt (Levenstein et al., 1989, S.114).

Krankheitszentriertes Arztgespräch

Ein 68jähriger Patient, der jüngst wegen einer gutartigen Dickdarmverengung operiert wurde, kommt zur Nachuntersuchung zum Arzt. Der Patient, ein ehemaliger römisch-katholischer Priester, ist vor kurzem in ein Altersheim für Geistliche übergesiedelt. Diese Tatsachen sind dem Arzt bekannt.

> *Arzt:* Guten Tag, Pater, wie geht es Ihnen heute?
> *Patient:* Gut – bis auf die Kopfschmerzen ... (ERWARTUNG)
> *Arzt:* Und was macht die Operation? (THEMAWECHSEL)
> *Patient:* Gut.
> *Arzt:* Haben Sie Verdauung?
> *Patient:* Ja.
> *Arzt:* Appetit?

Patient: Nicht viel.

Arzt: Haben Sie abgenommen? (EXPLORIERT DIE KRANKHEITSSTRUKTUR)

Patient: Nein.

Arzt: Gut, Ihr Appetitmangel hat sich nicht weiter ausgewirkt, das ist also weiter nicht schlimm ... Ist Ihnen manchmal übel, und müssen Sie sich übergeben? (THEMAWECHSEL)

Patient: Nein.

Arzt: Schmerzen an der Operationsnarbe?

Patient: Nicht wirklich.

Arzt: Nehmen Sie die Kleie, wie besprochen?

Patient: Nein.

Arzt: Sie müssen sich bitte an unsere Anordnungen halten. Wir wollen doch keinen Rückfall.

Patient: (Seufzt) Ja. (STICHWORT)

Arzt: Also gut, die Operation scheint erfolgreich verlaufen zu sein, und anscheinend liegen keine Komplikationen vor. Haben Sie irgendwelche anderen Beschwerden?

Patient: Ich habe diese Kopfschmerzen. (STICHWORT)

Arzt: Wirkt sich das aufs Sehen aus? (EXPLORIERT DIE KRANKHEIT)

Patient: Nein.

Arzt: Schwäche oder Lähmung in den Beinen?

Patient: Nein.

Arzt: Wo fühlen Sie die Kopfschmerzen?

Patient: Im Hinterkopf.

Arzt: Sind es klopfende Schmerzen?

Patient: Ja.

Arzt: Wie lange dauern sie?

Patient: Etwa vier Stunden.

Arzt: Was tun Sie dagegen?

Patient: Ich lege mich nur hin.

Arzt: Wie oft passiert das?

Patient: So zweimal in der Woche.

Arzt: Seit wann haben Sie sie?

Patient: Seitdem ich im Heim bin. (STICHWORT)

Arzt: Ja, gut, Sie brauchen sich keine Sorgen zu machen. Das hat nichts mit der Operation zu tun. Es sind Spannungskopfschmerzen. Ich könnte Ihnen dagegen Paracetamol geben.

Das Heim, in dem Sie jetzt wohnen, hat anscheinend einen sehr schönen Garten. (THEMAWECHSEL)

Patient: Ja.

Arzt: Es ist schön, wie die Kirche für ihre Senioren sorgt. Sicher ist es tröstlich, Gesellschaft zu haben.

Patient: Ja.

Arzt: Schön. Kommen Sie in einem Monat wieder, dann sehen wir weiter. Alles Gute.

Zielgerichtete (»geschlossene«) Fragen können vom Patienten auch als Manipulation aufgefaßt werden. Bei Suggestivfragen neigen wir – dank unserer Erfahrungen mit Leuten, die uns etwas verkaufen wollen – dazu, sie als eine Falle zu betrachten; wie zum Beispiel, wenn jemand, der Grabstellen verkauft, fragt: »Möchten Sie etwa, daß Ihre Frau bereits kurz nach Ihrem Ableben, wenn sie ohnehin genug mit ihren Gefühlen zu tun hat, auch noch mit solchen Entscheidungen belastet wird, noch dazu unter Zeitdruck?«

Ärzte müssen derartige Suggestivfragen vermeiden, denn sie können den Patienten in die Enge treiben und Schuldgefühle und Abwehr hervorrufen. Beispielsweise: »Achten Sie eigentlich jemals auf die Kalorien, Mr. Taylor?«

Sondierende Fragen haben oft etwas Bedrohliches, vor allem wenn Menschen nicht verstehen, warum sie ausgefragt werden. Sie wissen sicher aus eigener Erfahrung, wie oft jemand auf eine sondierende Frage mit einer Gegenfrage antwortet. Im Arztgespräch kann sie lauten: »Warum wollen Sie das wissen?« – »Meinen Sie, daß ich vielleicht zuckerkrank bin?« – »Wollen Sie damit sagen, daß ich nicht so oft Aspirin nehmen sollte?«

Gibt es Alternativen zu gezielten sondierenden Fragen? Mit Sicherheit ist das aktive Zuhören eine solche – noch dazu eine ausgesprochen wirkungsvolle. Es vermittelt Akzeptanz und Einfühlungsvermögen, beläßt die Verantwortung weiterhin beim Patienten, regt diesen an, sich noch mehr zu öffnen, und häufig bekommt er dadurch Zugang zu einer tieferen Problemschicht oder zu dem, was sich hinter den Symptomen verbirgt.

Eine weitere Alternative zu sondierenden Fragen sind sogenannte offene Fragen, also Fragen mit offenem Ausgang, die dem Antwortenden einen gewissen Spielraum lassen. Bei diesen wird der Patient sehr wahrscheinlich mehr relevante Informationen preisgeben.

> »Und wie geht es Ihnen nachts?«
> »Können Sie mir die Schmerzen beschreiben?«
> »Woran liegt es Ihrer Meinung nach, daß Sie die Kopfschmerzen erst bekommen haben, seit Sie im Heim sind?«
> »Wie geht's Ihnen denn so nach der Operation?«
> »Woran könnte es denn liegen, daß Sie keinen Appetit haben?«
> »Fällt Ihnen sonst noch etwas ein, was wichtig sein könnte?«

Solche Fragen fördern mehr wissenswerte Fakten zutage und geben dem Arzt eine weitere Gelegenheit zum aktiven Zuhören – und damit zum Vermitteln von Empathie, Verständnis und Akzeptanz.

In einer Studie wurde gezeigt, daß Ärzte, die einen sehr prüfenden, »direktiven Befragungsstil« hatten, viele sondierende, geschlossene und nur selten offene Fragen stellten. Es wurden dazu Erstgespräche von fünfzig Patienten mit zwanzig Assistenzärzten für Allgemeinmedizin auf Band aufgenommen. Nachdem die Ärzte die Daten zur Familiensituation aufgenommen hatten, verpaßten sie immer wieder Gelegenheiten, bei denen sie Empathie oder Betroffenheit hätten ausdrücken können. Nur in wenigen Fällen stellten die Ärzte eine Verbindung zwischen den Informationen über die Familie des Patienten und den bestehenden oder potentiellen gesundheitlichen Problemen her. Die Untersuchung zeigte, daß ein sondierender Befragungsstil mit vielen geschlossenen Fragen sich sowohl auf das Sammeln wichtiger Informationen über das Familienleben als auch auf die Reaktionsweisen des Arztes auf diese Informationen negativ auswirkt (Crouch/McCauley, 1986).

Die Untersuchung von Roter und Hall (1987) ergab, daß offene Fragen den Ärzten erheblich mehr relevante Informationen über die Patienten einbrachten als geschlossene Fragen. Sie befürworten die Anwendung von offenen Fragen zur Förderung eines breiteren Informationsaustauschs in einem wechselseitigen Prozeß:

»Die Patienten verbringen bei einem Arztbesuch die meiste Zeit damit, den Ärzten Informationen zukommen zu lassen – größtenteils indem sie auf (meist gezielte, geschlossene) Fragen zum Krankheitsbild reagieren. Doch die dabei gewonnenen Informationen sind unvollständig. Wenn der Arzt dem Patienten aber Gelegenheit gibt, seine Geschichte in offener Form zu erzählen, und nur selten direktiv eingreift, kann dies zu einem besseren Verständnis der Erkrankung und der Frage, wie der Patient sie erlebt, beitragen, sowohl auf seiten des Arztes wie des Patienten. Die aus der Darstellung der Geschichte gewonnenen Erkenntnisse und das Nachdenken darüber können den Austausch vertiefen, so daß sich eine nachhaltigere und sinnvollere Interaktion ergibt.« (Roter/Hall, 1992, S. 105)

In einer anderen Studie über ärztliche Methoden zur Gewinnung von Informationen über die Krankheit und die Sorgen der Patienten zeigte sich, daß geschlossene Fragen mit 46 Prozent an der Spitze aller sprachlichen Reaktionen stehen, die eine Unterbrechung der Patientenaussagen zur Folge haben. Höchst aufschlußreich war auch das Ergebnis, daß von 52 Patienten, die bei ihren einleitenden Äußerungen unterbrochen wurden, nur einer diese später zu Ende führte, obwohl es keine hörbaren Beweise dafür gab, daß die Patienten bereits mit ihrer Beantwortung der Frage: »Welche Probleme führen Sie zu mir?«, am Ende gewesen waren.

Unter bestimmten Umständen mögen geschlossene Fragen allerdings auch angebracht sein und zum gewünschten Ziel führen. Gelegentlich wird zugunsten solcher Fragen angeführt, daß sie die Möglichkeit bieten, eine Verdachtsdiagnose zu überprüfen, wobei die Fragen als Stichwörter für den Patienten dienen sollen, damit der Arzt die benötigten Informationen erhält. Diese Methode der differenzierten Diagnostik ist natürlich ein krankheitszentrierter Ansatz, der aber unter Umständen angebracht sein kann. In diesem Fall sollte man den Ärzten jedoch nahelegen, ihren Patienten zu erklären, welchen Sinn solche geschlossenen Fragen, die nur bestimmte Antworten zulassen, haben.

1. *Arzt:* Ich muß Ihnen jetzt schnell ein paar Fragen stellen, damit wir herausfinden, welche Art von Kopfschmerzen Sie haben.

2. *Arzt:* Eine Prostatavergrößerung äußert sich auf verschiedene Weise. Deshalb muß ich Ihnen jetzt mehrere präzise und recht intime Fragen stellen, damit ich weiß, wie viele dieser Symptome bei Ihnen vorliegen.

Erklärungen wie diese – bei denen der Arzt begründet, warum er zeitweilig das Gespräch in die Hand nimmt – vermitteln dem Patienten, daß der Arzt ihn respektiert und auch weiterhin als aktiven Partner zu behandeln gedenkt. Die Erklärungen helfen dabei, das klientenzentrierte Beratungsgespräch und den krankheitszentrierten Rahmen miteinander in Einklang zu bringen.

Der folgende Ausschnitt aus einem Interview, das Bill Moyers führte, illustriert Dr. Thomas Delbancos Einstellung zum Einsatz der typischen krankheitszentrierten Gesprächsführung, die er als »ärztlichen TÜV« bezeichnete, im Vergleich zu einem patientenzentrierten Ansatz.

Delbanco: Das kann ich im Schlaf oder wenn ich einen Kopfstand mache, selbst wenn ich mir die Nacht um die Ohren geschlagen oder zuviel Wein getrunken habe. Ich kann Ihre Körpersysteme durchgehen, vom Herz über den Verdauungstrakt bis zu Ihren Nieren und wer weiß nicht was – das spule ich nur so herunter. Das war das erste, was ich im Studium gelernt habe, und das werde ich nie vergessen. Aber wonach wir nicht fragen – wonach wir aber meines Erachtens fragen sollten –, ist: In welcher Weise unterscheidet sich Bill Moyers von den anderen Leuten?

Moyers: Aber warum sollten Sie das wissen wollen? Macht das irgendeinen Unterschied, wenn ich im Krankenhaus liege und gesund werden will?

Delbanco: Das macht einen gewaltigen Unterschied. Es hilft mir, so mit Ihnen zu reden, daß es Ihnen hilft. Also, vielleicht wollen Sie in allen Einzelheiten wissen, was mit Ihnen los ist. Oder Sie wollen am liebsten überhaupt nichts darüber hören. Vielleicht wollen Sie, daß ich nur sage: Tun Sie dies, tun Sie das, tun Sie jenes. Vielleicht möchten Sie, daß Ihre Angehörigen intensiv in Ihre Pflege mit einbezogen werden. Oder Sie wollen Ihre Familie aus der ganzen Sache raushalten. Vielleicht möchten Sie die Schmerzen aushalten, weil Sie ein harter Typ sind und meinen, es sei gut für Sie, wenn's ein bißchen weh tut. Oder Sie wollen überhaupt nichts spüren, weil Sie Angst vor Schmerzen haben und Ihnen schon beim Gedanken daran schlecht wird, und das ist eine Sache, die sich auch auf Ihre Reaktionen auf Medikamente und sonstige Dinge auswirken kann. Ich muß einfach wissen, wie Sie drauf sind. Ich kann eine Menge über Ihre Krankheit wissen, aber deshalb weiß ich noch lange nicht, was Sie empfinden, wenn Sie krank sind. Ihre Einstellung zu Ihrer Krankheit kann einen großen Einfluß darauf haben, wie es Ihnen auf längere Sicht geht. (Delbanco, 1993, S. 13)

12. Ratschläge erteilen, Lösungen vorgeben

Diese Art Mitteilungen können als Kommunikationssperre wirken, wenn damit auf eine Botschaft des Patienten reagiert wird, die darauf hindeutet, daß er von etwas fest überzeugt ist oder ein bestimmtes Bedürfnis bzw. Problem hat. Ratschläge oder Lösungen, die für den Patienten nicht akzeptabel sind, können die Kommunikation blockieren. Sie können auch als Sperre wirken, wenn der Patient die vom Arzt empfohlene Lösungsmöglichkeit bereits ausprobiert hat oder wenn die Lösung es erforderlich macht, daß der Patient seine gesamte Lebensführung ändern soll. Auch wenn Ärzte

Autorität (im Sinne fachlicher Kompetenz) besitzen, müssen sie wissen, wann es angebracht ist, diese Autorität einzusetzen, und wie sie diese so vermitteln, daß der Widerstand des Patienten möglichst gering bleibt.

Untersuchungen haben ergeben, daß Menschen eher den Rat von Leuten annehmen, die ihnen sympathisch sind und mit denen sie eine befriedigende Beziehung haben. Wenn Patienten mit der Beziehung zu ihrem Arzt zufrieden sind, ist die Wahrscheinlichkeit größer, daß sie seine Behandlungsvorschläge befolgen (Korsch/Negrete, 1972).

Für alle Berater-Klienten-Beziehungen gilt, daß ein auf Macht gestütztes Kontrollverhalten – also Befehle, Anweisungen, Überredungsversuche, Ermahnungen – nicht nur das Verhalten des Klienten verändert, sondern auch das Gesamtpotential der Klientenbeeinflussung durch *nicht von Macht bestimmte* Formen der Kommunikation reduziert. Dies hat damit zu tun, daß eine Berater-Klienten-Beziehung auf Konsens beruht, wobei der Berater sehr wenig Autorität (im Sinne von Macht) hat. In diesen Beziehungen hat der Klient (also derjenige, der sich ändern soll) die Zügel in der Hand. Die Verantwortung für Veränderungen trägt der Klient. In der Beziehung von Ärzten und Patienten ist das ganz offensichtlich der Fall. Sollte ein Arzt tatsächlich versuchen, seine Patienten zu beherrschen oder zu schikanieren, wird er auf massiven Widerstand oder verdeckte Verweigerung stoßen. Wer Macht anwendet, um andere zu kontrollieren, verliert seinen Einfluß – das ist ein interessantes Paradox menschlicher Beziehungen.

Ärzte sollten sich an erfolgreichen Unternehmensberatern ein Beispiel nehmen und sich davon überzeugen, daß die Patienten ihre Dienstleistung tatsächlich in Anspruch nehmen wollen. Das heißt, sie sollten als erstes klären, ob der Patient gewillt ist, ihre (fachliche) Autorität anzuerkennen. Häufig genügt eine einfache Frage, um festzustellen, ob der Patient bereit ist, ihren Rat anzunehmen.

»Möchten Sie jetzt hören, wozu ich Ihnen raten würde?«

»Sind wir uns soweit über Ihr Problem einig, daß wir darüber nachdenken können, welche Möglichkeiten es in Ihrem Fall gibt?«

»Ich habe verschiedene Vorgehensweisen im Auge. Sind Sie einverstanden, daß ich sie Ihnen jetzt vortrage?«

Unterbrechen

Nichts ist besser geeignet, um den Redefluß eines Patienten rasch zu beenden und seine Selbstöffnung zu blockieren, als ihm ins Wort zu fallen und ihn nicht ausreden zu lassen. Trotzdem werden Patienten ständig unterbrochen, wahrscheinlich weil viele Ärzte das Bedürfnis haben, die Oberhand zu behalten. Das wiederum mag mit der Notwendigkeit zu tun haben, die Sprechzeiten so kurz wie möglich zu halten.

Wie wir alle wissen, wirkt sich ein Unterbrochenwerden grundsätzlich abträglich auf die Beziehung der Gesprächspartner aus. Wir fühlen uns frustriert, zurückgestoßen, oft auch verärgert. Häufig reagieren wir wie in unserer Kindheit, als wir ständig von den Erwachsenen unterbrochen wurden. Wer uns nicht ausreden läßt, gibt uns zu verstehen, daß er uns nicht respektiert – unsere Gedanken und Gefühle sind anscheinend unwichtig.

Alle hier aufgeführten Kommunikationssperren können als Unterbrechung dienen. Wie verschiedene Untersuchungen zeigen, unterbrechen Ärzte ihre Patienten häufig, indem sie ihnen Fragen stellen. Die gleiche Wirkung erzielen aber auch beruhigende, berichtigende, psychologisierende oder moralisierende Äußerungen oder auch Ratschläge.

Wie man Unterbrechungen vermeidet, liegt auf der Hand: Man muß so lange warten, bis eindeutige Anzeichen beweisen, daß der Patient alles, was er sagen wollte, gesagt hat, und dann mit Hilfe des aktiven Zuhörens Akzeptanz und einfühlendes Verständnis vermitteln. Natürlich gibt es Umstände, unter denen eine Unterbrechung gerechtfertigt ist – ein Anruf, eine Schwester, die ins Sprechzimmer kommt usw. Das hat weiter keine negativen Folgen, besonders wenn der Patient danach hört: »Tut mir leid, daß wir unterbrochen wurden; bitte fahren Sie fort, wo Sie stehengeblieben sind.«

Es gibt auch Situationen, in denen die Kommunikationssperren die Kommunikation in der Arzt-Patient-Beziehung nicht blockieren und der Beziehung nicht schaden. Dies ist der Fall, wenn weder Patient noch Arzt gerade dabei sind, ein Gefühl auszudrücken oder ein Problem zu schildern, sondern beide sachorientiert sind, die jeweiligen Bedürfnisse erfüllt werden und beide an einer gemeinsamen Lösung arbeiten, also die beste Methode herausfinden wollen, um mit der Erkrankung des Patienten umzugehen.

In Kapitel 7 werden wir uns eingehender mit den problemfreien beziehungsweise »im Dienst der Sache« stehenden Phasen beschäftigen.

Zusammenfassung

In Beziehungen zwischen Menschen, bei denen der eine der »Problembesitzer« ist und der andere als möglicher Helfer angesehen wird, gibt es bestimmte verbale Botschaften, die die Selbstöffnung desjenigen, dem geholfen werden soll, und seine aktive Mitwirkung in der Beziehung blockieren. Wir haben zwölf dieser Botschaften identifiziert und ihre potentiellen Gefahren beschrieben. Diese Kommunikationssperren werden häufig von Ärzten benutzt, insbesondere sondierende Fragen, die nur bestimmte Antworten zulassen, sowie Ratschläge und Lösungsvorgaben. Wir haben aber auch Möglichkeiten nachgewiesen, wie man die Risiken und negativen Effekte der Kommunikationssperren verringern kann.

Als – wie wir meinen – passenden Abschluß des Kapitels über die Kommunikationssperren folgt hier ein Gedicht, dessen Verfasser oder Verfasserin zwar unbekannt, dessen oder deren Botschaft aber eindeutig ist. Auch wenn sie vielleicht nicht von einer Patientin oder einem Patienten stammt, läßt sie sich jedenfalls gut auf die Vertreter der helfenden Berufe anwenden:

Hör zu!

Wenn ich dich bitte, mir zuzuhören,
    und du fängst an, mir Ratschläge zu erteilen,
    dann tust du nicht, worum ich gebeten habe.
Wenn ich dich bitte, mir zuzuhören,
    und du fängst an, mir zu sagen,
    warum ich mich nicht so fühlen sollte,
    dann trampelst du auf meinen Gefühlen herum.
Wenn ich dich bitte, mir zuzuhören,
    und du meinst, du müßtest etwas tun,
    um mein Problem zu lösen,
    dann hast du mir gegenüber versagt,
    so seltsam das klingen mag.
Hör zu! Ich wollte nichts weiter, als daß du zuhörst,
    du solltest nicht reden oder etwas tun –
    hör mir einfach nur zu.
Guter Rat ist nicht teuer; für eine Mark
    bekommst du ihn von Frau Irene und Dr. Markus
    in derselben Zeitschrift.
Und ich kann für mich selbst einstehen.
    Ich bin nicht hilflos.
    Vielleicht mutlos und unsicher,
    aber nicht hilflos.

Wenn du etwas für mich tust, was ich selbst
tun kann und muß, dann
trägst du zu meiner Ängstlichkeit
und meinen Minderwertigkeitsgefühlen bei.
Aber wenn du einfach die Tatsache akzeptierst,
daß ich nun einmal fühle, was ich fühle,
auch wenn es noch so irrational ist,
dann kann ich damit aufhören,
dich überzeugen zu wollen, und
mich daranmachen herauszufinden,
was hinter diesem irrationalen Gefühl steckt.
Und wenn mir das klar ist, dann liegt
die Antwort auf der Hand, und ich
brauche keine Ratschläge mehr.
Irrationale Gefühle haben einen Sinn,
sobald wir verstehen, was dahintersteckt.
Vielleicht ist das der Grund,
warum Gebete funktionieren, manchmal,
bei manchen Leuten – denn Gott ist stumm,
und er oder sie gibt keine Ratschläge und
versucht nicht, die Dinge zu richten.
»Sie« hören einfach zu und lassen es
dich allein herausfinden.
Also bitte, hör zu, hör mich einfach an.
Und wenn du etwas dazu sagen willst,
warte einen Augenblick, bis du dran bist –
und dann höre ich dir zu.

KAPITEL 5

Wege zur Selbstöffnung

> »Durchsetzungsfähig zu sein bedeutet, unsere
> eigenen Bedürfnisse und Wünsche zu kennen; die-
> se anderen Menschen klar zu vermitteln; nach
> eigenen Vorstellungen auf unsere Bedürfnisbefrie-
> digung hinzuarbeiten, dabei aber die Bedürfnisse
> anderer zu respektieren.«
>
> Linda Adams, *Be Your Best*

Auch wenn die Beziehungen zwischen den Vertretern der Heilberufe und den Patienten – wie die meisten Berater-Klienten-Beziehungen – den Zweck haben, den Patienten zur Befriedigung ihrer Bedürfnisse und Lösung ihrer Probleme zu verhelfen, so bedeutet dies nicht, daß Ärzte und Pflegepersonal darüber ihre eigenen Bedürfnisse vernachlässigen müssen. Ebensowenig heißt es, daß ihr Verhältnis zu den Patienten immer frei von Problemen bleiben wird. Trotz ihrer beruflichen Helferrolle sind sie doch zuallererst Menschen mit menschlichen Gefühlen. Wie jeder andere auch, können sie sich müde, gereizt, frustriert, traurig, unzulänglich oder verletzt fühlen. Und mit manchen Patienten kann der Umgang sehr schwierig sein. Außerdem können Probleme, die nichts mit den Patienten zu tun haben, ihre Stimmung beeinflussen oder ihre Arbeitskraft beeinträchtigen. Am wichtigsten ist aber, daß die Angehörigen der Heilberufe ein großes Bedürfnis haben, ihre Sache gut zu machen, das heißt, kompetent und erfolgreich zu sein.

Aus diesen Gründen benötigen sie spezielle Fertigkeiten, sowohl um ihre eigenen Bedürfnisse zu befriedigen als auch um den Patienten zur Befriedigung ihrer Bedürfnisse zu verhelfen. Sie müssen wissen, auf welche Weise sie sich am besten durchsetzen können und auf welche Weise sie am besten zuhören; sie brauchen effektive Techniken der Selbstöffnung ebenso wie Techniken, um den Patienten dabei zu helfen, sich zu öffnen.

In diesem Kapitel liegt der Schwerpunkt auf den Fertigkeiten, die Angehörige der medizinischen Berufe erwerben müssen, um etwas von sich selbst kundzutun. Warum sind sie überhaupt notwendig? Welche Vorteile ergeben sich daraus? Mit welchen Risiken ist das Offenlegen der eigenen Gefühle und Bedürfnisse eventuell verbunden? Wie lassen sich diese Gefahren weitgehend reduzieren?

Wozu Selbstöffnung gegenüber Patienten?

Wenn Angehörige der medizinischen Berufe sich in der Beziehung zum Patienten für das auf Übereinkunft beruhende Berater-Klienten-Modell entscheiden, ist eine wechselseitige Kommunikation unverzichtbar, denn in arbeitsteilig-partnerschaftlichen Beziehungen wird das Wissen und die Weisheit *beider* Partner genutzt, also ihre Autorität (im Sinne des Expertentums). In solchen kooperativen Beziehungen besitzt die wechselseitige Bedürfnisbefriedigung einen hohen Stellenwert; sie ist das angestrebte Ziel. Voraussetzung dafür ist eine ehrliche, direkte und beiderseitige Offenheit in bezug auf die eigene Person. Im Gegensatz dazu wird in autoritären Beziehungen die wechselseitige Kommunikation nicht gefördert – hier entfällt der Hauptanteil der Mitteilungen auf die Person, die das Sagen hat.

Ein weniger offensichtlicher Grund, sich dem Patienten als Person zu offenbaren, ist der, daß dies wiederum die Selbstöffnung des Patienten gegenüber dem Arzt verstärkt. Gordon Chelune, Psychologe an der Universität von Georgia, kam, nachdem er Hunderte von Untersuchungen für sein Buch *Self-Disclosure* (Selbstöffnung) gelesen hatte, zu dem Schluß:

> »Der vielleicht verläßlichste und stärkste Determinant der Öffnung ist die Öffnung eines anderen Menschen. Diese ›Reziprozität‹ bzw. dieser ›dyadische‹ Effekt ist häufig nachgewiesen worden und scheint Vorrang vor dem Einfluß irgendwelcher individueller Differenzvariablen zu haben.« (Chelune, 1979, S. 246)

In seinem bahnbrechenden Buch *The Transparent Self* betonte auch der Psychologe Sidney Jourard, daß Schwestern und/oder Ärzte, die sich selbst offen darstellen, ihre Patienten zu einer Selbstöffnung ihrerseits ermutigen (Jourard, 1971). Allerdings berichtet Jourard, er habe bei seiner Arbeit mit Krankenschwestern die Beobachtung gemacht, daß ihr »Charakterpanzer« dazu diene, sie beim Umgang mit leidenden oder fordernden Patienten vor *echten* Gefühlen wie Mitleid, Ärger, Unzulänglichkeit oder Traurigkeit zu schützen. Nach Jourards Überzeugung besteht eine Verbindung zwischen der Angst der Schwester, im Dienst ihr wahres Ich zu zeigen, und dem Abblocken wichtiger persönlicher Mitteilungen seitens der Patienten, die die Schwester eigentlich benötigt.

> »Ihr (erlernter bzw. beruflich vorgeschriebener) Umgang mit den Kranken ist leider bestens geeignet, eine bedeutende Quelle von Informationen versiegen zu lassen, die einen erheblichen Einfluß darauf haben, ob die Behandlung anschlägt ... Informationen, die man nämlich nur erhält, wenn der Patient ausdrücklich formuliert, wie ihm innerlich zumute ist.« (Jourard, 1971, S. 183)

Eine weitere Auswirkung der konventionell verstandenen Berufsauffassung ist es, daß sie Aussagen der Patienten darüber, was *wirklich* in ihnen vorgeht, eher verhindert, daß also Gedanken oder Gefühle, die vielleicht eine große Bedeutung für das medizinische Problem und/oder die Wirksamkeit der Behandlung haben, seltener ausgesprochen werden. So kann zum Beispiel der stereotype Optimismus, den sich manche Schwestern zugleich mit ihrem Häubchen überstülpen, die Selbstöffnungen der Patienten reduzieren. Viele Schwestern tragen ständig ein Lächeln zur Schau, geben sich betont munter und beruhigen die Patienten routinemäßig mit Redensarten wie: »Der Doktor weiß schon, was er tut.« – »Sie sind bald wieder gesund.« – »Heute sehen Sie schon viel besser aus.« – »Machen Sie sich keine Sorgen.«

Jourard glaubt auch, daß die Schwestern nicht nur eine wichtige, sondern möglicherweise die *wichtigste* Rolle bei der Heilung spielen:

> »Wenn sie es den Patienten zugestehen können, daß diese sich in ihrer Gegenwart so geben, wie sie sind, und wenn sie sich nicht von den Äußerungen der Patienten abgestoßen fühlen, die aufgrund der ihnen gewährten Freiheit zum Ausdruck ihrer eigenen Persönlichkeit zustande kommen; wenn sie mit den Patienten so intensiv kommunizieren können, daß diese über das tiefe Gefühl der Einsamkeit hinwegkommen, das anscheinend zum Kranksein gehört …; wenn sie den Patienten das Gefühl geben können, daß hier jemand ist, dem wirklich etwas an ihnen liegt und der ihre Gefühle und Wünsche ernst nimmt, dann vermögen sie vielleicht auf diese Weise den Patienten ihre Identität und ihre Zuversicht zurückzugeben, so daß sie trotz der normalerweise unpersönlichen Krankenhausroutine wieder gesund werden.« (Jourard, 1964, S. 150)

Auch andere der im Gesundheitswesen Tätigen können eine klischeehafte Rolle oder einen beruflichen Habitus annehmen, der die Selbstöffnung des Patienten hemmt. Selbstverständlich kann sich niemand seinen berufsbedingten Aufgaben und Pflichten entziehen, doch auch Ärzte sind schließlich immer noch *Menschen*, die ihre vorgeschriebenen Aufgaben an anderen Menschen durchführen. Es liegt jedoch im Wesen ihrer beruflichen Ausbildung, daß sie eher dazu angehalten werden, eine professionelle Rolle anzunehmen, die ihre offene, ehrliche Selbstöffnung einschränkt und sie in psychologischem Sicherheitsabstand zu den Patienten hält, damit keine Zeit verschwendet wird.

Offenheit in bezug auf ihre eigene Person gibt ihnen außerdem die Möglichkeit, mit sich selbst in Kontakt zu bleiben, und auch dies ist eine lohnende Erwägung. Die Soziologin Linda Adams weist darauf hin, daß es einen erheblichen Unterschied macht, ob wir unsere Bedürfnisse, Gefühle oder Ideen anderen mitteilen oder mit ihnen nur gedanklich beschäftigt sind.

> »*Etwas laut auszusprechen ist ein Verwandlungsakt*. Sie haben es sicher schon erlebt, daß Sie ein bestimmtes Problem so lange im Kopf herumwälzten, bis es immer größere Ausmaße annahm und Ihnen immer schwieriger erschien. Sie stellten sich alle möglichen Folgen vor und dachten sich aus, wie die anderen reagieren würden. Aber als sie schließlich mit jemandem darüber sprachen, kam alles völlig anders heraus.« (Adams, 1989, S. 38)

Wenn man jemandem mitteilt, wie einem zumute ist, ist dies auch eine Chance, daß wichtige Bedürfnisse in der Beziehung befriedigt werden können, sofern Hilfe oder Zusammenarbeit mit dem anderen Menschen nötig ist. Ein letzter Grund für eine Selbstöffnung ist der, daß sie das Gegenüber erkennen läßt, daß man auch ein Mensch ist, dazu noch ein interessanter. Wer nicht preisgibt, was in ihm vorgeht, versteckt seine Persönlichkeit. Dies gilt besonders für Ärzte und Schwestern, wo die Erkenntnis der Patienten, daß es sich um lebendige Menschen handelt, etwas von der »psychologischen Übermächtigkeit« des Berufsbilds abzieht, so daß die Patienten mehr Vertrauen fassen und bereit sind, ihre Bedürfnisses und Probleme auszusprechen, statt ihre Gedankengänge denen der »Gesundheits-Profis« unterzuordnen. Viele Patienten gestehen ein, daß sie schon einmal von einem Arztbesuch ärgerlich, frustriert und voller Groll nach Hause gegangen sind, weil sie nicht offen ausgesprochen haben, wie ihnen wirklich ums Herz war.

In einem Artikel, in dem es um »Barrieren der Kommunikation« geht, die sich bei Arzt-Patient-Begegnungen entwickeln, weist Dr. Timothy Quill darauf hin, daß es sich für den

Arzt lohnt, etwas von sich selbst zu offenbaren, wenn die Barriere – wie es häufig der Fall ist – durch irgendein Problem verursacht wurde, das bei ihm selber liegt. Beispielsweise, weil ihn der Patient langweilt oder er keine Beziehung zu ihm aufbauen kann – Gefühle, die häufig eine Folge von Überarbeitung und Schlafmangel sind. Hier die Empfehlungen Quills:

> »Je nachdem, um welchen Patienten es sich handelt und welche Beziehung zu ihm besteht, kann der Arzt offen zugeben, daß er erschöpft ist, und dem Patienten vorschlagen, daß der Besuch diesmal kürzer als sonst ausfällt. Durch ein solches Geständnis wird der Arzt auch als Mensch sichtbar, und dies könnte dem Patienten die Möglichkeit geben, einige der aufbauenden Gefühle, die ihm der Arzt in der Vergangenheit übermittelt hat, zurückzugeben, so daß sich die wechselseitige Fürsorge und Achtung in der Beziehung verstärkt.« (Quill, 1989, S. 54)

Quill tritt entschieden dafür ein, daß *alles,* was der Heilung des Patienten im Weg steht, offengelegt und ehrlich und direkt bearbeitet werden sollte.

Effektive Selbstöffnung

Obwohl eine Offenbarung eigener Empfindungen und Bedürfnisse allen menschlichen Beziehungen förderlich sein *kann*, besteht auch eine gewisse Gefahr, daß das Gegenüber sich dadurch peinlich berührt, verletzt oder in die Defensive gedrängt fühlt. Doch durch die Art, wie die Gedanken und Gefühle geäußert werden, lassen sich diese Risiken weitgehend reduzieren.

Es mag auf den ersten Blick banal klingen, aber die effektivsten und ungefährlichsten selbstöffnenden Botschaften sind solche, die nur die eigenen Gedanken, Gefühle und Bedürfnisse enthalten. Logischerweise beginnen solche effektiven Meldungen mit dem Pronomen »Ich« oder haben zumindest eine starke Beimischung von »Ich«, wie in den folgenden Beispielen:

> »*Ich* bin der Ansicht, daß Kinder nicht bestraft werden sollten.«
> »*Ich* brauche heute Ihre Hilfe.«
> »Es macht *mich* ärgerlich, wenn ...«
> »*Ich* bin sehr enttäuscht über ...«
> »Heute bin *ich* sehr müde.«
> »*Ich* sollte mich daran erinnern, aber ich weiß es nicht mehr.«
> »Es ist *mir* wirklich sehr unangenehm, wenn ein Patient so lange warten muß.«

Der Autor (T. G.) prägte den Ausdruck »Ich-Botschaft«, als sich in seinen Familientrainingskursen zeigte, daß die Selbstoffenbarungen der meisten Eltern in Wirklichkeit keine Botschaften waren, die sie selbst betrafen, sondern sich auf ihre Kinder bezogen. Ihre Selbstöffnungen begannen normalerweise mit »Du«, wie in den folgenden Beispielen:

> »*Du* mußt aufhören, solchen Krach zu machen.«
> »*Du* bist alt genug, um es besser zu wissen.«
> »*Du* denkst nicht richtig nach.«
> »*Du* weißt nicht Bescheid.«
> »*Du* machst mir Sorgen, wenn du zu spät kommst.«
> »Auf keinen Fall schlägst *du* noch mal deinen kleinen Bruder.«
> »*Du* weißt nicht, wovon du sprichst.«
> »*Du* sollst tun, was der Lehrer sagt.«

Die negativen Auswirkungen von Du-Botschaften werden später in diesem Kapitel beschrieben. Vorerst wollen wir die vier verschiedenen Arten von Ich-Botschaften betrachten: die aussagende, die antwortende, die vorbeugende und die konfrontierende.

Aussagende Ich-Botschaften

In solchen Botschaften wird anderen Menschen etwas Grundlegendes mitgeteilt – die eigenen Grundsätze, Ideen, Vorlieben, Meinungen. Hier einige Beispiele von aussagenden Ich-Botschaften, wie sie Angehörige der medizinischen Berufe »senden« könnten:

> »Ich bin heute furchtbar aufgeregt. Meine Tochter macht nämlich Examen.«
> »Ich bin ziemlich erschöpft, weil ich heute Nachtdienst hatte.«
> »Ich bin der Ansicht, Spazierengehen ist ungefährlicher als Joggen.«
> »Offengestanden, ich weiß auch nicht, was Ihr ziemlich hoher systolischer Blutdruck zu bedeuten hat.«
> »Es geht mir sehr nahe, daß Sie solche starken Schmerzen haben.«
> »Ich finde es wunderbar, daß Sie schon wieder lachen können.«
> »Ich möchte gern mehr über Ihre Familie wissen.«

Antwortende Ich-Botschaften

Mit antwortenden oder entgegnenden Ich-Botschaften können Sie unmißverständlich erklären, wie Sie zu einer Ihnen gegenüber geäußerten Bitte stehen. Wenn Sie ehrlich bereit sind, den Wunsch zu erfüllen, gibt es kaum Probleme. Mit Ihrer Antwort teilen Sie schlicht Ihr Einverständnis mit:

> »Ja, natürlich, ich stelle Ihnen das Bett gern höher und ziehe die Vorhänge zurück; es tut Ihnen sicher gut, wenn es hier hell und sonnig ist.«
> »Ich bringe Ihnen gern ein Glas kaltes Wasser; das wird Sie bestimmt erfrischen.«

Die meisten Menschen finden es schwierig, jemandem einen Wunsch abzuschlagen. Sie haben Angst, ihn zu verletzen, seinen Unwillen zu erregen oder dem Verhältnis zu schaden. Wenn man aber lernt, mit einer Ich-Botschaft zu reagieren, fällt es einem viel leichter, einen negativen Bescheid auf eine Bitte zu geben. Hier folgen einige antwortenden Ich-Botschaften, in denen deutlich gesagt wird, daß die Schwester nicht bereit ist, auf den Wunsch des Patienten einzugehen, und die auch eine Begründung dafür enthalten:

»Nein, ich möchte Ihnen kein Schmerzmittel bringen; Ihr Arzt hat ausdrücklich gesagt, daß Sie keins bekommen sollen.«

»Nein, ich kann Ihnen jetzt nicht vorlesen; ich bin noch nicht mit meinen anderen Patienten fertig.«

»Ich habe kein gutes Gefühl dabei, Ihnen noch mehr Schlaftabletten zu geben; ich mache mir Sorgen, daß Sie davon zu abhängig werden.«

Vorbeugende Ich-Botschaften

Mit diesen Ich-Botschaften übermitteln Sie einem anderen Menschen, er möge etwas tun, wodurch Ihnen ein zukünftiges Problem erspart bleibt. Wenn auf Ihrer Seite ein zwingendes Bedürfnis, eine Notwendigkeit besteht, die irgendeine Art von Kooperation, Unterstützung oder ein bestimmtes Verhalten einer anderen Person nötig macht, dann handelt es sich bei der vollständigen Offenlegung Ihres Anliegens um eine vorbeugende Ich-Botschaft. Dies ist eine Form der Selbstöffnung, bei der die andere Person mit einbezogen wird, weil sie Ihnen dabei helfen kann, ein Bedürfnis Ihrerseits zu befriedigen. Wir haben die Bezeichnung »vorbeugend« gewählt, weil es sich um eine Botschaft handelt, die geeignet ist, Probleme oder Konflikte zu verhüten; der andere wird dadurch nämlich rechtzeitig über etwas informiert, was Sie zu einem späteren Zeitpunkt unbedingt benötigen werden. Das bedeutet, daß der Betreffende in engem Kontakt mit Ihnen bleibt; es verhindert, daß er später von etwas überrascht wird, und gibt ihm die Möglichkeit, ein Verhalten zu vermeiden, das für Sie nicht akzeptabel wäre und Sie vor Probleme stellen würde. Solche Botschaften orientieren sich an *uns selbst* und nicht an *anderen*. Im Gegensatz zu der Botschaft »Dies ist etwas, was *du* tun mußt« vermittelt diese Botschaft »Dies ist etwas, das *ich* brauchen werde«.

Die folgenden Beispiele vorbeugender Ich-Botschaften bewegen sich im Kontext verschiedener Situationen, wie sie im Verhältnis von Pflegepersonen und Patienten auftreten können:

1. Schwester: Ich muß in einer Viertelstunde auf einer anderen Station arbeiten. Deshalb möchte ich jetzt wissen, ob Sie mich noch brauchen, bevor ich weggehe.
2. *Arzt:* Ich möchte mich darauf verlassen können, daß Sie zu Ihrem nächsten Termin nicht zu spät kommen, denn unser Röntgenapparat ist von 14 Uhr 30 bis zum Ende der Sprechzeit belegt, und ich will ganz sichergehen, daß wir beim nächstenmal eine Aufnahme von Ihrem Arm machen können.
3. *Krankengymnastin:* Ich möchte Sie darauf hinweisen, daß Sie bei dieser Anwendung damit rechnen müssen, daß Ihnen morgen einiges weh tut. Sie brauchen sich dann also keine Sorgen zu machen.
4. *Arzt:* Ich möchte Sie um etwas bitten: Schreiben Sie bis zu unserem nächsten Termin alle Fragen, die Ihnen inzwischen einfallen, auf, damit Sie behalten, was Sie von mir wissen wollen.

Beachten Sie, daß keine dieser vorbeugenden Ich-Botschaften irgendwelche Schuldzuweisungen, Vorwürfe, tadelnde oder abwertende Äußerungen enthält. Statt dessen vermitteln Sie damit, daß auf Ihrer Seite der Wunsch besteht, ein *zukünftiges* Problem zu verhindern, zum Wohl eines der Beteiligten oder auch beider.

Die Kinderärztin Dr. Peggy Manuel schilderte dem Autor (T. G.), wie sie vorbeugende Ich-Botschaften im Umgang mit ihren kleinen Patienten anwendet:

»Viele Kinder im Vorschulalter befürchten, daß sie eine Spritze bekommen sollen; ich erkenne das oft schon an der Art, wie sie ins Sprechzimmer kommen. Dann zeige ich ihnen, daß ich keine Spritze in der Hand habe, und erkläre ihnen, falls sie wirklich eine Spritze brauchten, würde dies erst geschehen, wenn ich nicht mehr im Zimmer sei, denn die Spritze würde ihnen unsere Krankenschwester geben. Wenn ich merke, daß ein Kind immer noch wegen der Spritze beunruhigt ist, frage ich es, ob es jetzt gleich mit mir darüber sprechen will oder erst später mit der Schwester, wenn ich nicht mehr da bin. Ich halte nichts davon, ein Kind irgendeiner schmerzhaften Behandlung zu unterziehen, ohne es rechtzeitig darauf vorzubereiten und ihm zu erklären, wo diese stattfindet. Wenn es mit mir darüber sprechen will, gebe ich ihm normalerweise eine vorbeugende Ich-Botschaft. Zum Beispiel: ›Also für den Fall, daß du eine Spritze brauchst, möchte ich dir jetzt schon sagen, daß du bestimmt ein ›Aua‹ am Finger oder am Arm haben wirst. Es wäre richtig komisch, wenn du keine Angst vor dem Piksen hättest, denn niemand mag gepikst werden.‹«

Ich meine, es gibt viele Möglichkeiten, Kinder rechtzeitig vorzubereiten. Ich empfehle Bücher, und kleine Kinder untersuche ich immer auf dem Schoß der Mutter. Wie ich eine Untersuchung durchführen kann, ohne daß die Kinder weinen, habe ich erst gelernt, nachdem ich einen Gordon-Familientrainigskurs besucht hatte. Alle möglichen Probleme lassen sich von vornherein vermeiden, wenn man Kindern vorbeugende Ich-Botschaften sendet (Manuel, 1993).

Konfrontierende Ich-Botschaften

Bei den konfrontierenden Ich-Botschaften handelt es sich um Botschaften, die Sie senden, wenn das Verhalten eines Patienten Sie bei Ihrer eigenen Bedürfnisbefriedigung zu behindern droht oder bereits dabei gestört hat. Ihr Ziel ist es, eine Botschaft auszusenden, die den Patienten dahin gehend beeinflußt (ihn aber nicht zwingt), ein Verhalten zu verändern, das Sie so nicht hinnehmen können. Daraus folgt, daß wir uns mit dieser Botschaft ausführlicher beschäftigen müssen als mit den drei anderen Arten von Ich-Botschaften. Konfrontierende Ich-Botschaften werden nötig, wenn Ärzte oder Schwestern bei sich ein negatives Gefühl, ein Bedürfnis oder Problem bemerken, das als Barriere gegen eine effektive Kommunikation in der Beziehung wirkt.

Konfrontierende Botschaften bringen ganz spezielle Probleme mit sich. In allen Beziehungen, gleich welcher Art, sind dies die riskantesten Botschaften. Trotzdem kommt es zwangsläufig dazu, daß Mediziner und Pflegepersonal bestimmte Verhaltensweisen der Patienten nicht tolerieren können, sondern sie ändern wollen. Patienten können zum Beispiel mürrisch, fordernd, vergeßlich, unkooperativ oder hyperkritisch sein. Es kann passieren, daß sie ihre Rechnungen nicht bezahlen, unverschämt werden, ständig am Essen herummäkeln, allzu oft nach dem Arzt oder der Schwester rufen, zu festen Terminen zu spät kommen, gegen die Krankenhausvorschriften und -regeln verstoßen oder sich nicht an den Behandlungsplan halten. Es ist unvermeidlich, daß Ärzte und Schwestern solche Verhaltensweisen nicht hinnehmen wollen – Verhaltensweisen, die *sie* vor ein Problem stellen, die es ihnen schwer oder unmöglich machen, *ihre eigenen* Aufgaben zu erfüllen. Sie können wütend werden auf einen anspruchsvollen, fordernden Patienten; gereizt sein durch ständige Anrufe eines Patienten; mutlos werden, wenn ein Patient sich nicht an die Behandlungsvorschriften hält; aufgeregt, wenn ein Patient die Rechnung nicht begleicht; sich Sorgen machen, wenn ein Patient im Krankenhaus andauernd angerufen und besucht wird usw.

In der medizinischen Literatur tauchen die verschiedensten Bezeichnungen für schwierige Patienten auf, was unsere Annahme bestätigte, daß Angehörige der medizinischen Berufe es tatsächlich auch mit Patienten zu tun haben, deren Verhalten inakzeptabel ist. Wir haben Ausdrücke gefunden wie:

– unangenehme Patienten,
– »schlechte« Patienten,
– Nörgler und Quengler oder gar »Ekel«,
– selbstmitleidige Patienten,
– ängstlich abhängige Patienten,
– anspruchsvolle Forderer,
– »übergesunde« Patienten (Leute, die sich nicht helfen lassen wollen),
– selbstschädigende Patienten,
– unausstehliche Patienten.

Zweifellos ließen sich noch mehr Typen benennen. Doch in dem speziellen Beziehungsmodell, das wir hier vorschlagen, hat eine patientenzentrierte Typologie dieser Art sowieso nichts zu suchen. Statt dessen möchten wir ausdrücklich betonen, wie wichtig es ist, nicht in Kategorien von *Menschentypen* zu denken, sondern immer in Kategorien spezifischer *Verhaltensweisen*. Abgesehen von unserer Antipathie gegen die meisten Typenlehren (die größtenteils nicht stichhaltig sind), ist es auch viel leichter, mit sicht- und hörbarem, auffälligem *Verhalten* umzugehen als mit groben Verallgemeinerungen über unterschiedliche *Patienten*.

Das Verhaltens-Fenster und das Konzept des Problembesitzes

Wir zeigen hier eine schematische Darstellung, die dem Leser helfen soll, (1) statt an inakzeptable Personen an inakzeptables *Verhalten* zu denken, (2) das Modell des »*Problembesitzes*« in Zweierbeziehungen zu verstehen und (3) zu verstehen, daß Sie zur Veränderung von inakzeptablem Verhalten anderer Menschen bestimmte Kommunikationstechniken beherrschen müssen, die sich erheblich von denen unterscheiden, die angebracht sind, wenn der andere der »Besitzer« des Problems ist und Sie ihm oder ihr helfen wollen.

Die schematische Darstellung beginnt mit einem Rechteck. Stellen Sie es sich als ein Fenster vor, durch das Sie (Arzt, Schwester oder sonstiger Betreuer) jede einzelne Verhaltensweise eines bestimmten Patienten betrachten können, also alles, was der Patient in Ihrer Anwesenheit sagt oder tut. Im Laufe der Zeit werden Sie zahllose spezifische Verhaltensweisen des Patienten sehen, jeweils durch ein V (für Verhalten) dargestellt:

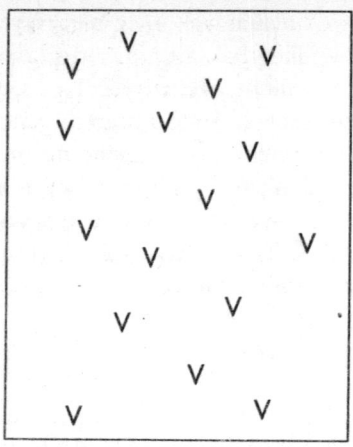

Jetzt unterteilen wir das Verhaltensfenster in zwei Abschnitte. Durch den oberen Abschnitt des Fensters sehen Sie nur die Verhaltensweisen des Patienten, die für Sie *akzeptabel* sind; im unteren Abschnitt sehen Sie nur die für Sie *inakzeptablen.*

Akzeptable
Verhaltensweisen

Inakzeptable
Verhaltensweisen

Akzeptable Verhaltensweisen von Patienten sind solche, die Sie wirklich akzeptieren können, da diese Sie nicht spürbar von der Befriedigung eines Ihrer eigenen Bedürfnisse (das Durchsetzen oder Erreichen eines Anliegens) abhalten (bzw. abzuhalten drohen). Inakzeptable Verhaltensweisen sind solche, die Sie von der Befriedigung eines Ihrer Bedürfnisse abhalten (oder abzuhalten drohen).

Akzeptable Verhaltensweisen sind solche, die Ihnen gefallen. Inakzeptable Verhaltensweisen gefallen Ihnen nicht. Sie wünschen sich, sie wären gar nicht erst aufgetreten, und Sie hoffen, daß sie wieder aufhören. Sie stören Sie bei der Durchführung Ihrer beruflichen Aufgaben, die Sie ja gern so effektiv wie möglich ausführen würden.

An welchen Zeichen erkennen Sie, daß das Verhalten eines Patienten für Sie inakzeptabel ist? Offensichtlich sind die verläßlichsten Anzeichen Ihre eigenen Gefühle. Zum Beispiel merken Sie, daß Sie sich vor einer Interaktion mit einem Patienten fürchten; daß Sie sich über einen Patienten ärgern oder sogar wütend auf ihn sind; daß Sie sich von einem Patienten angeödet fühlen oder ihm unaufmerksam zuhören; daß Sie selten freundlich zu einem Patienten sind oder daß Sie sich durch die übermäßigen Forderungen eines Patienten bedrängt fühlen. Wenn Sie solche Gefühle haben, dann ist das Verhalten des Patienten, wie immer es sein mag, ein Problem für Sie. Ordnen sie diese Verhaltensweisen im unteren Abschnitt Ihres Verhaltensfensters ein.

Wenn das Verhalten eines Patienten für Sie akzeptabel ist, sind die Signale, die Sie bei sich erkennen, ganz anders. Dann haben Sie positive Gefühle in bezug auf den Patienten, freuen sich darauf, ihn wiederzusehen, verspüren keine negativen Effekte und können sich vollständig auf Ihre jeweilige berufliche Aufgabe konzentrieren. Außerdem empfinden Sie die Beziehung zu dem Patienten einfach als gut.

Wir müssen noch einen dritten Bereich im oberen Teil des Verhaltensfensters festlegen. Dort sehen Sie die Verhaltensweisen, die Ihnen Anhaltspunkte dafür geben, daß der Patient ein Problem oder ein unerfülltes Bedürfnis hat:

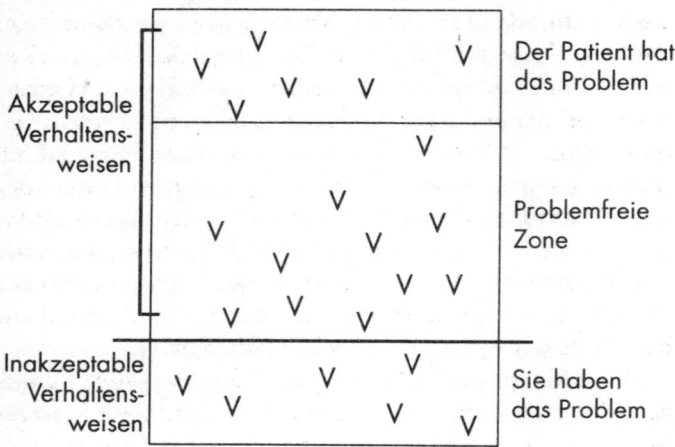

Manche Signale sind nonverbal: Die Patienten wirken zum Beispiel stiller als sonst, oder sie scheinen mit den Gedanken anderswo zu sein. Oder sie machen einen nervösen, ängstlichen oder niedergeschlagenen Eindruck. Oder ein Patient teilt Ihnen ganz direkt mit, daß etwas nicht in Ordnung ist: »Ich mache mir Sorgen.« – »Ich habe keinen Mut mehr.« – »Werde ich überhaupt wieder gesund?« – »Ich kann nachts nicht schlafen.« – »Warum mußte das ausgerechnet mir passieren?« – »Warum haben Sie meinen Anruf nicht beantwortet?« – »Ich habe 50 Minuten im Wartezimmer gesessen.« – »Haben Sie mir wirklich alles gesagt, was ich über meine Krankheit wissen sollte?«

Solche Verhaltensweisen – ob verbal oder nonverbal – sind Hinweise darauf, daß Ihr *Patient* ein Problem hat; im allgemeinen führen sie aber nicht direkt dazu, daß Sie ein Problem haben. Genaugenommen sollten Sie solche Verhaltensweisen begrüßen, weil sie signalisieren, daß der Patient ein Problem hat, ähnlich wie Schmerzen ein warnender Hinweis auf die Existenz eines körperliches Leidens sind.

Das Verhaltensfenster ist auch ein optisches Modell, um das wichtige Konzept des Problem»besitzes« zu beleuchten: *die Frage, wer das Problem hat.* Es liegt auf der Hand, daß es sich um *Ihr* Problem handelt, wenn das Verhalten des Patienten Sie bei der Befriedigung Ihrer Bedürfnisse stört (oder bereits gestört hat) oder wenn sein Verhalten dazu führt, daß Sie sich Sorgen machen oder verstimmt, besorgt, frustriert oder wütend werden. Aber immer, wenn der Patient Ihnen ein Signal oder eine verbale oder nonverbale Botschaft zukommen läßt, die auf ein unbefriedigtes Bedürfnis, einen Verdruß oder Unzufriedenheit mit dem, was vor sich geht, hindeutet, dann handelt es sich um *ein Problem des Patienten.*

Das Konzept des Problembesitzes hat eine große Bedeutung für zwischenmenschliche Beziehungen, denn je nachdem, um wessen Problem es sich handelt, sind unterschiedliche Haltungen und Interaktionsfertigkeiten gefragt.

Der Patient hat das Problem	*Sie haben das Problem*
Sie wollen helfen.	Sie wollen Hilfe bekommen.
Sie werden Zuhörer.	Sie werden Sender.
Sie wollen, daß der Patient spricht.	Sie wollen sprechen.
Sie wollen verstehen.	Sie wollen verstanden werden.
Sie wollen akzeptieren.	Sie wollen akzeptiert werden.
Sie achten die Bedürfnisse des Patienten.	Sie achten auf Ihre eigenen Bedürfnisse.
Sie übernehmen eine fördernde Rolle.	Sie übernehmen eine proaktive Rolle.
Sie wollen den Patienten befähigen, das Problem zu lösen.	Sie wollen das Problem lösen.

Welche Fertigkeiten Sie im Umgang mit Problemen des Patienten brauchen, haben wir bereits in den Kapiteln 3, 4 und 5 erklärt und an Beispielen erläutert: Fragen mit offenem

Ausgang; Aufmerksamkeit bekunden; passives und aktives Zuhören.

Stellen Sie sich nun vor, daß der mittlere Bereich Ihres Verhaltensfensters die Zeiten repräsentiert, in denen Sie weder selbst ein Problem mit dem Verhalten Ihres Patienten haben noch irgendeinen Hinweis darauf bekommen, daß der *Patient* ein Problem hat. Verhaltensweisen wie die in den folgenden Beispielen geschilderten gehören in den mittleren Bereich:

> Eine Schwester bereitet eine intravenöse Infusion vor, und die Patientin zeigt keinerlei Anzeichen, daß sie etwas dagegen hat.
> Ein Arzt macht eine Anamnese, der Patient legt seine Gedanken und Gefühle freimütig offen, und der Arzt erhält die Informationen, die er braucht.
> Eine Krankengymnastin hilft einer Patientin, einen verspannten Muskel zu strecken, und die Patientin klagt nicht darüber, daß dies zu weh tut.
> Eine Ärztin verschreibt einem Patienten mit einem Magengeschwür Schonkost, und der Patient macht nicht den Eindruck, als habe er dagegen Vorbehalte.
> Ein Pfleger im Hospiz kommt zu einem bettlägerigen Patienten, um mit ihm ein paar Schritte zu gehen, und nichts deutet darauf hin, daß der Patient etwas dagegen einzuwenden hat.

Offenkundig sind Ärzte und Pflegepersonal in den hier beschriebenen Situationen in der Lage, ihre jeweiligen vorgeschriebenen Pflichten und Funktionen zu erfüllen, und die Patienten geben in keiner Weise zu verstehen, daß sie mit dem, was geschieht, nicht zufrieden sind. Man könnte die Beziehung in diesem Fall als »sachdienlich« bezeichnen. Zweifellos wäre es den Vertretern der medizinischen Berufe am liebsten, wenn während der gesamten Zeit, die sie mit ihren Patienten verbringen, immer alles problemfrei und »im Dienst der Sache« verliefe, aber so ist es nun einmal nicht. Deshalb ist die erste Hürde auf dem Weg zu einem erfolgreichen Umgang mit Patienten, daß aus Ärzten und Pflegepersonal feinfühlige Beobachter und Zuhörer werden, die in der Lage sind, eventuelle Hinweise und Signale der Patienten auf ihre Probleme in der Beziehung wahrzunehmen. Die zweite Hürde besteht darin, daß sie sensible Antennen für ihre eigenen Gefühle herausbilden müssen, so daß sie merken, wann sie selbst in der Beziehung zum Patienten »im Besitz« eines Problems sind. Die dritte Hürde ist natürlich das Erlernen und Beherrschen der für die beiden Problemzonen jeweils geeignetsten Fertigkeiten.

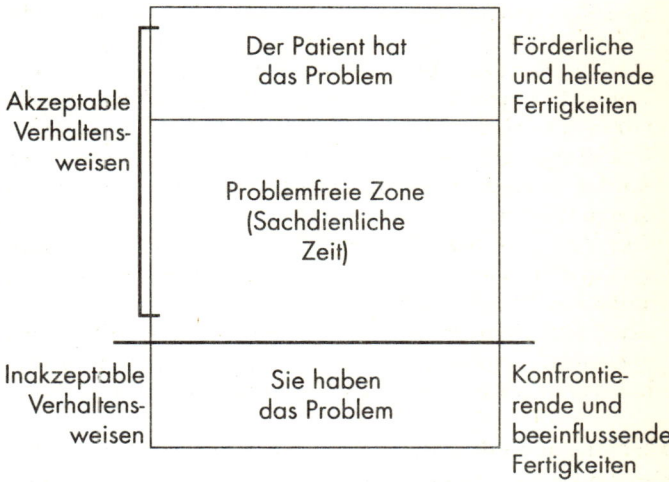

Wenn Sie im Gesundheitsbereich tätig sind, haben Sie den Wunsch, daß Probleme auf seiten der Patienten erkannt und gelöst werden, sobald sie auftreten, und Sie möchten natürlich auch, daß Ihre eigenen Probleme zur Sprache kommen und gelöst werden, so daß beide Seiten, Sie und der Patient, sich wieder der Sache zuwenden können, um die es wirklich geht. Ihr Ziel ist es, daß möglichst wenige Probleme in Ihrer Beziehung zu den Patienten auftreten – wobei sowohl die Probleme, die *Sie* haben, als auch die Probleme, die *der Patient* hat, gemeint sind.

Vor allem anderen muß man verstehen, daß die beiden Problemzonen des Verhaltensfensters jeweils andere Fertigkeiten erfordern, wie es die Darstellung auf S. 165 zeigt.

Damit beide Arten von Problemen seltener auftreten, müssen Sie sich die jeweils angemessenen Fertigkeiten zunutze machen. Eine Verringerung der Probleme kann im Verhaltensfenster durch eine Verkleinerung der oberen und der unteren Zone und eine gleichzeitige Vergrößerung der problemfreien Zone dargestellt werden. Wenn Sie die in der Beziehung auftretenden Probleme lösen, wird die Zone der sachdienlich verbrachten Zeit breiter. Das heißt, Ihnen steht mehr Zeit für die Ausübung Ihres Berufs zur Verfügung, ganz gleich, ob es sich um eine ärztliche oder eine pflegerische Tätigkeit handelt.

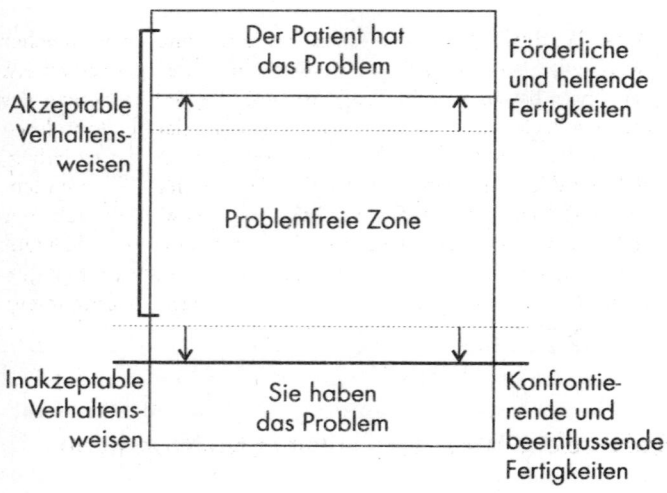

In der Zeichnung oben hat die problemfreie Zone erheblich an Umfang zugenommen, obwohl die Patienten sicherlich immer noch gelegentlich Probleme haben, die Sie vielleicht nie bemerken oder die Sie gar nicht lösen können.

Ebenso könnte es sein, daß Sie noch einige Probleme haben, von denen Sie Ihre Patienten absichtlich nicht in Kenntnis setzen. Dessenungeachtet können Sie – indem Sie beide Arten von interpersonellen Kommunikationsfertigkeiten zur Reduzierung von zeitraubenden Problemen einsetzen – den Zeitraum erheblich vergrößern, in dem Sie Ihrer erlernten Tätigkeit nachgehen können, also Ihre biomedizinische Autorität (Fachwissen) benutzen, um kranken Patienten zu helfen. Ein zusätzlicher Vorteil ist die größere Zufriedenheit der Patienten mit dem behandelnden Arzt oder Pfleger, der sich wiederum persönlich bereichert fühlt, weil er nun mit unverwechselbaren Einzelpersonen umgeht und es nicht mehr mit bloßen »Fällen« und Krankheiten zu tun hat. Oder um es mit den Worten von Schwester Carol Montgomery in ihrem Artikel »Zuwendung statt Behandlung« auszudrücken:

> »Das Wesentliche ist nicht, was wir tun, sondern in welcher Weise wir uns einbringen. . . . Wenn wir anteilnehmen, erweitern wir unser Bewußtsein in der Weise, daß die Wahrnehmung der eigenen Person einen anderen Menschen und damit alle anderen Menschen einschließt . . . Wir brauchen keine Angst zu haben, daß wir dabei uns selbst verlieren. . . . Wir verlieren unsere Identität nicht wie ein Tropfen im Ozean . . . Wir werden mehr wir selbst . . . wenn wir es zulassen, daß jemand Teil unseres Herzens wird, dann heilen wir, indem wir dem anderen helfen, heil und gesund zu werden, auch unser eigenes Herz.« (Montgomery, 1991, S. 40)

Risikoreiche Wege der Patienten-Konfrontation

Die meisten von uns stellen Menschen, deren Verhalten für uns inakzeptabel ist oder uns Probleme macht, nur ungern zur Rede. Wir befürchten, daß der andere sich verletzt fühlt, ärgerlich wird oder uns nicht mehr mag – und das nicht ohne Grund. Zur Rede gestellte Menschen reagieren häufig mit negativen Äußerungen, die wir nicht gern hören. Zum Beispiel lassen sie uns einfach stehen und gehen beleidigt oder ärgerlich fort. Oder sie fangen zu streiten an. Sie können aber auch in die Defensive gehen und sehr unangenehm werden. Deshalb gehört ein gewisser Mut dazu, sich durchzusetzen und Menschen entgegenzutreten. Wenn wir diesen Mut nicht aufbringen, bleibt das Problem unverändert bestehen, und die Frustration oder Wut, die sich dann in uns aufbaut, kann die Beziehung ernstlich gefährden.

Du-Botschaften

Die Menschen haben unter anderem deshalb solche Angst, jemanden zur Rede zu stellen, weil die Form, in der dies geschieht – es fallen dieselben Sätze, die wir als Kinder von den Erwachsenen, die *uns* zur Rede stellten, gelernt haben –, mit hoher Wahrscheinlichkeit Widerstand und Gegenwehr provoziert und Spuren in einer Beziehung hinterläßt. Wie bereits gesagt, sind die konfrontierenden Botschaften in den meisten Fällen Du-Botschaften, also Botschaften, die einen großen Anteil *Du* [im Deutschen *Sie*] enthalten und normalerweise als ablehnend, strafend, vorwurfsvoll, bedrohend, moralpredigend oder herablassend empfunden werden. Solche Botschaften, die sich voll auf den Patienten konzentrieren, beeinflussen ihn keineswegs dahingehend, sein inakzeptables Verhalten zu ändern, sondern provozieren meist nur Widerstand dagegen.

Wir wollen dies am Beispiel einer Schwester erläutern, die in einem Krankenhaus arbeitet. Ein Patient auf ihrer Station schleicht sich seit einiger Zeit mehrmals täglich aus dem Bett, um auf der Toilette eine Zigarette zu rauchen. Rauchen ist aber auf der Station verboten, und außerdem hat sich der Patient noch nicht so weit von seiner Operation erholt, daß er ohne Hilfe aufstehen darf. Hier folgen verschiedene *Du*-Botschaften, die die Schwester ihm senden könnte:

»*Sie* dürfen keinesfalls aufstehen, und rauchen dürfen Sie auch nicht.«

»Wenn *Sie* weiter gegen die Vorschriften verstoßen, muß ich es Ihrem Arzt melden.«

»*Sie* sollten auch an die anderen Patienten denken und nicht nur an sich selbst.«

»Warten *Sie* gefälligst mit dem Rauchen, bis Sie wieder zu Hause sind.«

»Ich muß *Sie* darüber aufklären, was passieren kann, wenn Sie zu früh nach einer Operation aufstehen.«

»*Sie* sind leichtfertig und rücksichtslos.«

»*Sie* waren bis jetzt ein guter Patient.«

»Was sind *Sie* doch für ein unruhiger Geist!«

»Ich wette, *Sie* haben schon als Kind gegen alles rebelliert.«

»*Sie* schaffen das schon, mal eine Weile nicht zu rauchen.«

»Warum haben *Sie* das gemacht? Dachten Sie, das merkt keiner?«

Sie sehen, daß die von unserer hypothetischen Krankenschwester ausgesendeten Botschaften alle ein »Sie« enthalten. Sie verlagern das Problem von der Schwester auf den Patienten. Immer steht der Patient im Mittelpunkt – sämtliche Befehle, Warnungen, moralischen Appelle, Lösungsvorgaben, Fragen, Beschimpfungen, die kritischen, lobenden, psychologisierenden, unterstützenden und/oder besänftigenden Äußerungen in diesen Botschaften richten sich an den *Patienten*. Hier kommt nichts vor, was die Schwester betrifft – kein einziges ihrer *Gefühle*, nichts von den *Folgen*, die das Verhalten des Patienten für die Schwester hat.

Was ist an solchen Botschaften schlecht? Bei unserer Arbeit mit Eltern, Lehrern und Managern haben wir die Erfahrung gemacht, daß Du-Botschaften sehr riskant sind und mit großer Wahrscheinlichkeit die folgenden Konsequenzen nach sich ziehen:

– Sie provozieren Widerstand gegen eine Veränderung.

– Sie setzen den Gesprächspartner herab.

- Sie rufen im Empfänger das Gefühl hervor, daß seine Bedürfnisse für den Sender keine Rolle spielen.
- Sie bewirken, daß sich der andere gemaßregelt und schuldbewußt fühlt.
- Sie beeinträchtigen sein Selbstwertgefühl.
- Sie provozieren starke Abwehr.
- Sie provozieren Gegenangriffe.

Die ersten vier Du-Botschaften der Schwester waren Beispiele für Lösungsvorgaben: Sie sagten aus, was der Patient tun *muß* oder tun *sollte* oder was er *besser tun* solle, damit etwas anderes nicht geschieht. In solchen Botschaften fehlt das Vertrauen, daß der Patient selbst eine Lösung findet.

In den folgenden vier Beispielen wird Herabsetzung vermittelt, also Tadel, Spott oder Kritik. Was gesagt wird, stellt einen Angriff auf die Persönlichkeit des Patienten dar und streicht seine Unzulänglichkeiten heraus. Selbst ein Lob kann manipulativ wirken (»Bei Ihren Fähigkeiten ...«)

Auch wer den Amateurpsychologen spielt, stößt selten auf offene Ohren. Die Schwester stellt sich damit auf eine höhere Stufe und gibt dem Patienten zu verstehen, daß sie seine Motive durchschaut. Beruhigende Botschaften wirken selten beruhigend, sondern lösen bei dem Angesprochenen häufig den Eindruck aus: »Die weiß gar nicht, wie schwer das ist.« Und zu guter Letzt führen auch die verhörartigen und ablenkenden Botschaften selten dazu, daß jemand sich zu ändern beschließt.

Zornige Botschaften

Eine weitverbreitete Reaktion auf unannehmbares Verhalten sind Ärger, Wut und Zorn. Sollte man diese Gefühle ausdrükken? Die allgemeine Meinung, selbst unter gebildeten Leuten, geht heute dahin, daß man seinen Ärger abreagieren, seine zornigen Gefühle zeigen soll, weil dies angeblich gesund sei. Man kann da vom Zorn lesen, »der im Innern wütet und brodelt« oder in einem nicht näher beschriebenen Organ sitzt und nur darauf wartet, herauszuplatzen:

>»Sie hat eine riesige Wut *im Bauch*.«
>»Er muß seinem Ärger *Luft machen*.«
>»Wenn der Zorn *blockiert* wird, wendet er sich nach innen und *staut sich* auf.«
>»Wenn du wütend bist, laß alles *heraus*, damit die Wut sich austoben kann und die Sache vorbei ist.«

Neuere Studien über den Zorn haben wiederholt die Position vertreten, daß Ärger fast immer eine Botschaft ist, die wie ein ausgestreckter Finger auf das Gegenüber zeigt, also eine Du-Botschaft.

>»Ich bin wütend auf *dich*.«
>»Sieh nur, was *du* angestellt hast.«
>»*Du* machst mich so wütend.«
>»*Du* hältst dich nie an das, was du versprochen hast, verdammt noch mal!«

Außerdem ist Zorn normalerweise ein sekundäres Gefühl, dem ein primäres Gefühl voranging, etwa Angst, peinliche Verlegenheit, Verletztheit oder Enttäuschung. Tatsächlich ist Zorn häufig eine bewußte Haltung, eine Handlung oder eine Rolle, die man annimmt, um dem anderen eine Lektion zu erteilen, etwas heimzuzahlen, ihn zu bestrafen oder dazu zu zwingen, daß er eine Sache nicht noch einmal macht. Man könnte sagen, daß wir, wenn das Verhalten eines anderen Menschen unsere Bedürfnisbefriedigung vereitelt und ein primäres Gefühl der Verletztheit, Enttäuschung oder des Übergangenseins auslöst, häufig bewußt eine wütende Szene machen und eine der gezeigten belehrenden, tadelnden oder bestrafenden Botschaften aussenden. *Wir beschwören oder produzieren unseren Zorn zu einem bestimmten Zweck:* nämlich um dem anderen eine Lektion zu erteilen, ihn zu bestrafen oder uns an ihm zu rächen.

Zur Vermeidung zorniger Du-Botschaften, die normalerweise eine Beziehung verschlechtern, müssen wir als erstes die *primären* Gefühle herausfinden, die uns dazu veranlaßt haben, uns zornig »aufzuführen«. Wir müssen uns fragen: »Fühle ich mich verletzt, übergangen, ignoriert, ängstlich, nicht genügend anerkannt oder wie sonst?« Nachdem wir unser primäres Gefühl erkannt haben, können wir dieses unserem Gegenüber mitteilen. Dabei wird es sich zweifellos um eine Ich-Botschaft und keine Du-Botschaft handeln, wie bei der Schwester in unserem Beispiel, die diejenige war, die das Problem hatte: »Es gefällt mir gar nicht, daß Sie aufstehen, um im Waschraum zu rauchen. Ich habe wirklich Angst, daß Sie hinfallen oder die Wunde wieder aufgeht. Das wäre schlimm für mich, und ich würde mich dafür verantwortlich fühlen.«

Wann sind Du-Botschaften nicht so riskant?

Wir sind nicht der Ansicht, daß man grundsätzlich auf alle Du-Botschaften im Gespräch mit Patienten verzichten soll. Sie sollten jedoch immer dann vermieden werden, wenn Patienten Ihnen vermitteln, daß sie ein Problem haben. Du-Botschaften sind viel weniger riskant, wenn Ihre gemeinsame Beziehung »im Dienst der Sache« steht.

Um noch einmal auf das Verhaltensfenster zurückzukommen: Du-Botschaften sind weniger gefährlich, wenn die Beziehung sich in der problemfreien Zone befindet und Sie sicher sind, daß keiner von Ihnen beiden derzeit irgendein Problem hat. Häufig herrscht ein lockerer, neckender Umgangston zwischen den Gesprächspartnern, und die Beziehung wird eher wie eine Freundschaft empfunden, also so sicher, daß Kommunikationssperren wirkungslos abprallen, wie in den folgenden Situationen, in denen keiner von beiden ein Problem hat.

1. *Arzt:* Die Schwester hat mir gesagt, Sie hatten eine schlechte Nacht. (Lächelt) Was haben Sie vor, wollen Sie meinen Ruf schädigen? (DEUTUNG)
   Patient: Ich seh' schon, von Ihnen ist kein Mitleid zu erwarten. Beim nächstenmal lasse ich Sie mitten in der Nacht aus dem Bett holen. (DROHUNG)

2. *Schwester:* (mit der Spritze in der Hand) Okay, jetzt rollen Sie sich auf die Seite und bereiten sich aufs Übungsschießen vor. (BEFEHL)
   Patient: Hoffentlich haben Sie zur Abwechslung mal keine stumpfe Nadel. Allmählich glaube ich, daß Sie ein sadistisches Vergnügen am Piksen haben! (DEUTUNG)

3. *Patient:* Eine von den Schwestern hat mir erzählt, daß Sie ein Fan der Boston Celtics sind. Ich hoffe, Sie verstehen mehr von Medizin als von Basketball.
   Arzt: Welches ist denn Ihre Lieblingsmannschaft? (VERHÖR)
   Patient: Natürlich die Lakers.
   Arzt: Sie müssen doch kränker sein, als ich dachte. (SPOTT)

4. *Arzt:* Wir machen jetzt ein EKG. Ziehen Sie Hemd, Schuhe und Strümpfe aus und legen Sie sich hin! (BEFEHL)
   Patient: Und was passiert dann?
   Arzt: Schwester Monika schließt Sie ans Gerät an.

5. *Patient:* Müssen Sie meine Brust rasieren? Beim letztenmal hat es Monate gedauert, bis das Haar nachgewachsen war.
   Schwester: Was machen Sie denn beruflich? (VERHÖR)
   Patient: Ich arbeite auf dem Bau.
   Schwester: Vielleicht müssen Sie eine Zeitlang ein T-Shirt bei der Arbeit tragen. (LÖSUNGSVORGABE)

Gefährlich sind Du-Botschaften in dem Moment, in dem Sie eine Botschaft oder einen verbalen oder indirekten Hinweis des Patienten erhalten, daß er ein wie auch immer geartetes Problem hat, oder wenn es Anzeichen dafür gibt, daß das Verhältnis zwischen Ihnen belastet ist. Dann sollten Sie diese Form der Ansprache vermeiden.

Als nächstes werden wir Kommunikationsfertigkeiten veranschaulichen, die sich als effektiv erwiesen haben, wenn auf Ihrer Seite ein Problem vorliegt, mit dem Sie den Patienten konfrontieren wollen.

Die dreiteilige konfrontierende Ich-Botschaft

Um jemanden wirklich zu einer Änderung seines Verhaltens zu veranlassen, müssen die konfrontierenden Ich-Botschaften in einer sehr präzisen Weise angewendet werden, die hohe Anforderungen an den Sender stellt. Wenn irgendeine Verhaltensweise eines Patienten für Sie unannehmbar ist, weil sie Ihnen Probleme macht, können Sie sich am besten mit einer konfrontierenden Ich-Botschaft durchsetzen, die sich aus drei Komponenten zusammensetzt. Im Idealfall soll Ihre konfrontierende Botschaft dreierlei bewirken. Sie soll

1. durch eine Verhaltensänderung beim Patienten zur Befriedigung Ihrer Bedürfnisse führen;
2. die Selbstachtung des Patienten nicht beeinträchtigen;
3. die Beziehung zwischen Ihnen und dem Patienten nicht gefährden.

Bei dreiteiligen Ich-Botschaften werden diese drei Ziele mit hoher Wahrscheinlichkeit erreicht. Im folgenden erläutern wir jede der drei Komponenten im einzelnen.

Beschreibung des Verhaltens, das Ihnen Probleme macht, ohne Schuldzuweisung

Die eingehende Beschreibung seines unzumutbaren Verhaltens soll sicherstellen, daß der Patient genau weiß, welche seiner Verhaltensweisen für Sie problematisch ist. Zugleich wollen Sie dabei alles vermeiden, was unnötigen Widerstand weckt, also Schuldzuweisung oder Kritik.

– Vermeiden Sie: »Wenn Sie so rücksichtslos sind, meine Anrufe nicht zu beantworten ...«
– Besser: »Ich habe ein Problem, wenn ich nichts von Ihnen höre, nachdem ich bei Ihnen angerufen habe.«

Es ist wichtig, nur das *Verhalten* Ihres Gesprächspartners zu beschreiben, also das, was Sie sehen, hören, berühren können. Vermeiden Sie *Rückschlüsse* auf mögliche Motive oder

Einstellungen, kurz, sorgen Sie dafür, daß dieser Teil Ihrer Botschaft ihn nicht unnötig in die Defensive drängt oder Widerstand auslöst, den Sie erst wieder überwinden müßten, um an Ihr Ziel zu gelangen. Vermeiden Sie Botschaften wie »Wenn Sie auf andere Patienten auf der Station keine Rücksicht nehmen ...« Sehr viel besser ist folgende Botschaft: »Ich bekomme ein Problem, wenn Ihr Radio so laut ist.«

Die konkreten Auswirkungen für Sie persönlich

Die meisten Menschen ändern ein bestimmtes Verhalten erst dann, wenn sie genau wissen, daß und in welcher Weise ihr Gegenüber davon betroffen ist. Deshalb müssen Sie den Patienten unbedingt klarmachen, in welcher konkreten Form sich deren Verhalten auf Sie auswirkt, also auf welche Weise es Sie daran hindert – oder zu hindern droht –, Ihren Aufgaben nachzukommen. Vermeiden Sie alle anklagenden Äußerungen, bei denen Sie sozusagen mit ausgestrecktem Zeigefinger auf den Patienten zeigen und Schuldbewußtsein auslösen. Machen Sie sich statt dessen klar, daß der Patient aller Wahrscheinlichkeit nach nicht die Absicht hatte, Sie bei der Ausübung Ihrer Pflicht zu stören. Der Patient muß die Auswirkungen seines Verhaltens nachvollziehen können: Sie müssen glaubwürdig sein. Er muß wirklich überzeugt sein, daß sein Verhalten *tatsächlich* die genannten Folgen hat oder hervorrufen könnte. Wenn die beschriebenen Auswirkungen nicht der Wahrheit entsprechen oder *bei Ihrem Gegenüber* den Eindruck erwecken, sie seien allzu weit hergeholt, dann bleibt diese Ich-Botschaft normalerweise wirkungslos. Es spielt keine Rolle, wie sehr *Sie* davon überzeugt sind; *Sie* sind ja nicht der, der sich ändern soll.

Greifbare Folgen sind oft schwer zu benennen. Vielleicht hilft es, wenn Sie die Auswirkungen auf sich selbst im einzelnen und ganz konkret beschreiben: (1) in Form eines zusätzlichen zeitlichen oder finanziellen Aufwands oder einer nötig werdenden Extraarbeit auf Ihrer Seite; (2) in Form der Zeit, die Ihnen dann für andere Aufgaben fehlt, oder in Form von Störungen Ihrer persönlichen und beruflichen Vorhaben; (3) in Form von nötig werdenden Verpflichtungen oder Reinigungsarbeiten, durch die Sie gehindert werden, etwas für Sie Wichtiges oder Angenehmes zu tun; (4) in Form von Einbußen, die Sie erleiden, wie persönliche Zufriedenheit, äußere Anerkennung oder der Stolz auf eine Leistung, die Ihnen durch sein Verhalten entgehen. Die folgende konfrontierende Ich-Botschaft vermittelt ganz eindeutig einen greifbaren Effekt: »Ich bekomme ein Problem, wenn Ihr Radio so laut ist, denn dann muß ich meine Zeit für Gespräche mit den Patienten aufwenden, die sich darüber beschweren, daß sie nicht einschlafen können.«

Ihre Gefühle

Dies ist häufig der schwerste Teil. In unserer Gesellschaft bringt man uns bei, unsere Gefühle zu verleugnen oder zu verbergen. Deshalb ist es den meisten von uns nicht ganz geheuer, Gefühle zu zeigen. Doch erst durch diese Beimischung erhält Ihre Botschaft die nötige Durchschlagskraft und Rechtfertigung. Ohne Gefühle ist eine Ich-Botschaft nur kalt und logisch. Sobald Sie Ihre Emotionen aber auf unmißverständliche, ehrliche Weise ausdrücken, kann der Patient ein tieferes, persönlicheres Verständnis für Sie aufbringen, und dementsprechend wächst seine Bereitschaft, Ihnen bei Ihrem Problem zu helfen. Das Ausdrücken von Gefühlen macht es möglich, daß der Patient einsieht, wie sehr Sie auf seine Mithilfe angewiesen sind. Solange Sie Ihre Gefühle außen vor lassen, kann er den Eindruck haben, daß es keinen rechten Grund gibt, etwas an seinem Verhalten zu ändern.

Vermeiden Sie die riskante Doppeldeutigkeit der Wendung »Ich habe das Gefühl, daß ...« Dieser Ausdruck wird nur zu oft als »Ich bin der Ansicht, daß ...« interpretiert. Also vermeiden Sie Botschaften wie »Ich habe das Gefühl, Sie lassen mich im Stich« oder »Ich habe das Gefühl, Sie haben Ihre Aufgabe nicht richtig erledigt.« Es ist besser, wenn Sie Ihre Gefühle folgendermaßen ausdrücken: »Ich bekomme ein Problem, wenn Ihr Radio so laut ist, denn dann muß ich meine Zeit dafür aufwenden, mit den Patienten zu sprechen, die sich darüber beschweren, daß sie nicht einschlafen können; und das macht mich sehr ärgerlich.«

Damit eine Ich-Botschaft effektiv ist, müssen die ausgedrückten Gefühle *echt* sein. Und ihre jeweilige Stärke (zum Beispiel in der Abstufung gereizt – ärgerlich – wütend) muß glaubwürdig sein. Insbesondere wenn Sie zu unterkühlt bleiben, schwächt das die Wirkung ab. Und wenn Sie sich in zu heftige oder imposante Gefühlsäußerungen hineinsteigern, die nicht Ihren wahren Gefühlen entsprechen, zerstören Sie die Glaubwürdigkeit Ihrer Botschaft.

In dem Augenblick, in dem Sie die Ich-Botschaft senden, müssen der Grad Ihrer Erregung, Ihr Gesichtsausdruck und Ihre Körpersprache den von Ihnen beschriebenen Gefühlen entsprechen. Ihre Ich-Botschaft muß *kongruent* sein, das heißt, Ihr *inneres Erleben* und dessen *äußerer Ausdruck* müssen zusammenpassen. Kongruenz verleiht der Botschaft Glaubwürdigkeit und Stoßkraft und ist wahrscheinlich der ausschlaggebende Faktor für den Erfolg Ihrer Ich-Botschaft.

Nachdem Sie sich verstandesmäßig darüber klargeworden sind, (1) wie sie das problematische Verhalten des Patienten in einer von Beschuldigungen freien Weise beschreiben können, (2) welche Auswirkung es auf Sie persönlich hat und (3) welche kongruenten Gefühle Sie in bezug auf die Auswirkungen haben, dann müssen Sie diese drei Dinge in ein oder zwei Sätzen zusammenfassen und den Mut aufbringen, diese dreiteilige konfrontierende Ich-Botschaft auch zu senden.

Versuchen Sie auf die Tatsache, daß das Problem bei *Ihnen* liegt, als erstes mit der Aufmerksamkeit heischenden Formel »Ich habe da ein Problem, über das ich mit Ihnen sprechen möchte« hinzuweisen. Wenn dies geschehen ist, spielt alles weitere – weder die Reihenfolge der drei Elemente noch die Frage, ob Sie sich besonders elegant ausdrücken – keine allzu große Rolle mehr. Wichtig ist nur, daß Sie Ihre Absicht in die Tat umsetzen, nämlich dem Patienten – offen und wahrheitsgemäß – mitzuteilen, wie sein Verhalten sich auf Sie auswirkt, sowohl konkret als auch emotional. Danach machen Sie eine Pause und geben Ihrem Gegenüber so die Möglichkeit, die Verantwortung für eine Abänderung seines inakzeptablen Verhaltens zu übernehmen, und zwar auf eine Weise, die Ihren Bedürfnissen entspricht und auch für ihn akzeptabel ist.

Wenn man es recht bedenkt, ist eine gute konfrontierende Ich-Botschaft in Wirklichkeit ein Appell an die Hilfsbereitschaft des Gegenübers. Wie die Erfahrung bestätigt, motiviert ein Hilferuf den Angesprochenen eher zu einer positiven Reaktion. Bei einer guten Ich-Botschaft wird außerdem die Lösung weder angedeutet noch vorgeschrieben, so daß die Verantwortung, eine Lösung für das Problem zu finden, bei der anderen Person verbleibt. Ich-Botschaften dienen also nicht dazu, den Gesprächspartner *zu beherrschen und zu lenken*, sondern ihn dahingehend zu *beeinflussen*, daß er selbst die Verantwortung übernimmt, was bedeutet, daß er die Wahl hat, ob er sein Verhalten ändern will, weil es für einen anderen Menschen ein Problem darstellt. Ich-Botschaften stellen keinen Angriff auf die Selbstachtung des anderen dar, denn es sind keine Du-Botschaften, die sich auf den *anderen* beziehen, sondern Ich-Botschaften, die sich allein auf *Sie* beziehen.

Nachstehend einige Beispiele für gute dreiteilige konfrontierende Ich-Botschaften:

1. *Arzt:* Ich habe da ein Problem, über das ich mit Ihnen sprechen möchte. Wenn Sie nicht in der Praxis Bescheid geben, daß Sie Ihren Termin nicht wahrnehmen können, ärgere ich mich, weil wir dann keine Möglichkeit haben, Ihren Termin einem anderen Patienten zu geben.
2. *Schwester:* Ich habe ein Problem damit, daß es immer so lange dauert, bis Sie soweit sind, daß ich Ihnen die Spritze geben kann. Ich mache mir dann Sorgen, daß mir nicht genug Zeit bleibt, um mich ausreichend um die anderen Patienten zu kümmern.
3. *Ärztin:* Es ist für mich ein Problem, daß Sie nicht alle drei Wochen zur Kontrolluntersuchung kommen, sondern damit fünf oder sogar sechs Wochen warten. Ich mache mir wirklich Sorgen, denn Sie könnten einen Schlaganfall bekommen, und das würde mich sehr traurig machen.
4. *Schwester:* Es ist für mich ein Problem, wenn Sie Ihren täglichen Spaziergang auf dem Flur nicht machen wollen, so wie Dr. Seward das angeordnet hat. Ich habe Angst, es dauert dann noch länger, bis Sie nach Hause dürfen, und daß man mir die Schuld daran gibt.

Dr. Naomi Remen schilderte ein Erlebnis, das sie am »Institute for the Study of Humanistic Medicine« in San Francisco hatte. Es ging dabei um krebskranke Kinder, denen sie Blut abnehmen mußte, und es zeigt, welch erstaunliche Wirkung eine offene, ehrliche und direkte Ich-Botschaft haben kann.

»Am Morgen wurden die Kinder nacheinander von den Schwestern hereingeführt. Mir graute immer schon vor dieser Stunde! Die ängstlichen Kindergesichter verschwammen vor meinen Augen, während ich ein Teströhrchen nach dem anderen füllte und nie sicher war, ob ich das nächste Kind erfolgreich ›piksen‹ würde.
Eines Morgens ging die Tür auf und ein zu allem entschlossener Fünfjähriger, der an Leukämie erkrankt war, marschierte herein, gefolgt von fünf Schwestern. Eine von ihnen sagte: ›Das ist David.‹ Ich wunderte mich, warum so viele Schwestern dabei waren, und wollte gerade nach dem Grund fragen, als David von einer von ihnen auf den Behandlungstisch gehoben wurde. Im

nächsten Augenblick waren sämtliche Frauen in ein heftiges Kampfgetümmel verwickelt. ›Haben Sie sein Bein? Ich hab' seinen Arm. Achtung, er beißt ...‹, und die ganze Zeit über schrie David aus Leibeskräften.

Ich war entsetzt. Auf so etwas war ich im Studium nicht vorbereitet worden. Ich hatte noch nie einen derartigen Ringkampf erlebt. Später erfuhr ich, daß David zum neuntenmal im Krankenhaus war und daß sich dieses Ritual schon unzählige Male abgespielt hatte. Ich stand unbeachtet und erschüttert daneben, während die Schwestern versuchten, das Kind festzuhalten. Aus dem Berg von weißen Kitteln stach ein Arm hervor. Da er kleiner als die übrigen war, mußte es wohl Davids sein. Ich nahm das Blut ab, sagte ›Ich bin fertig‹, und die Schwestern richteten sich nacheinander wieder auf, mitgenommen und verschwitzt, und ließen David allein auf dem Tisch zurück. Er war jetzt ganz still und sah mich an. Meine Hände zitterten so stark, daß ich sein Blut nicht aus der Spritze in das Teströhrchen bekam. Ich preßte die Hände an die Brust, um mich zu beruhigen. Da sagte David: ›Warum zittern deine Hände so?‹ Soviel man mir auch beigebracht hatte, hier fiel mir nicht ein, was ich sagen sollte. Mir gingen die verschiedensten Ausreden durch den Kopf, von ›Ich habe noch nicht gefrühstückt‹ bis zu ›Meine Hände zittern doch gar nicht!‹

Statt dessen hörte ich mich sagen: ›Ich zittere, weil du so laut geschrien hast, daß ich Angst bekommen habe.‹ Schon im selben Moment spürte ich, daß diese Äußerung von den Schwestern aufs heftigste mißbilligt wurde. Ich schämte mich. Ich hatte das Falsche gesagt – es war mir einfach herausgerutscht. Noch am selben Morgen wurde ich zur Oberschwester zitiert.

Ob mir klar sei, was ich da gesagt hatte? Einem Kind meine Schwäche zu zeigen, dessen einzige Hoffnung sein Glaube an unsere Stärke wäre! Ich hätte sein Vertrauen in die Ärzte zerstört. Ich hätte mich unprofessionell verhalten. Man werde den Chefarzt davon unterrichten.

Ich wußte nichts darauf zu sagen, aber ich entschuldigte mich nicht. Irgend etwas hielt mich davon ab. Ein paar Tage später war ich wieder frühmorgens in dem Behandlungszimmer. Als ich ängstlich die Patientenliste überflog, stieß ich auf Davids Namen. Ich bat, ihn als ersten aufzurufen, um die Sache hinter mich zu bringen. Die Tür ging auf, und David kam herein, vier Schwestern im Gefolge. Aber das war auch das einzige, das so war wie zuvor. David winkte die Schwestern fort, kletterte auf den Tisch und streckte mir seinen Arm entgegen. ›Da‹, sagte er, ›heute erschreck' ich dich nicht.‹ Und er hat mich nie wieder ›erschreckt‹.« (Remen, 1975, S. 37)

Die folgenden zwei Fälle wurden mir von Dr. Robert Daigneault, einem der Ärzte, die als Gordon-Familientrainingsleiter ausgebildet wurden, mitgeteilt. Sie veranschaulichen die Effektivität von konfrontierenden Ich-Botschaften (Daigneault, 1993):

Fall Eins:

Bei dem Patienten handelt es sich um einen zwanzigjährigen Collegestudenten, der kurz vor dem Ende der Sprechstunde in das Gesundheitszentrum auf dem Campus kam. Ich untersuchte ihn und diagnostizierte eine Infektion der oberen Luftwege (Erkältung) und empfahl eine symptomatische Behandlung. Daraufhin ging er fort. Am nächsten Tag erfuhr ich, daß er später, als das Zentrum bereits geschlossen hatte, zurückgekehrt war, um bei der Krankenschwester, die Bereitschaftsdienst hatte, einen großen Aufstand zu machen. Er hatte sich über die lange Wartezeit und die Kürze der Untersuchung beschwert, aber auch darüber, daß er kein Rezept bekommen habe. Ich war sehr verärgert, weil ich seine Beschwerde für unberechtigt hielt. Im Moment bot sich keine Gelegenheit, etwas zu unternehmen, doch noch im gleichen Monat suchte er mich wegen einer anderen Erkrankung auf. Nachdem wir damit fertig waren, kam es zu folgendem Gespräch:

Dr. D.: John, ich bin froh, daß Sie hier sind, denn ich wollte noch etwas mit Ihnen besprechen.

John: Okay, Doc, worum geht's?

Dr. D.: Können Sie sich daran erinnern, daß Sie vor etwa einem Monat wegen einer Erkältung bei mir waren?

John: Ja, stimmt.

Dr. D.: Also, ich habe gehört, daß Sie noch mal wiederkamen, als ich schon weg war, und sich bei der Schwester darüber beschwert haben, wie Sie behandelt wurden.

John: Wirklich? Daran kann ich mich im Moment gar nicht mehr recht erinnern.

Dr. D.: Gut, ich wollte Ihnen nur sagen, daß ich mich über Ihre Beschwerde geärgert habe, denn bei der Untersuchung habe ich Ihnen doch die Gelegenheit gegeben, über alles zu sprechen, was Sie auf dem Herzen hatten. (ICH-BOTSCHAFT)

John: Tut mir leid, Doc. Ich habe nicht gedacht, daß das irgend jemandem was ausmachen würde.

Dr. D.: Okay. Ich wollte nur, daß Sie's wissen.

An diesem Fall kann man erkennen, daß eine Konfrontation mit Ich-Botschaften kurz sein kann und keine komplizierte Angelegenheit zu sein braucht. Der Student ging auch weiterhin zu Dr. D., die Konfrontation wirkte sich in keiner Weise störend auf ihr Verhältnis aus.

Fall zwei:

Ein sechzehnjähriges Mädchen mit Diabetes. Die Diagnose stand fest, doch sie achtete trotzdem nicht auf ihre Blutzuckerwerte und hielt sich nicht an die Diätvorschriften. Aus diesem Grund hatte sie bereits zwei Krankenhausaufenthalte hinter sich.

Dr. D.: Guten Morgen, Carrie. Ich habe gerade mit deiner Mutter über deinen Diabetes gesprochen. Sie macht sich ziemliche Sorgen.

Carrie: Die macht sich immer Sorgen. Mir geht's gut.

Dr. D.: Entschuldige, Carrie, aber mit dem, was du da sagst, habe ich ein Problem. (ICH-BOTSCHAFT)

Carrie: Was für ein Problem?

Dr. D.: Du hast eben gesagt, daß es dir gutgeht. Ich bin nicht dieser Ansicht, und ich bin sehr beunruhigt, weil du deine Blutzuckerwerte nicht testest und die Diät nicht einhältst, was schon zweimal dazu geführt hat, daß du ins Krankenhaus mußtest. Damit du nicht wieder dort landest, brauche ich deine Mithilfe. (ICH-BOTSCHAFT)

Indem er Carrie zur Rede stellte, machte Dr. D. das Problem zu ihrem.

Umschalten auf aktives Zuhören

Auch wenn bewiesen ist, daß Ich-Botschaften zu senden die wirkungsvollste Art ist, um andere Menschen zum Aufgeben ihres inakzeptablen Verhaltens zu veranlassen, passiert es immer wieder, daß selbst die schönste dreiteilige Ich-Botschaft Reaktionen wie die folgenden auslöst:

1. Der Patient reagiert schuldbewußt, zerknirscht oder mißmutig: »Es tut mir furchtbar leid« oder »Ich wußte doch nicht ...«
2. Der Patient geht in die Defensive. »Das hat mir keiner gesagt« oder »Ich mache schon so schnell, wie es nur geht.«
3. Der Patient leugnet jede Verantwortung ab: »Ich hab's vergessen.« – »Ich hatte zuviel zu tun.« – »Das hat mir keiner gesagt.«
4. Der Patient wehrt sich dagegen, sich zu ändern, und interessiert sich nicht für die Gefühle des Senders: »Das muß ich aber so machen.« – »Ich sehe nicht ein, warum ich das anders machen soll.«

Solchen Botschaften können Sie entnehmen, daß Ihre konfrontierende Ich-Botschaft zu einem Problem beim Patienten geführt hat, sei es entschiedener Widerstand gegen jegliche Veränderung oder sonstige starke Gefühle. Denken Sie dann daran: Wenn das Problem beim Patienten liegt, ist aktives Zuhören die geeignetste und effektivste Gesprächsfertigkeit. Wenn also Ihre Ich-Botschaft dem Patienten Probleme macht, ist es klüger, sozusagen einen anderen Gang einzulegen und von dem bestimmten, auf Konfrontation angelegten Auftreten (Vorwärtsbewegung) umzuschalten zu einer Haltung des verständnisvollen Zuhörens (Rückwärtsbewegung) – sich also vorläufig zurückzuziehen. Hier zwei Beispiele:

1. *Schwester:* Ich habe ein Problem damit, daß es jedesmal so lange dauert, bis ich Ihnen Ihre Spritze geben kann. Ich habe Angst, daß ich gar nicht mehr zu meinen anderen Patienten komme. (ICH-BOTSCHAFT)

Patient: Ich finde diese Spritzen wirklich scheußlich. Sie tun ganz schön weh, und ich war schon immer ein Feigling, was Schmerzen angeht.

Schwester: Sie konnten Schmerzen noch nie gut ertragen, und diese Spritzen tun ja wirklich weh. (UMSCHALTEN AUF AKTIVES ZUHÖREN)

2. *Arzt:* Daß Sie sagen, Sie wollen nicht jeden Tag spazierengehen, stellt mich vor ein ziemliches Problem. Ich befürchte, daß die Durchblutung Ihrer Beine schlechter wird, und dann hätte ich das Gefühl, ich hätte meine Sache nicht gut gemacht. (ICH-BOTSCHAFT)

Patient: Es nimmt mir zuviel Zeit. Im Moment türmt sich die Arbeit in der Firma.

Arzt: Das hört sich so an, als hätte Ihre Arbeit derzeit Vorrang und als hätten Sie keine Zeit für Spaziergänge. (UMSCHALTEN AUF AKTIVES ZUHÖREN)

Wenn Sie auf Ihre konfrontierenden Ich-Botschaften solche Antworten bekommen, ist es meist sinnlos, weiter mit großer Bestimmtheit auf den anderen einzureden. Wenn Sie jedoch einen anderen Gang einlegen, merkt Ihr Gegenüber, daß Sie Ihre Bedürfnisse nicht *auf seine Kosten* durchsetzen wollen. Außerdem werden Sie sehen, daß durch das Umschalten auf aktives Zuhören – ob einmal oder so oft wie nötig – der Widerstand schwächer wird oder die heftigen Empfindungen nachlassen. Den meisten Menschen fällt es leichter, sich zu ändern, wenn sie merken, daß ihr Gesprächspartner sie versteht und akzeptiert, daß es für sie sehr schwierig ist, etwas anders zu machen als bisher.

Unter Umständen können Sie es für nötig halten, Ihre Ich-Botschaft zu wiederholen oder sogar eine noch stärkere zu senden, um dann eventuell wieder umzuschalten, wenn sich noch immer Widerstand zeigt oder die Gefühle noch immer bestehen. Oder Sie müssen feststellen, daß der andere sich trotz der Mühe, die Sie sich mit ihm geben, keinesfalls ändern will, so daß die Beziehung mit einem noch zu lösenden Konflikt dasteht.

Zusammenfassung

Berater-Klienten-Beziehungen sind am effektivsten, wenn beide Seiten keine Hemmungen haben, sich zu öffnen, ihre Gefühle, Bedürfnisse und Probleme mitzuteilen. Untersuchungen haben gezeigt, daß die Selbstöffnung in menschlichen Beziehungen reziprok ist; wenn also Angehörige der medizinischen Berufe ihre eigenen Gedanken, Gefühle und Probleme offenlegen, ermutigen sie ihre Patienten, es ebenso zu machen. Selbstöffnung ist auch ein kritischer Weg, um Beziehungsprobleme zu vermeiden.

Die wirkungsvollste Form der Selbstöffnung ist die Ich-Botschaft, die von Ärzten und Pflegepersonal angewendet werden kann, um (1) ihre Ansichten und Überzeugungen auszudrücken, (2) um zukünftige Probleme von vornherein zu vermeiden, (3) um ehrlich auf Bitten oder Forderungen der Patienten zu antworten und (4) um Patienten zu veranlassen, Verhaltensweisen abzulegen, die für den Mediziner oder die Schwester ein Problem darstellen.

Das sogenannte Verhaltensfenster, eine schematische Darstellung von Beziehungen, hat sich in mehrerlei Hinsicht als nützlich erwiesen: (1) um das Konzept des Problembesitzes zu verstehen; (2) um zu verstehen, warum unterschiedliche Fertigkeiten nötig sind, je nachdem, bei wem sich das Problem befindet; (3) um zu verstehen, warum es wichtig ist, sich auf bestimmte *Verhaltensweisen* von Patienten zu konzentrieren, statt über ihre Eigenschaften, Absichten oder Motive zu spekulieren.

Konfrontierende Ich-Botschaften sind geeignet, Patienten zur Änderung eines unannehmbaren Verhaltens zu veranlassen. Am erfolgreichsten sind jedoch Konfrontationen, die aus drei Komponenten bestehen: (1) der Beschreibung des speziellen Verhaltens, das für den Arzt oder die Schwester ein Problem darstellt, (2) dessen konkreter unerwünschter Auswirkung und (3) den Gefühlen, die sie dabei bewegen.

Bei den dreiteiligen konfrontierenden Ich-Botschaften besteht außerdem das geringste Risiko, daß die Beziehung leidet, und die größte Chance, daß der Patient zu einer Verhaltensänderung veranlaßt wird.

Andererseits gibt es sehr risikoreiche Konfrontationen, nämlich Botschaften, bei denen der Patient sich an den Pranger gestellt fühlt oder die ein Werturteil über ihn als Menschen enthalten. Solche Botschaften, die sogenannten Du-Botschaften, schaden einer Beziehung und nähren den Widerstand gegen eventuelle Veränderungen. Bei Botschaften, die den Ärger des Arztes oder der Schwester transportieren und in Wirklichkeit verdeckte Du-Botschaften sind, besteht das Risiko, daß sich starker Widerstand gegen Veränderungen aufbaut. Doch wenn man das durch das Patientenverhalten verursachte primäre oder dahinterliegende Gefühl identifiziert und dann in Form einer Ich-Botschaft ausdrückt, nimmt das Risiko deutlich ab, und die Bereitschaft des Patienten, sich zu ändern, nimmt zu.

Selbst gut umgesetzte dreiteilige konfrontierende Ich-Botschaften können gelegentlich Widerstand sowie starke emotionale Reaktionen produzieren. In diesem Fall kann ein Umschalten auf die Allzweckfertigkeit des aktiven Zuhörens dem Patienten zu verstehen geben, daß seine Gefühle akzeptiert werden; eine Beschädigung der Beziehung wird vermieden; und oft führt sie zu der Bereitschaft, das Verhalten zu modifizieren.

KAPITEL 6

Erfolgreicher Umgang mit Konflikten

> Ein kooperativer Prozeß führt dazu, daß man In-
> teressenkonflikte als ein gemeinsames Problem
> betrachtet, das es gemeinschaftlich zu lösen gilt.
> Dies erleichtert es, zu erkennen, daß die Interessen
> beider Seiten legitim sind und es notwendigerwei-
> se darum geht, eine Lösung im Sinne aller Betei-
> ligten zu finden.
>
> Morton Deutsch, *Distributive Justice*

Im vorhergehenden Kapitel haben wir gezeigt, wie man Patienten mittels einer Ich-Botschaft auf Anliegen (Bedürfnisse) von Ärzten und Pflegepersonal aufmerksam machen
kann. Und wir haben dabei vier Arten von Ich-Botschaften
unterschieden:

1. *Aussagende Ich-Botschaften*, durch die Sie anderen Personen die eigenen Wertvorstellungen und Überzeugungen vermitteln.

2. *Antwortende Ich-Botschaften*, mit denen Sie vermitteln,
   ob Sie bereit oder abgeneigt sind, eine an Sie herangetra-
   gene Forderung zu erfüllen.

3. *Vorbeugende Ich-Botschaften*, mit dem Ziel, jemanden
   zu veranlassen, künftig etwas zu tun, was Ihren Vorstellungen entgegenkommt.

4. *Konfrontierende Ich-Botschaften*, mit dem Ziel, jemanden zu veranlassen, ein Verhalten zu ändern, das Sie daran hindert, Notwendiges in die Tat umzusetzen.

So wirkungsvoll all dies auch sein kann, um bestimmte, für
den Mediziner inakzeptable Verhaltensweisen von Patienten
zu verhüten oder zu verändern, so wird es doch immer wieder vorkommen, daß selbst gute Ich-Botschaften nicht zum
angestrebten Ziel führen; und dies kann einen Interessen-

konflikt zwischen Arzt und Patient zur Folge haben. Mit derlei interpersonellen Konflikten und deren Lösungsmöglichkeiten befaßt sich das vorliegende Kapitel.

Die Tatsache, daß es in der Beziehung zu Patienten zu Konflikten kommen kann und auch kommt, ist sicherlich nichts Neues. In der Fachliteratur gibt es dazu zahlreiche Beiträge praktizierender Ärzte. Beispielsweise hat Dr. Timothy Quill sehr überzeugend über die Notwendigkeit geschrieben, derartige Konflikte so auszuhandeln, daß den Bedürfnissen/Erfordernissen beider Seiten Rechnung getragen wird, wobei er betont, daß manche Hindernisse sich nicht leicht aus dem Weg räumen lassen und gelegentlich die Bildung eines Arbeitsbündnisses behindern können. Er nennt dann sechs Verhandlungsstrategien zur Konfliktlösung im Arzt-Patienten-Verhältnis:

– Zwischen Person und Problem unterscheiden.
– Den Konflikt klar herausarbeiten.
– Spontane Einfälle sammeln (Brainstorming), um Lösungsmöglichkeiten zu finden.
– Sich auf die gemeinsamen Interessen konzentrieren, nicht auf Positionen.
– Objektive Kriterien anwenden, wo immer es geht.
– Neue Lösungen finden, bei denen beide Seiten gewinnen.
  (Quill, 1989, S. 54)

Diese Strategien entsprechen weitgehend dem System der Konfliktbewältigung*, das wir in diesem Kapitel vorstellen und mit Beispielen veranschaulichen wollen. Zuerst sollten wir jedoch das Wesen von Konflikten näher betrachten.

---

* Paxisbezogene Kurse werden in Deutschland von der Akademie für personenzentrierte Psychologie gemeinnützige Gesellschaft mbH veranstaltet (siehe S. 302).

Beziehungskonflikte

Wenn man sich umhört, welche Wörter im Zusammenhang mit Konflikten in unterschiedlichen Beziehungen zu anderen Menschen am ehesten auftauchen, so sind es: Streit, Auseinandersetzung, Kampf, Zank, Reiberei, Krach, Disput, Wortgefecht, Zusammenstoß, Konfrontation, befehden, bekriegen, zanken, hadern, »sich in die Wolle geraten«, zusammenprallen. Die meisten dieser Ausdrücke haben mit Kampf zu tun. Und üblicherweise verbindet man sie mit großen Unannehmlichkeiten, schwerwiegenden Problemen beziehungsweise mit Situationen, die man gern vermeiden möchte.

Viel unüblicher ist es, einen Konflikt als ein positives Erlebnis anzusehen – als eine Situation, die sich als fruchtbar und vorteilhaft erweisen kann. In der Tat birgt ein Konflikt beides: Risiken wie Chancen, Gefahren wie positive Perspektiven. Der berühmte Erzieher und Psychologe John Dewey schrieb, daß ein Konflikt unser Beobachtungsvermögen, unseren Einfallsreichtum und unsere Kreativität weckt, die unerläßliche Voraussetzung tieferer Gedanken und genialer Einfälle. Man kann Konflikte auch als Denkanstöße betrachten, die konstruktive Entwicklungen und Veränderungen in menschlichen Beziehungen und Organisationen herbeiführen, mehr Nähe zwischen Menschen herstellen und sogar dazu führen können, daß Beziehungen interessanter und anregender werden.

Konflikte bieten die Gelegenheit, Probleme zu erkennen, die unbedingt gelöst werden müssen, weil sie anderenfalls zu Unzufriedenheit, Frustration, unterdrücktem Groll oder Wut führen würden. Ungelöste Konflikte können zu häßlichen Auseinandersetzungen eskalieren, bei denen sich die Betroffenen als Widersacher betrachten, und sie können bewirken, daß im Verhältnis zu Menschen, die man geachtet, gemocht und geliebt hat, eine Entfremdung eintritt.

Zweifellos bergen Konflikte in der Arzt-Patient-Beziehung sowohl Gefahren als auch Chancen. Ärzte können eine Abneigung gegen bestimmte Patienten entwickeln – Patienten können ihren Arzt »feuern« und sich nach einem neuen umsehen, mit dem sie besser auszukommen hoffen. Sie können sogar so weit gehen, daß sie ihren Arzt wegen eines »Behandlungsfehlers« auf Schadenersatz verklagen. Eine Umfrage unter Ärzten, die wegen eines Kunstfehlers vor Gericht gestanden haben, ergab, daß fast zwei Drittel von ihnen der Meinung waren, solche Verfahren könnten durch eine bessere Kommunikation deutlich reduziert werden (Shapiro et al., 1989).

Scheinbar konfliktfreie Beziehungen sind in Wirklichkeit oft Beziehungen, in denen einer der beiden Macht über den anderen besitzt und die schwächere Person zu ängstlich und unterwürfig ist, um an potentiell kontroverse Themen zu rühren, oder gelernt hat, nachzugeben und die Rolle des Friedfertigen in der Beziehung zu übernehmen. In Beziehungen, die auf Konsens und Kooperation beruhen und in denen kein Machtgefälle herrscht, kann es dagegen sehr viel leichter zu Konflikten kommen. Ärzte, die sich für eine arbeitsteilig-partnerschaftliche Beziehung zu ihren Patienten entschieden haben, vermögen eher ein Klima herzustellen, in dem Konflikte nicht nur an die Oberfläche kommen, sondern auch kreativ definiert und ausgetragen werden können, so daß die Gefahren, wie sie in einer auf Sieg/Niederlage und Machtkampf ausgerichteten, bevormundenden oder autoritären Beziehung liegen, vermieden werden.

Nach traditionellen Vorstellungen ist die Beziehung zwischen Angehörigen medizinischer Berufe und Patienten jedoch keine Beziehung zwischen Gleichgestellten. Aus der Sicht der Patienten sind Ärzte und andere Angehörige der Heil- und Pflegeberufe Menschen, die die Möglichkeiten haben, ihre Probleme zu lösen, und deshalb fühlen sie sich von ihnen abhängig und neigen dazu, Konflikte möglichst zu vermeiden und deshalb ihre Bedürfnisse nicht geltend zu machen. Eine Oberschwester in einem Großstadtkrankenhaus machte folgende Aussage über die unterschiedlichen Machtverhältnisse, die in ihrem Leben bestehen: »Bei meiner Arbeit habe ich sowohl gegenüber den Patienten wie den Schwestern, die mir unterstehen, ein Gefühl der Macht. Wenn da irgend jemand Theater macht, stelle ich unverzüglich klar, wer das Sagen hat. Aber zu Hause ist mein Mann der Boß, und ich erlebe es immer wieder, daß ich mich seinen Wünschen füge, nur damit es keinen Streit gibt.«

So wie diese Oberschwester verstehen die meisten Leute einen Konflikt als etwas, das damit endet, daß einer der Gewinner ist, während sich der andere ihm unterwirft. Wir nennen dies ein »Entweder/Oder-Denken«: Entweder ich gewinne, und du verlierst, oder du gewinnst, und ich verliere. Glücklicherweise gibt es noch eine dritte Lösung: Beide gewinnen oder keiner verliert. Wir werden die drei verschiedenen Möglichkeiten des Ausgangs von interpersonellen Konflikten nacheinander untersuchen.

1. Methode: Du gewinnst, der andere verliert

Wenn Sie bei Konflikten nach dieser Methode vorgehen, nutzen Sie Ihre Macht zur Durchsetzung Ihrer Interessen und Bedürfnisse, allerdings auf Kosten des anderen, der darunter leidet, daß seine Bedürfnisse zu kurz kommen. Die »Sieger« können zwar ihren Willen durchsetzen, aber zugleich bekommen sie es auch mit einigen unerwünschten Reaktionen der Unterlegenen zu tun, die nun mit ihren unbefriedigten Bedürfnissen dastehen.

- Sie beginnen, Angst vor Ihnen zu haben.
- Sie kritisieren Sie hinter Ihrem Rücken.
- Sie suchen Verbündete, um sich gegen Ihre Übermacht zu wehren.
- Sie fangen an, Ihnen aus dem Weg zu gehen.

- Sie belügen Sie.
- Sie sagen Ihnen nur das, was Sie hören wollen.
- Sie sagen Ihnen nicht alles, was ihnen Sorgen macht.

2. Methode: Du verlierst, der andere gewinnt

Bei dieser Methode der Konfliktbewältigung kann der andere die Befriedigung seiner Bedürfnisse – also seinen Standpunkt – auf Ihre Kosten durchsetzen, und Ihre Bedürfnisse bleiben auf der Strecke. Diese Methode wird im allgemeinen von konfliktscheuen Menschen angewendet. Sie wollen Frieden um jeden Preis und geben deshalb nach. Wenn Sie der Nachgiebige sind, treten bei Ihnen die unerwünschten Reaktionen auf:
- Sie fühlen Groll oder Wut.
- Sie fühlen sich frustriert.
- Sie beginnen sich mit der Zeit, niedergeschlagen und apathisch zu fühlen.
- Sie hören auf, über Ihre Bedürfnisse oder Probleme zu sprechen.
- Sie verlieren Ihre Selbstachtung, entwickeln ein niedriges Selbstwertgefühl.
- Sie reagieren Ihre Bedürfnisse heimlich und auf andere Weise ab, in anderen Beziehungen.

3. Methode: Die Methode ohne Verlierer

Diese Methode setzt voraus, daß sich beide Seiten verpflichtet fühlen, keinen Gebrauch von Macht zu machen und ihre Anliegen nicht zu Lasten des anderen durchzusetzen. Die Beteiligten betrachten einen Konflikt als Problem, das gelöst werden muß und das eine gemeinsame Suche nach einer für beide akzeptablen Lösung erfordert: eine Lösung ohne Verlierer beziehungsweise mit zwei Gewinnern.

Die meisten Menschen haben durch ihre Erfahrungen mit

ihren Eltern und anderen autoritären Erwachsenen gelernt, daß Konflikte im allgemeinen nach der ersten oder zweiten Methode gelöst werden. Deshalb fällt ihnen der Übergang zur dritten Methode nicht leicht, insbesondere wenn sie eine Machtposition erlangt haben. Es kann jedoch sehr befriedigend sein, sich der Suche nach Lösungen ohne Verlierer zu verschreiben, weil dieser Ansatz zum Beispiel folgende Vorteile mit sich bringt:

1. Konflikte werden nicht unter den Teppich gekehrt, sondern offen angesprochen, im einzelnen definiert und können mit konstruktiven und ausgewogenen Lösungen beendet werden.

2. Man lernt dabei, daß Konflikte zu aufregenden und interessanten Veränderungen führen können; ein Konflikt wird allmählich als etwas Positives bewertet – als ein Signal, daß die Beziehung in irgendeiner Weise in Ordnung gebracht werden muß.

3. Jeder der Beteiligten übernimmt selbst die Verantwortung für die Wahrung seiner Interessen, jedoch nicht auf Kosten des anderen. (Nicht-verlieren-Wollen ist ein entscheidender Aspekt.)

4. Die Bereitschaft, nicht nur oberflächliche, sondern echte Konflikte auszutragen, wächst.

5. Wenn ein Konflikt fair und freundschaftlich beendet wird, kommt es nicht zu ständigen Neuauflagen desselben Konflikts.

6. Es werden bessere und oft kreativere Lösungen gefunden, wenn alle am Geschehen Beteiligten an der Konfliktlösung mitwirken, so daß der Prozeß vom kreativen Denken jedes einzelnen profitiert.

7. Beide Seiten fühlen sich weit stärker verpflichtet, den Beschluß durchzuführen, wenn sie an seinem Zustandekommen beteiligt waren, anstatt ihn aufoktroyiert zu bekommen – eine weitere Anwendung des Mitbestimmungsprinzips.

8. Die Menschen kommen sich näher – Groll und Feindseligkeit werden durch Gefühle der Wärme und Nähe
   ersetzt.
9. Beide Seiten erkennen, daß dieses Verfahren auch ein
   Vorbild für den Umgang mit Konflikten in anderen zwischenmenschlichen Beziehungen sein kann.

Konflikte so zu lösen, daß keiner dabei auf der Verlierer-
seite steht, ist eine weitere Anwendungsmöglichkeit des in
Kapitel 2 beschriebenen Sechs-Stufen-Systems zur Problemlösung. Die Sechs-Stufen-Methode vergrößert erwiesenermaßen die Wahrscheinlichkeit beiderseits akzeptabler Konfliktlösungen, sowohl zwischen zwei Einzelpersonen wie
zwischen zwei Gruppen.

So schaffen Sie die Voraussetzungen für eine Konfliktlösung ohne Verlierer

Ohne Frage muß als erstes erreicht werden, daß sich beide
Seiten darauf einigen, alle Vorstellungen, die mit Gewinnen
oder Verlieren zu tun haben, über Bord zu werfen und sich
auf einen Prozeß ohne Verlierer einzulassen. Da aber viele
Menschen keinerlei Erfahrung mit dieser Art der Konfliktlösung haben – weder in der Familie noch in der Schule
oder am Arbeitsplatz –, muß die mit der Methode vertrau-
te Person die andere, die es nicht ist, entsprechend beeinflussen.

Dies läßt sich zum Beispiel mit aussagenden und vorbeugenden Ich-Botschaften tun:

»Ich möchte den Vorschlag machen, daß wir uns zusammensetzen und gemeinsam versuchen, eine Lösung zu finden,
die für uns beide akzeptabel wäre.«

»Ich möchte wirklich, daß Sie zu Ihrem Recht kommen. Probieren wir doch mal, ob wir nicht eine Lösung finden können, die
Ihrem und meinem Anliegen gerecht wird.«

>»Ich möchte nicht, daß unsere Beziehung beendet wird, bevor
wir nicht versucht haben, eine Lösung zu finden, mit der wir
beide leben können. Wären Sie einverstanden, daß wir einen
Versuch damit machen?«

Es kann sich auch als notwendig erweisen, stärkere konfrontierende Ich-Botschaften zu formulieren, ähnlich wie die folgenden:

>»Es frustriert mich total, daß Sie anscheinend nicht bereit sind,
eine andere Lösung als Ihre eigene in Betracht zu ziehen. Ich bin
wirklich enttäuscht, daß wir nicht gemeinsam darüber nachdenken können, ob es nicht doch eine für beide Seiten annehmbare
Lösung gibt.«
>»Es ist mir richtig unangenehm, wenn wir eine Meinungsver-
schiedenheit haben und Sie immer nur nachgeben und die Segel
streichen. Ich habe dann ein Gefühl, als sei ich der Sieger und
Sie der Verlierer. Können wir nicht versuchen, es in Zukunft
anders zu machen, indem wir unsere Schwierigkeiten so lösen,
daß keiner verliert?«

Natürlich kann es nach solchen Konfrontationen nötig sein,
daß Sie auf aktives Zuhören umschalten, um zu sehen, wie
Ihr Gegenüber auf Ihre Ich-Botschaften reagiert. Nach unserer Erfahrung sind die meisten Menschen weder mit Gewin-
ner-Verlierer-Lösungen noch mit ungelösten Konflikten
wirklich zufrieden und begrüßen normalerweise die Gelegenheit, es mit einem anderen Verfahren zu versuchen.

Wenn Sie übereingekommen sind, es mit der neuen
Methode zu probieren, müssen beide Seiten jede der sechs
Stufen verstehen. Sie können sie Ihrem Gesprächspartner erklären oder eine entsprechende Lektüre vorschlagen. Außerdem ist es wichtig, sich auf einen bestimmten Zeitpunkt zu
einigen, an dem Sie sich ohne Ablenkung zusammensetzen
können, denn für Lösungen ohne Sieger benötigt man
manchmal Zeit. Bei manchen Konflikten kann man auch
eine Wandtafel oder eine graphische Darstellung zu Hilfe
nehmen oder einfach nur Stift und Papier.

Sechs-Stufen-Plan für eine Konfliktbewältigung ohne Verlierer

Stufe 1: Definieren des Konflikts anhand der Erfordernisse oder Bedürfnisse, nicht in Form von Lösungen

Da die meisten Leute Konflikte mit *konkurrierenden Lösungen* assoziieren, ist es von entscheidender Bedeutung, den Konflikt auf Stufe 1 ganz genau in Form der *Erfordernisse/Bedürfnisse* oder *Befürchtungen* der Beteiligten zu definieren:

> »Was ist für mich unbedingt notwendig, oder woran ist mir wirklich gelegen?«
> »Welche Befürchtungen möchte ich ausgeräumt sehen?«

Nehmen wir einmal an, daß zwischen einer an Brustkrebs erkrankten Patientin und einer Ärztin Meinungsverschiedenheiten über die Behandlung bestehen, die zum Konflikt werden. Statt das Problem in Form von konkurrierenden Lösungen zu betrachten – operieren oder nicht operieren, brusterhaltende Resektion oder Amputation –, sollten Ärztin und Patientin als erstes die vorrangigen Interessen darlegen. Die Patientin könnte zum Beispiel befürchten, daß ihr Mann sie nicht mehr begehrenswert findet, oder sie hat Angst vor einer Entstellung. Die Ärztin könnte eine Metastasenbildung vermeiden wollen.

Wie wichtig es ist, zwischen Erfordernissen/Bedürfnissen und Lösungen zu unterscheiden, scheint der zuvor zitierte Artikel von Emanuel und Emanuel (1992) zu bestätigen. Nach ihrer Auffassung ist eine vorbildliche gemeinsame Beschlußfassung immer damit verbunden, daß sowohl der Arzt als auch der Patient einen Beitrag dazu leisten: Die Patienten bringen ihre »Anliegen und Vorstellungen« ein (also das, was wir als Erfordernisse/Bedürfnisse und Befürchtungen bezeichnen), auf deren Grundlage die Risiken und Vorteile verschiedener Behandlungsmöglichkeiten bewertet werden können, und dann können die Ärzte ihre fachliche Kompetenz sowie ihre Gewichtung der Behandlungsalternativen einbringen.

Auf Stufe 1 ist es für den Vertreter der medizinischen Seite von entscheidender Bedeutung, daß er sehr häufig vom aktiven Zuhören Gebrauch macht, um seine akzeptierende Haltung und sein Verständnis für die Erfordernisse/Bedürfnisse und Befürchtungen des Patienten deutlich zu machen.

Stufe 2: Alternative Lösungen entwickeln

Auf dieser Stufe entwickeln sowohl der Arzt als auch der Patient alternative Lösungen oder Kombinationen von Lösungen (zum Beispiel brusterhaltende Resektion plus Bestrahlung). Auf dieser Stufe sollte man sich wirklich zusammensetzen und sich etwas einfallen lassen, wobei vorläufig auf Bewertungen verzichtet wird, um den kreativen Prozeß nicht zu stören. Deshalb sollte der Arzt gleich zu Beginn von Stufe 2 vorschlagen, als Grundregel festzulegen, daß die Bewertung der alternativen Lösungen so lange zurückgestellt wird, bis die Liste abgeschlossen ist.

Stufe 3: Bewerten der alternativen Lösungen

Nun steht es sowohl dem Arzt wie dem Patienten frei, die in Stufe 2 entwickelten alternativen Lösungsmöglichkeiten zu bewerten. Was spricht dafür? Was spricht dagegen? Welche Vor- und Nachteile sind damit verbunden? Wie hoch sind die Kosten? Welche Lösungen werden dem Anliegen beider Seiten gerecht? Ist eine der Lösungen leichter durchführbar?

Manchmal kommt dabei eine völlig neue Lösung heraus, oder eine frühere wird durch eine Abänderung verbessert. Verzichtet man darauf, die Lösungen in Stufe 3 zu testen, besteht eine geringere Chance, zur besten Entscheidung zu gelangen.

Stufe 4: Eine beiderseits akzeptable Lösung beschließen

Jetzt kann man sich für eine Lösung, die für beide Seiten annehmbar ist, entscheiden. Wenn alle Fakten offenliegen und die verschiedenen Möglichkeiten gegeneinander abgewogen und analysiert wurden, nähern sich die beiden Parteien normalerweise einer Lösung an, die beide zufriedenstellt. Oft handelt es sich dabei um eine Kombination von zwei oder mehr der vorgetragenen Lösungsmöglichkeiten. Es muß aber vermieden werden, daß einer dem anderen eine Lösung aufdrängt oder daß jemand einer Lösung zustimmt, die ihm nicht gefällt. Wenn sich die Gesprächspartner für die endgültige Lösung nicht aus freien Stücken entscheiden, wird sie mit großer Wahrscheinlichkeit auch nicht ausgeführt.

Wenn es den Anschein hat, daß eine für beide Seiten akzeptable Lösung in Reichweite rückt, formulieren Sie diese Lösung klar und eindeutig, um sicherzugehen, daß beide Seiten sie richtig verstehen. Möglicherweise werden Sie es für angebracht halten, sie als Nachweis für den Fall späterer Mißverständnisse aufzuschreiben.

Stufe 5: Ausführen der Lösung

Legen Sie fest, *wer was wann* tut. Bei einer Konfliktlösung ohne Verlierer ist es wichtig, davon auszugehen, daß die Teilnehmer verantwortungsbewußt und zuverlässig sind und – Unterstützung und Verständnis vorausgesetzt – ihren Verpflichtungen auch nachkommen. Durch Überwachen und Nörgeln kann Abhängigkeit und Groll statt individueller Verantwortung gefördert werden. Da jedoch viele Leute nicht an Konfliktlösungen ohne Verlierer gewöhnt sind, kann es vorkommen, daß sie anfänglich nicht die volle Verantwortung für die Ausführung der Lösung übernehmen. Wenn Ihr mit entscheidendes Gegenüber auch nach einiger Zeit seinen Beitrag zur Ausführung der Übereinkunft noch nicht geleistet hat, müssen Sie die Diskussion durch eine konfrontierende Ich-Botschaft neu eröffnen, etwa mit dem Satz: »Ich bin wirklich sehr enttäuscht und verunsichert, weil wir uns doch auf eine gemeinsame Lösung geeinigt hatten und Sie sich nun nicht daran halten!« Dadurch wird dem anderen klar, daß Sie von ihm erwarten, sich verantwortungsbewußt zu verhalten.

Stufe 6: Bewertung der Resultate der Lösung

Diese Stufe wird bei der Bewältigung von Konflikten oft übersehen. Nicht selten erweist sich die in Stufe 4 erreichte Lösung als ungeeignet. Umstände können sich ändern, oder Sie finden eine Schwachstelle in der Lösung. Manchmal stellt einer der Beteiligten – oder auch beide – fest, daß Sie sich zuviel vorgenommen und einer Sache zugestimmt haben, die Sie unmöglich durchhalten können oder die Ihren Bedürfnissen nicht wirklich entspricht. Lösungen, die mit der Konfliktlösung ohne Verlierer gefunden wurden, müssen keinen Ewigkeitswert haben. Wenn es beim erstenmal nicht klappt, fangen Sie von vorn an und suchen nach einer anderen Lösung, die besser funktioniert.

Eine Fallstudie

Im folgenden geben wir einen von Dr. Timothy Quill (1983) beschriebenen Fall wieder, bei dem er und ein Patient eine beiderseitig akzeptable Lösung ausarbeiteten, und zwar in Form eines Kontrakts, der beiden Seiten bestimmte Kompromisse abverlangte. Die in Klammern gesetzten Hinweise auf die sechs Stufen der Konfliktlösung ohne Verlierer stammen vom Autor (T. G.). Beide, Arzt wie Patient, legten ihre speziellen Standpunkte dar und gelangten trotzdem zu einer einzigartigen Lösung, mit der Dr. Quill nicht gerechnet hatte. Glücklicherweise machte diese Lösung es möglich, daß die Beziehung mindestens elf Monate dauerte.

»Ein 58jähriger Versicherungsvertreter bezog auf Grund von Arbeitsunfähigkeit wegen chronischer Schmerzen Frührente. Die Geschichte seiner Schmerzen hatte vor 34 Jahren begonnen, als er während des Zweiten Weltkriegs durch Granatsplitter verletzt worden war. Er hatte bereits sieben Bauchoperationen hinter sich sowie eine Transurethrale Prostataresektion, die drei Jahre zurücklag und in deren Folge es zu einer Sepsis und einem Herzinfarkt gekommen war. Wegen Schmerzen in der linken Seite und am unteren Rücken war er bereits bei dreißig Ärzten in Behandlung gewesen, die er fast alle für inkompetent hielt. Der Patient hatte es mit Medikamenten, Akupunktur und Selbsthypnose probiert, aber nichts hatte geholfen. Er bekam jetzt hohe Dosen von Opioiden und ein trizyklisches Antidepressivum, was ihm etwas Linderung verschaffte. Das Opioid wurde ihm auf Drängen seines Arztes von seiner Frau gespritzt. Der Psychotherapeut, bei dem der Patient seit 15 Jahren in Behandlung war, gab an, daß die Schmerzen real waren, und verschrieb das Opioid, das ihm die Internisten und Urologen wegen der damit verbundenen Suchtgefahr nicht verordnen wollten. Der Patient war im Begriff, ein Buch über die Inkompetenz der Ärzteschaft zu schreiben, und verlangte ärgerlich zu wissen, ob ich eine Ausnahme darstellte. Nachdem ich seine Krankengeschichte gehört hatte, mußte ich mir dieselbe Frage stellen. Ich antwortete schließlich, ich müsse ihm beipflichten, daß er einige scheußliche medizinische Erfahrungen hinter sich habe – aber wie sollte ich ihm denn helfen, nachdem so viele Ärzte keinen Erfolg gehabt hatten? (DEFINITION DES KONFLIKTS) Der Patient stellte daraufhin zwei klare Forderungen: Er wollte sein Schmerzmedikament bekommen, ohne daß man ihn als süchtig bezeichnete, und er wollte eine Operation, eine Pyelographie und eine Zystokopie, um vielleicht auf diese Weise die Schmerzen loszuwerden. (BEDÜRFNIS DES PATIENTEN)
Da ich meine Grenzen in bezug auf jede seiner Forderungen kannte, glaubte ich eine Beziehung zu dem Patienten herstellen

zu können. Zu meinem Gegenvorschlag gehörten verschiedene Komponenten. Ich war bereit, ihm das Opioid zu verschreiben, ohne ihn als Suchtkranken zu bezeichnen oder jedesmal die Notwendigkeit der Verschreibung wieder in Frage zu stellen, allerdings unter der Voraussetzung, daß er sich das Medikament selber gab, und zwar regelmäßig alle vier Stunden und nicht erst dann, wenn die Schmerzen zu groß wurden, was ein angemesseneres Vorgehen bei chronischen Schmerzen ist. (ANLIEGEN DES ARZTES) Nachdem ich mich davon überzeugt hatte, daß er sich nicht in einem akuten Gefahrenstadium befand, erklärte ich, daß ich so lange nichts tun würde, bis ich die vollständigen Unterlagen in Händen hätte, und danach auch nur, falls eindeutige medizinische Indikationen vorlägen. (MÖGLICHE LÖSUNG) Ich führte weiter aus, daß er – sofern ich sein behandelnder Arzt werden sollte – keine weiteren Konsultationen, ärztlichen Meinungen oder Verschreibungen einholen könne, ohne mich vorher zu konsultieren. (MÖGLICHE LÖSUNG) Ich machte ab, daß wir uns in regelmäßigen Abständen zwanzig Minuten lang sehen würden, unabhängig davon, ob er Schmerzen habe oder nicht. Nur bei diesen Gelegenheiten würde seine Schmerzmittel-Verschreibung erneuert oder noch einmal überdacht werden. Dieser ›symptomunabhängige Arztbesuch‹ sei dazu gedacht, daß unsere Beziehung nicht zu einer Verstärkung seiner Schmerzen beitrage. (MÖGLICHE LÖSUNG)

Zu meiner Überraschung stimmte der Patient diesem Vorschlag zu. (BEIDERSEITIG AKZEPTABLE LÖSUNG) Er testete unser Abkommen einmal, indem er mich wegen verstärkter Schmerzen und Mikrohämaturie schon nach zwei Wochen wieder aufsuchte, aber wieder war bei der Untersuchung nichts zu finden, und es wurde kein neuer Eingriff angeordnet. (BEWERTUNG DER LÖSUNG) Die Krankenunterlagen des Patienten füllten Bände und zeigten, daß alle notwendigen diagnostischen Tests bereits mindestens zweimal durchgeführt worden waren und daß ihn alle seine bisherigen Ärzte als schwierigen Patienten bezeichneten. Die Mikrohämaturie war einige Jahre lang in Abständen gemacht worden und hatte trotz mehrerer vollständiger urologischer Untersuchungen nie zu einer Diagnose geführt.

Inzwischen besteht unsere Beziehung seit elf Monaten. Wir sehen uns weiterhin einmal im Monat, bei dieser Gelegenheit erneuere ich seine Verschreibung des Opioids. (DURCHFÜHREN

DER LÖSUNG) Ich habe nie angezweifelt, daß seine Schmerzen echt sind, und unterstütze ihn weiter bei seinen Bemühungen, mit diesen zu leben. Ich betone immer wieder, daß seine Schmerzen gründlich untersucht worden sind, daß kein weiterer Eingriff nötig ist und daß ich weiter auf medizinisch behandelbare Erkrankungen achte, die vielleicht in Zukunft auftreten könnten. (DURCHFÜHREN DER LÖSUNG) Der Patient hat in dieser Zeit keine anderen Ärzte hinzugezogen und erhält sämtliche Medikamente, die Opioide eingeschlossen, nur von mir. Seine früheren Forderungen nach einer Operation oder sonstigen Verfahren sind seltener geworden. (BEWERTUNG DER LÖSUNG) (S. 232)

Dr. Quill kommt zu folgendem Schluß:

Der Patient und ich sind einen Kontrakt eingegangen – einen relativ komplexen Vertrag, dessen Hauptprinzip die Erhaltung des Status quo ist. Ich mache keinen Versuch, ihm seine Schmerzen zu nehmen (das hat man schließlich seit 35 Jahren erfolglos versucht), sondern bemühe mich statt dessen, keinen neuen Schaden durch unnötige Operationen anzurichten und ihm dabei zu helfen, mit seinen Schmerzen leben zu lernen. Ich habe meine Grenzen und Erwartungen deutlich gemacht, aber er hat die Freiheit, unsere Beziehung zu beenden und einen anderen Arzt zu suchen, falls er eine aggressivere Behandlung wünscht oder mit unserer Übereinkunft hinsichtlich der Medikamente nicht mehr zufrieden ist. Der Vertrag machte auf beiden Seiten Kompromisse nötig, aber er enthielt auch explizite Richtlinien zu der Frage, was wir voneinander erwarten können. Diese klar ausgehandelten Verfahrensgrundsätze haben es uns ermöglicht, medizinische Probleme, die auf den ersten Blick überwältigend und unkontrollierbar wirkten, in den Griff zu bekommen.« (Quill, 1983, S. 232)

Wenn wir eine positive Einstellung zu Konflikten haben, können wir sie als willkommenen Beweis für das Vorhandensein unbefriedigter Anliegen in einer Beziehung betrachten statt als kriegerische Auseinandersetzungen, bei denen es nur um den Sieg geht. Ein Konflikt kann eine offene und ehrliche Kommunikation in Gang setzen, tiefverwurzelte

Empfindungen und Überzeugungen bewußt machen und uns zu neuen Einsichten und Formen der Verständigung kommen lassen. Der Mensch wächst an Auseinandersetzungen – man lernt voneinander, ändert die eigenen Grundsätze oder Ansichten. Und die Beziehung kann fruchtbarer und stärker werden, wenn beide Teile gemeinsam nach Lösungen suchen, die den beiderseitigen Bedürfnissen gerecht werden.

Auch das folgende Beispiel einer erfolgreichen Konfliktbewältigung ohne Verlierer findet sich bei Dr. Quill:

»Ich werde die Strategie am Beispiel einer ängstlichen Patientin mit einem Reizdarm schildern, bei der es trotz extensiver Tests und Behandlungen nicht zu einer Besserung des Durchfalls oder der Krämpfe gekommen war. Arzt wie Patientin sind frustriert, daß sich keine Besserung zeigt, und dieses Frustrationsgefühl hindert sie an einer wirklich sinnvollen, direkten Kommunikation. Der Konflikt spitzt sich zu, als es zu einer Meinungsverschiedenheit über die Rolle psychosozialer Probleme bei der Krankheit kommt. Die Patientin leugnet deren Vorhandensein ärgerlich ab und bleibt dabei. (›Sie wären auch frustriert, wenn Sie ständig Durchfall hätten.‹) Der Arzt verfolgt die Strategie, die beteiligten Personen und das Problem auseinanderzuhalten, und sagt, daß sie beide durch das hartnäckige Darmproblem – und nicht durch ihre Beziehung – frustriert seien. Er versucht den Konflikt deutlicher zu machen, indem er die Patientin auffordert, all ihre Frustrationen offen auszusprechen, und tut dies auch selbst. Dabei erfährt der Arzt, daß die Patientin das Gefühl hat, man beschuldige sie, hypochondrisch zu sein, und daß sie meint, der Arzt nehme die physische Seite ihrer Krankheit nicht ernst genug. Der Arzt bekennt sich offen zu der Ansicht, daß es sich bei dieser Krankheit um eine Interdependenz von Bewußtsein und Körper handle, und gibt zu, daß seine Frustration über ihre Ablehnung, sich mit den psychosozialen Aspekten ihrer Krankheit zu befassen, eventuell dazu geführt hat, daß er sich nicht genügend auf die körperlichen Symptome konzentriert hat. Sie einigen sich auf ihr gemeinsames Interesse – es soll der Patientin besser gehen, und ihre Symptome sollen schwächer werden –, doch der Arzt erklärt, daß dieses Leiden in vielen Fällen lebenslang bestehen bleibt und er möglicherweise nicht mehr für sie tun kann, als ihr zu helfen, damit zurechtzukommen, sie jedenfalls nicht »gesund machen« kann. Derartige Gespräche, bei denen der Konflikt offen angesprochen und untersucht wird, sind dem Abbau von Barrieren oft sehr förderlich, wenn auch manche so fest verwurzelt sind, daß sie erst im Laufe der Zeit und in einer beständigen Arzt-Patient-Beziehung vollständig angesprochen werden können.« (Quill, 1989, S. 55)

Um die Methode der Konfliktbewältigung ohne Verlierer erfolgreich anzuwenden, muß man vom aktiven Zuhören wie von Ich-Botschaften umfassenden Gebrauch machen; außerdem natürlich (1) die Bedürfnisse des Patienten respektieren, (2) Vertrauen in die Fähigkeit des Patienten zum kreativen Denken haben, (3) offen sein für Ideen, die sich von den eigenen unterscheiden, (4) sich eine Rückkehr zu Methode I oder Methode II versagen und (5) unbeirrt durchhalten.

Die am häufigsten gestellte Frage von Menschen, die noch keine Erfahrung mit der Konfliktbewältigung ohne Verlierer gemacht haben, lautet: »Und was ist, wenn man einfach keine für beide Seiten akzeptable Lösung finden kann?« Es stimmt schon, Pattsituationen können sich durchaus entwickeln: zum Beispiel, weil die Beteiligten sich nicht an die sechs Stufen gehalten haben oder weil einer oder beide noch immer die Sieg-oder-Niederlage-Haltung vertreten und sich im Rahmen eines Machtkampfs bewegen.

Hier nennen wir einige Schritte, die häufig funktionieren, wenn eine beiderseits akzeptable Lösung schwerfällt.

1. Gehen Sie zurück auf Stufe 2, und entwickeln Sie noch mehr Lösungsmöglichkeiten.
2. Gehen Sie zurück zu Stufe 1, und versuchen Sie, den Konflikt noch einmal neu zu definieren – es mag ein noch tieferliegendes Problem geben.
3. Fragen Sie: »Was hindert uns eigentlich immer noch? Warum können wir keine beiderseits akzeptable Lösung finden?«
4. Fragen Sie: »Brauchen wir noch mehr Sachwissen?«

5. Konzentrieren Sie sich auf die *Bedürfnisse* beider Seiten, damit Sie von den *konkurrierenden Lösungen* wegkommen.
6. Falls die Umstände es notwendig machen, den Konflikt innerhalb einer bestimmten Zeit zu lösen, machen Sie dies dem Patienten klar.
7. Schlagen Sie vor, daß Sie die Sache beide »noch einmal überschlafen« und die Problemlösung zu einem späteren Zeitpunkt wiederaufnehmen.
8. Schlagen Sie vor, eine der angesprochenen Lösungen für begrenzte Zeit auszuprobieren.

Die ärztliche Entscheidungsfreiheit

Wenn Sie sich die Konfliktbewältigung ohne Verlierer als etwas vorstellen, bei dem Sie die ärztliche Autorität mit dem Patienten teilen, wird deutlich, daß Ärzte nicht mehr von ihrer Entscheidungsautorität abgeben können, als sie überhaupt haben. In der Beziehung zum Patienten können Themen auftauchen, die außerhalb der ärztlichen Entscheidungsfreiheit liegen und daher nicht verhandelbar sind (vgl. dazu die Graphiken auf S. 206).

Angehörige medizinischer Berufe haben zumeist einen begrenzten Freiraum für Entscheidungen, aber innerhalb dieser Grenzen sind gemeinsam beschlossene Lösungen für Konflikte mit Patienten akzeptabel für sie. Was können Sie tun, wenn Lösungsmöglichkeiten entwickelt werden, die außerhalb dieser Zone liegen? Hier einige Vorschläge:

1. Wenn eine Lösung vorgeschlagen wird, die außerhalb Ihrer Entscheidungsfreiheit liegt, sagen Sie dies dem Patienten, und erklären Sie ihm die Gründe dafür.
2. Hören Sie aktiv zu, wenn der Patient seine Enttäuschung oder andere Gefühle ausdrückt.
3. Lassen Sie sich und ihm andere Lösungen einfallen, die für Sie akzeptabel sein könnten.

Die Entscheidungsfreiheit des Arztes graphisch dargestellt:

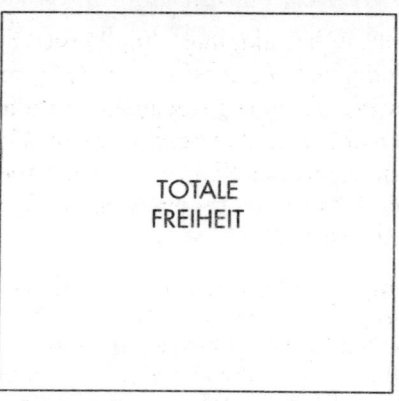

Stellen Sie sich vor, daß dieses Quadrat die gesamte Freiheit eines Arztes repräsentiert, als gebe es keinerlei Grenzen.

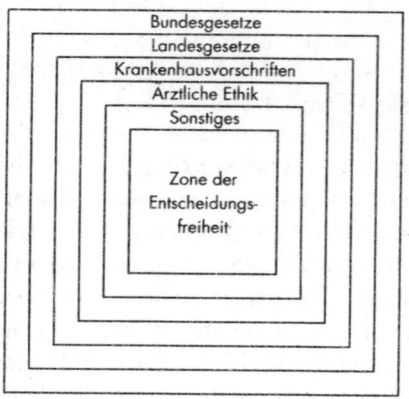

Die Zeichnung oben zeigt, wie der Freiraum des Arztes durch verschiedene Faktoren reduziert wird.

Wenn Vereinbarungen nicht eingehalten werden

Obwohl Konfliktbewältigung ohne Verlierer eine sehr viel stärkere Motivation zur Ausführung der gemeinsamen Beschlüsse bewirkt, kann es gelegentlich vorkommen, daß ein Patient sich nicht an die Vereinbarung hält. Greifen Sie dann auf Methode I zurück? Klagen Sie den Patienten an oder tadeln Sie ihn? Es ist viel besser, wenn Sie weniger riskante Wege einschlagen:

1. Erinnern Sie den Patienten an die Abmachung, die Sie beide übereinstimmend getroffen haben.
2. Benutzen Sie Ich-Botschaften, um mitzuteilen, in welcher Weise die Nichteinhaltung der Übereinkunft sich negativ auf Sie auswirkt. Schalten Sie gegebenenfalls auf aktives Zuhören um.
3. Nehmen Sie sich das Thema noch einmal für einen weiteren Problemlösungsprozeß vor, falls die vorherige Lösung für den Patienten schwer einzuhalten ist.

Zusammenfassung

Einen Konflikt in einer Zweierbeziehung verbinden wir mit einer »bedrohlichen Lage«, mit »Zank und Streit« und anderen angsteinflößenden Vorstellungen. Ein Konflikt birgt jedoch auch Chancen und Perspektiven für konstruktive Veränderungen und größere Nähe in der Beziehung. Tatsächlich besteht in kooperativen Beziehungen – im Gegensatz zu autoritären oder hierarchischen Beziehungen, in denen die Konflikte nicht immer an die Oberfläche kommen – eine höhere Wahrscheinlichkeit, daß Konflikte auftreten.

In welcher Weise die Konflikte schließlich gelöst werden, ist kritischer für eine Beziehung als die Frage, *wie viele* Konflikte auftauchen. Die ideale Art, Konflikte zu lösen, ist die Anwendung einer Methode, bei der beide Seiten sich auf eine Lösung einigen, die zur beiderseitigen Bedürfnisbefriedigung führt und bei der keiner als Unterlegener dasteht. Zu einer Konfliktbewältigung ohne Verlierer gehören sechs einzelne Stufen, die – vorausgesetzt, man folgt ihnen – eine brauchbare Lösung erheblich wahrscheinlicher machen.

Aktives Zuhören und Ich-Botschaften helfen den Beteiligten, den anderen zu verstehen und zu einer beiderseits akzeptablen Lösung zu kommen. Für den Fall, daß eine solche schwer zu erreichen ist, Vereinbarungen nicht eingehalten werden oder eine Lösung außerhalb der ärztlichen Entscheidungsfreiheit liegt, wurden verschiedene Vorschläge gemacht.

KAPITEL 7

Beistand bei einer ungünstigen Diagnose

> »Ich möchte Ihnen danken, daß Sie mir durch Ihre Stimme und den Ausdruck Ihres Gesichts Ihre Betroffenheit zeigten, als Sie mir die Diagnose mitteilten.«
>
> Patient mit Leukämie

In seinem Buch *I Don't Know What to Say* erzählt Dr. Robert Buckman folgende Geschichte:

> »Ellen, eine Patientin mit einem Eierstockkarzinom ... war von Beruf Personalleiterin ... Ihr Arzt sagte zu mir: ›Sie gibt mir einfach keine Gelegenheit, ihr zu sagen, was los ist, und ich mache mir Sorgen, daß Sie keine Möglichkeit haben, ihr eine Behandlung anzubieten.‹ ... Gleich als erstes sagte sie zu mir: ›Falls es Krebs ist, will ich es nicht wissen.‹ Sie erklärte mir, daß fünf ihrer Angehörigen daran gestorben seien, und wenn sie wüßte, daß es Krebs sei, hätte sie keine Kraft, zu kämpfen. Ohne ihre Krankheit näher zu bezeichnen, beschrieb ich ihr die Behandlung, die Nebenwirkungen und die verschiedenen Hilfen, die wir ihr anbieten konnten ... Sie merkte, daß es sich bei der Behandlung um eine Chemotherapie handelte. Als ich dies bestätigte, lächelte sie und sagte: ›Oh, ... ich wußte sowieso schon, daß es Krebs ist.‹ Von dem Moment an war sie ganz entspannt und ertrug die Behandlungen ... mit bemerkenswerter Ruhe.« (Buckman, 1988, S. 50)

Was soll man einem Patienten sagen, wenn sich eine lebensbedrohliche Diagnose bestätigt? Früher war es üblich, die Patienten die Diagnose nicht wissen zu lassen. »Der Patient würde die Hoffnung aufgeben«, lautete die übliche Rechtfertigung dafür. »Das Wissen wäre eine zu große Belastung für den Patienten«, war eine andere Begründung. Die Krankenunterlagen waren für den Patienten und die Familie tabu.

Zum Teil lag dies daran, daß es verpönt war, ein Wort wie »Krebs« überhaupt in den Mund zu nehmen. Selbst heute reagieren Patienten oder Patientinnen bei der Diagnose »Krebs«, oder »bösartig« mit einem solchen Schock, daß sie das meiste, was an diesem Tag noch gesagt wird, nicht mehr mitbekommen. Inzwischen scheinen diese Wörter aber in unserer Gesellschaft nicht mehr verboten zu sein. Trotzdem haben manche Familien das Gefühl, daß schon die Kenntnis der Tatsachen genügt, um das Ende zu beschleunigen und dem Patienten den Lebenswillen zu rauben. »Wenn unsere Mutter das erfährt«, sagen sie, »stirbt sie auf der Stelle.«

Die folgenden Aussagen von Patienten schildern, welche Gefühle sie bewegten, als ihnen mitgeteilt wurde, daß sie eine lebensbedrohliche Krankheit hatten.

»Als Sie mir am Telefon sagten, daß ich Krebs habe, war ich am Boden zerstört. Ich wünschte, Sie hätten es mir persönlich gesagt, damit ich hätte sehen können, daß es Ihnen nicht gleichgültig war.«

»Als Sie mir sagten, daß mein Mann Krebs hat, befanden wir uns auf einem lauten Flur voller Menschen, und ich wäre gern allein gewesen, um weinen zu können und Ihnen Fragen zu stellen.«

»Ich war verwirrt und irritiert, als Sie mir erst lang und breit die Tests schilderten, die Sie bei meinem Mann gemacht hatten, bevor Sie dann sagten, daß er Krebs hat. Es wäre besser gewesen, Sie wären einfacher und direkter vorgegangen.«

»Es war schön von Ihnen, als Sie mir zu verstehen gaben, daß Sie zu mir halten und mich nicht im Stich lassen würden, falls Ihre Therapie mich nicht gesund machen würde.«

»Als Sie sagten, Sie würden sich über die neuesten Forschungsergebnisse und Therapien für meine Krankheit auf dem laufenden halten, war das sehr beruhigend für mich.«

Elisabeth Kübler-Ross (1972) beschreibt ihr Verhältnis zu einem Patienten, der seine Gefühle so lange verbarg, bis er mit einer offenen Frage angesprochen wurde.

»Niemand wußte, ob er sich über die Art seiner Erkrankung klar sei, und da er keinen Menschen an sich herankommen ließ, nie eine Frage stellte und offenbar vom Pflegepersonal sogar etwas gefürchtet wurde, waren alle davon überzeugt, daß er sich über seine Situation täuschte. Die Schwestern wetteten, er würde sich nicht auf ein Gespräch mit mir einlassen, so daß ich etwas zögernd zu ihm ging. Auf meine einfache Frage: ›Wie krank sind Sie?‹, kam die Antwort: ›Ich bin voll von Krebs.‹ Alle hatten seine mürrische Miene als Abwehr gedeutet; tatsächlich aber waren die Menschen seiner Umgebung durch ihre eigene Scheu vor dem Thema davon abgehalten worden, mit ihm über das zu reden, was er doch brennend gern besprechen wollte.« (Kübler-Ross, 1972, S. 38)

Nach der geltenden Rechtsprechung besteht in den USA eine ärztliche Aufklärungspflicht. Das heißt, alle Patienten müssen über sämtliche diagnostischen und therapeutischen Möglichkeiten sowie über die jeweiligen Gefahren und Imponderabilien informiert werden.[*] Es kann schwierig sein, den Patienten angemessen zu informieren, wenn die Diagnose sehr kompliziert oder der Patient nicht in der Lage ist, sie zu verstehen. Manche Ärzte haben auch Probleme damit, ihre Empfehlungen auf so simple und laienhafte Weise auszudrücken, daß der Nichtmediziner sie ohne größere Schwierigkeiten versteht.

Manchmal muß der Patient den Ernst der Lage erfahren, um wichtige Entscheidungen treffen zu können: zum Beispiel, wer später für die Kinder sorgen soll. In solchen Fällen stellt sich den Ärzten nicht die Frage: »Sollen wir es dem Patienten sagen?«, sondern »Wie bringen wir es ihm am schonendsten bei?« Anzustreben ist, daß freimütig über die Diagnose gesprochen werden kann, ohne sie mit einem To-

[*] Bei uns nur »im großen und ganzen« (Anm. d. Ü.).

desurteil gleichzusetzen. Das Tor zur Hoffnung muß offen bleiben – noch ist nicht alles verloren, muß die Botschaft lauten. Der Patient soll verstehen, daß es zwischen Arzt, Familie und Patient eine partnerschaftliche Beziehung gibt, daß sie Seite an Seite stehen, unabhängig davon, wie das Endresultat aussieht. Wenn diese Botschaft den Patienten erreicht, fürchtet er nicht mehr, allein gelassen, getäuscht oder abgelehnt zu werden. Vor allem wird er weiterhin Vertrauen zu seinem Arzt haben, weil er nun weiß, daß alles Menschenmögliche getan wird.

Auch aus medizinischer Sicht ist es gemeinhin nicht von Nutzen, wenn der Patient unaufgeklärt bleibt. Verschiedene Untersuchungen zeigen, daß die meisten Krebspatienten sehr wohl wissen wollen, wie die Diagnose lautet und wie ernst ihr Zustand ist, denn nur dann können sie Pläne für die Zukunft machen. Andere Untersuchungen zeigen, daß Patienten, denen man ihre Diagnose verheimlicht, häufiger unter Depressionen, Angst und Einsamkeit leiden.

Ist es in irgendeiner Weise schädlich, wenn der Patient sagt, er wolle nichts wissen? Sofern der Patient entspannt wirkt und sich normal verhält, ohne zu wissen, was los ist, müssen weder Arzt noch Angehörige oder Freunde ihm die Tatsachen unbedingt aufdrängen, inbesondere wenn keine medizinischen oder familiären Gründe vorliegen, die dafür sprechen. Wenn ein Patient sagt: »Ich will nichts wissen«, dabei jedoch depressiv oder ängstlich wirkt, kann es ihm manchmal helfen, wenn man ihm die Wahrheit sagt. Der Patient möchte nämlich durchaus Verschiedenes wissen, nur hat er Angst vor den Antworten. Diesen Bedürfniskonflikt muß man in seine Überlegungen einbeziehen.

Bei unserem Modell einer arbeitsteilig-partnerschaftlichen Arzt-Patient-Beziehung müssen die Patienten über die medizinische Lage vollständig unterrichtet werden, damit sie sich aktiv an der Entscheidung über die Behandlung beteiligen können, insbesondere wenn die Diagnose AIDS oder Krebs lautet. In der Tat macht es die derzeitige Rechtsprechung zur Frage der ärztlichen Aufklärungspflicht erforderlich, daß sämtliche Patienten unterrichtet werden, und zwar nicht nur während der ersten Phase ihrer Krankheit oder gleich nach der Konfrontation mit der Diagnose, sondern auch in regelmäßigen Abständen nach diesem Zeitpunkt. Daraus ergibt sich als grundsätzliches Problem für den Arzt, wie er seine zwischenmenschlichen Kontakte einsetzen soll, um Patienten zu veranlassen, über ihre *Reaktion* auf die ungünstige Diagnose zu sprechen.

Ärzte, Schwestern und Angehörige haben es sehr schwer mit einem Patienten, der seine Diagnose kennt, sich jedoch nicht damit abfinden kann. Um Patientenreaktionen auf eine ungünstige Diagnose besser verstehen und akzeptieren zu können, mag es sowohl für die Vertreter der medizinischen Berufe als auch für die Familienmitglieder hilfreich sein, sich mit den Ergebnissen von Elisabeth Kübler-Ross (1972) aus ihrer Arbeit mit Sterbenden zu beschäftigen. Sie stellte fest, daß Patienten bei einer fortschreitenden lebensbedrohenden Krankheit häufig folgende Stadien durchlaufen: Leugnen – Zorn – Angst – Depression – Feilschen – Schuldgefühle – Zustimmung.

In jedem dieser Stadien ist es für Ärzte und Pflegepersonal von unschätzbarem Wert, wenn sie Kommunikationstechniken beherrschen. Patienten, deren Umgang mit schockierenden Neuigkeiten durch *Leugnen* gekennzeichnet ist, geben zugleich verbale oder nonverbale Signale, die Ärzte oder Schwestern mit Empathie und Akzeptanz an sie zurückgeben können (Feedback), wobei sie nicht vergessen sollten, daß es der Patient ist, der das Problem hat. Menschen, die die Tatsachen nicht wahrhaben wollen, können durch aktives Zuhören dahin gebracht werden, sich auf irgendein tieferes, grundsätzlicheres Problem zuzubewegen, das sich für gewöhnlich eher lösen läßt.

Neuere Untersuchungen haben wertvolle Erkenntnisse über *Zorn* als Bewältigungsstrategie erbracht. Wie bereits in Kapitel 6 ausgeführt, ist Zorn eine Reaktion, die wir oft als sekundäres Gefühl im Zusammenhang mit einem noch tieferen Gefühl – wie Angst, Scham, Ohnmacht – hervorbringen. Zorn und Wut werden nach außen gerichtet in Form einer Du-Botschaft, die sich gegen einen anderen Menschen oder eine Situation in der näheren Umgebung wendet. Aktives Zuhören hilft den Menschen, den Zorn hinter sich zu lassen, die ihm zugrunde liegende Empfindung zu erkennen und sich endlich mit den Dingen auseinanderzusetzen, die sie wirklich bewegen. Dieser Vorgang läßt sich an der folgenden Fallstudie verfolgen.

David war auf alle Menschen in seiner Umgebung wütend. Vor einem Monat hatte man ihm mitgeteilt, er leide an Amyotropher Lateralsklerose (ALS), einer ausnahmslos tödlich verlaufenden Krankheit mit Symptomen der Muskelatrophie. Er war Jura-Professor, 45 Jahre alt und erst kürzlich auf eine neue, interessante Position befördert worden. Er erfuhr, daß es keine Behandlungsmöglichkeit gebe und daß die meisten Menschen noch etwa 18 Monate zu leben haben, wenn die Diagnose feststeht. David, der immer ein ruhiger, freundlicher Mensch gewesen war, erging sich auf einmal in heftigen Attacken gegen alle Menschen seiner Umgebung. Er schrie seinen Sohn, einen Jurastudenten, an, weil seine Noten nicht erstklassig waren. Er machte seiner Frau lautstarke Szenen wegen einer Affäre, die sie angeblich vor zwanzig Jahren gehabt hatte, und war auch in der Universität so reizbar, daß seine Kollegen anfingen, ihm aus dem Weg zu gehen. All dies spielte sich zu einem Zeitpunkt ab, als er von der Krankheit noch relativ unbeeinträchtigt war und sich durchaus noch gut bewegen konnte. Der Autor (W.S.E.) wurde von einem Freund von David gebeten, mit ihm zu sprechen. Das Gespräch verlief folgendermaßen:

D.: Mein Sohn wird immer fauler und arbeitet nicht so mit, wie er sollte, und das ärgert mich.

W. S. E.: Sie sind also ärgerlich, weil Ihr Sohn sich nicht genügend anstrengt.

D.: Ich habe ihm erklärt, wie wichtig ein erstklassiger Abschluß ist, wenn er nach dem Studium eine gute Stellung bekommen will, aber er kümmert sich überhaupt nicht darum, was ich sage.

W. S. E.: Sie meinen, er hört nicht auf Ihren Rat, und das ist ärgerlich.

D.: Alle Leute scheinen Sachen zu machen, die mich ärgern. Meine Frau hat mich vor zwanzig Jahren betrogen, und bei dem Gedanken daran könnte ich die Wände hochgehen. Die Sache geht mir einfach nicht aus dem Sinn.

W. S. E.: Sie können diese unangenehme Erinnerung nicht loswerden.

D.: Selbst die Juristen an der Uni erwarten, daß ich ihre Arbeit miterledige, neben allem, was ich schon zu tun habe. Zu meiner Zeit gab's das noch nicht.

W. S. E.: Sie haben das Gefühl, daß auch Ihre Kollegen ihren Teil der Arbeit nicht tun.

D.: Vor einem Jahr war das noch anders, alles war friedlich. Warum machen mich jetzt alle Leute verrückt?

W. S. E.: Im letzten Jahr ist etwas geschehen, das Sie aus dem Gleichgewicht gebracht hat.

D.: Ja, genau. Es ist diese verdammte Krankheit, die wirklich ungerecht ist. Warum muß das ausgerechnet jetzt sein, wo ich gerade meine neue Stelle angetreten habe? Warum konnte die Sache nicht bis zu meiner Pensionierung warten, bis ich meine Karriere beendet habe?

W. S. E.: Diese Krankheit macht Sie wütend, weil sie viel zu früh kommt.

D.: Ja. Warum passiert das nicht dem alten Jacob C.! Der hat sich schon vor zehn Jahren aus seiner Kanzlei zurückgezogen und findet das Leben nur noch langweilig. Aber ich habe noch soviel vor – ich habe keine Zeit für Krankheiten oder womöglich zu sterben.

W. S. E.: Es scheint nicht gerecht zu sein, daß Ihnen das passiert, wo Sie doch soviel zu tun haben – wirklich sehr ärgerlich. Warum sollte das nicht Leuten passieren, die ihr Leben schon hinter sich haben?

D.: Es macht mich so wütend. Ich könnte alle in den Hintern treten, vor allem Leute, die gesund sind.

W. S. E.: Sie sind auf die Gesunden böse, weil es denen gutgeht und Ihnen das verwehrt ist.

D.: Das regt mich ja so auf. Ich kann überhaupt nichts machen.

W. S. E.: Sie fühlen sich Ihrem Schicksal ausgeliefert, und das macht Sie fertig.

D.: Ich glaube, ich habe meine Gefühle ständig an anderen ausgelassen, an meiner Familie und meinen Bekannten. Kein Wunder, daß sie anscheinend alle einen Bogen um mich machen.

Mehrere Gespräche dieser Art verhalfen David schließlich dazu, den tieferen Ursachen seiner Wut auf die Spur zu kommen, und daraufhin gelang es ihm auch, seine Umgebung in Frieden zu lassen. Dabei wurde fast nur vom aktiven Zuhören Gebrauch gemacht, während die bekannten Kommunikationssperren vermieden wurden. So konnte sich David darüber klarwerden, daß er sich seinem Schicksal ohnmächtig ausgeliefert fühlte.

Wenn unser Leben bedroht ist, ist das häufigste Gefühl wahrscheinlich das der Ohnmacht, des Kontrollverlusts. Die meisten Menschen wollen selbst über ihr Leben entscheiden, und wenn sie dies nicht können, werden sie wütend oder fühlen sich frustriert. Krankheit, Verlust des Arbeitsplatzes oder Unfälle sind solche Ereignisse, bei denen das Ohnmachtsgefühl Zorn auslöst. Wen sollen wir verwünschen? Gott? Das Schicksal? Den Zufall? So lassen wir unseren Ärger an denen aus, die uns am nächsten stehen, an Partnern, Familienangehörigen, Freunden, Krankenschwestern, Ärzten. Doch die Opfer nehmen dies oft persönlich und neigen dazu, Wut mit Wut zu vergelten. Dadurch verschärft sich die Lage immer mehr, und es kann schließlich zu einer Explosion kommen.

Der hier geschilderte Fall zeigt, wie man mit Hilfe des aktiven Zuhörens einem Patienten einsichtig machen kann, daß seine Gefühle in erster Linie um seine Machtlosigkeit, seinen Kontrollverlust kreisen. Personen, die bisher sehr viel bestimmen konnten – im Beruf, in der Familie, in ihren persönlichen Angelegenheiten –, tun sich am schwersten damit, die ungewohnte Abhängigkeit von ihren Partnern oder dem Krankenhaus-Team zu verkraften. Es macht Patienten wütend, wenn sie ständig gesagt bekommen, was sie tun sollen, was sie anziehen müssen, wann sie schlafen und aufwachen sollen, insbesondere wenn es Hilfsschwestern sind, die ihnen die Anordnungen erteilen – weil sie (nach Überzeugung der Patienten) ihnen geistig weit unterlegen sind oder weil es Frauen sind.

Eines der schwierigsten Probleme, mit denen man es zu tun haben kann – zugleich ein ziemlich häufiges –, ist die Frage, wie man mit einem Konflikt zwischen dem Patienten und seinem Lebenspartner (oder einem anderen nahen Angehörigen) umgehen soll. Der Autor (W. S. E.) hat die Erfahrung gemacht, daß die Methode der Konfliktbewältigung ohne Verlierer sowie sehr viel aktives Zuhören beider Parteien sehr wirkungsvoll sein kann, um eine für beide Seiten akzeptable Lösung zu erreichen.

In manchen Fällen verwenden Patient und Partner nur zu leicht kritische Behauptungen und verurteilende Du-Botschaften, wenn sie miteinander sprechen, so daß eine erregte, wuterfüllte Atmosphäre herrscht. Aktives Zuhören kann in solchen Fällen sehr hilfreich sein und Frieden stiften. Es gibt ein als »Relation Enhancement« (Beziehungsverbesserung) bezeichnetes Trainingsprogramm (Guerney, 1982), bei dem die Partner lernen, einander zuzuhören und Gefühle so wiederzugeben, wie sie bei ihnen angekommen sind. Manchmal wird diese Methode auch als »pencil talk« (Bleistift-Gespräch) bezeichnet, weil der jeweilige Sprecher einen Bleistift (oder einen anderen leichten Gegenstand) in der Hand hält, während er seine Gefühle über den anderen ausdrückt, und zwar so lange, bis der andere vom aktiven Zuhören Gebrauch macht und die Gefühle mit seinen eigenen Worten richtig wiedergibt. Danach hält der andere den Bleistift, während er über Gefühle spricht. Wenn solche Techniken in Konfliktfällen angewendet werden, kommt es erfreulicherweise am Ende oft zu einem besseren gegenseitigen Verständnis.

Der Lernprozeß wird damit eingeleitet, daß der Zuhörer jedem der beiden Sprecher abwechselnd zurückspiegelt, welche Gefühle er soeben ausgedrückt hat. Das folgende Gespräch ist ein Beispiel dafür.

Bei Wesley, einem Mann von 73 Jahren, war sechs bis acht Monate zuvor eine Lateralsklerose diagnostiziert worden. Die Krankheit war inzwischen so weit fortgeschritten, daß er an den Rollstuhl gefesselt war. Da er die Räder nicht mehr selbst drehen konnte, mußte ihn immer jemand schieben. Ohne Hilfe konnte er nicht mehr ins Badezimmer, auf die Toilette oder aus dem Rollstuhl ins Bett gelangen. Er konnte sich nicht einmal mehr ohne Hilfe umdrehen, wenn er im Bett lag. Zwar konnte er noch allein essen und schlucken, doch seine Stimme wurde zunehmend in Mitleidenschaft gezogen, so daß er immer undeutlicher sprach. Bei einem Besuch kam es zu dem folgenden Dialog. Es war normal, daß seine Frau Meg an unserem Gespräch teilnahm.

W. S. E.: Wie ist es Ihnen beiden gegangen seit meinem letzten Besuch?

Meg: Leider bin ich gestern explodiert und habe Wesley einiges an den Kopf geworfen. Ich habe ihm gesagt, wie wütend es mich macht, daß er so schlecht gelaunt ist und in der Zeit, die ihm noch bleibt, so gar nichts genießen kann. Er will sich nicht an dem schönen Wetter freuen oder darüber, daß seine Freunde ihn anrufen oder ihn besuchen. Er hat überhaupt keinen Humor mehr, und das war immer eine seiner besten Eigenschaften.

W. S. E.: Sie ärgern sich über Wesley, weil er keinen Versuch macht, das Leben noch etwas zu genießen.

Wes: Ich hasse es, ständig von anderen abhängig zu sein, nicht mehr allein für mich sorgen zu können, und es macht mir überhaupt keinen Spaß, den ganzen Tag im Rollstuhl zu sitzen. Ich habe keinen Mut mehr, und ich finde auch nichts mehr komisch oder amüsant. Ich hätte ja gern andere Gefühle, aber woher soll ich die nehmen?

W. S. E.: Sie finden, es ist schwer, sich über etwas zu freuen, wenn man nichts mehr für sich tun kann.

Meg: Ich koche die leckersten Sachen, und nie schmeckt es ihm. Das frustriert mich und macht mich wütend.

W. S. E.: Es ärgert Sie, wenn er nicht genießt, was Sie gekocht haben.

Wes: Ich kann nichts mehr riechen und schmecken, und das feinste Essen ist für mich, als ob ich auf Gummi herumkaue.

W. S. E.: Es ist schwer, Begeisterung zu zeigen, wenn einem alles gleich fad schmeckt.

Meg: Ich wünschte, er würde wenigstens manchmal so tun als ob, selbst wenn er es nicht meint.

W. S. E.: Sie möchten gern, daß er ab und zu Theater spielt.

Meg: Ja, aber wenn ich das sage, wird mir klar, daß es meine eigenen Gefühle und meine Frustration sind, über die ich mir Sorgen mache, und nicht seine.

W. S. E.: Sie erkennen, daß Sie sich nur deshalb wünschen, daß Ihr Mann sich anders verhält, weil Sie sich dann besser fühlen würden.

Meg: Wahrscheinlich bin ich müde und mutlos und habe nur deshalb gehofft, daß er sich noch ändert, damit diese Gefühle nachlassen.

Dieses und eine Reihe von weiteren Gesprächen schienen Meg zu helfen, ihre Frustrationen besser zu ertragen. Als sie nicht mehr ganz so hart über Wesley urteilte, wurde er weniger reizbar, und sein trockener Humor kehrte teilweise zurück. Diese beiden Menschen lernten jedoch nie, einander aktiv zuzuhören, ohne daß ein Dritter dabei war. Paare, die mit diesen Techniken nichts anfangen können, haben anscheinend schon so lange in einer bestimmten Weise miteinander kommuniziert, daß sie kein Verlangen mehr haben, sich noch zu verändern. Etwas von dem einen zum anderen zu spiegeln, wie im Fall von Wesley und Meg, kann aber hilfreich sein. Man kann die Betreffenden dann fragen, ob sie lernen möchten, wie man einander aktiv zuhört. Doch solange das keine Zustimmung findet, bleibt einem keine andere Wahl, als weiter beiden aktiv zuzuhören.

Heute wird von den Ärzten erwartet, daß sie alles und jedes wieder »heilmachen« können. Wenn dann jemandem mitgeteilt wird, daß es keine Behandlungsmöglichkeit gibt oder daß sein Körper nicht mehr auf die einzige noch mögliche Behandlung anspricht, wird er zornig. Die Menschen erwarten heute, daß jede Krankheit geheilt, jeder Körperteil ersetzt werden kann, so wie sie von einem Automechaniker erwarten, daß er ihren Wagen repariert. Wenn die Krankheit dann auch noch sehr kostspielig wird, wie es häufig der Fall ist, wird die Wut noch verstärkt.

Um diesem verbreiteten Gefühl der Ohnmacht etwas entgegenzusetzen, müssen Ärzte, Schwestern, Pfleger und Angehörige das in Kapitel 2 beschriebene Mitbestimmungsprinzip in die Praxis umsetzen, um den Patienten eine möglichst große Kontrolle über ihre Umgebung zu lassen – sie müssen sie also darin bestärken, Dinge selbst zu entscheiden, zum Beispiel wann sie gewaschen werden wollen, welchen Schlafanzug sie anziehen, was sie essen möchten usw.

Wenn eine lebensbedrohliche Krankheit diagnostiziert wird, kann die Reaktion auch *Angst* sein. Angst tritt in vielen Schattierungen und sehr unterschiedlicher Intensität auf. Als erstes ist da die Angst vor körperlichen Schmerzen, und wenn eine Krankheit fortschreitet, die Angst, sich nicht mehr selbständig fortbewegen zu können. Ich (W. S. E.) habe diese Art von Angst selbst erlebt, als ich vor fünfzehn Jahren Blut im Stuhl entdeckte. Ich hatte sofort den Verdacht, es sei Darmkrebs, und hatte Schreckensvisionen – Anus praeter, Abhängigwerden, Entwürdigung, Verlust der Darmkontrolle. Die Sache erwies sich schließlich als gutartiger Darmpolyp, der sich leicht entfernen ließ, doch meine Angst war echt. Ich mußte zu meiner Überraschung feststellen, daß ich weniger Angst vor dem Tod hatte als vor den Behinderungen und Demütigungen, die mir eventuell bevorstanden.

Weitere Ängste sind zum Beispiel die Angst vor dem Verlust geliebter Menschen, die Angst, die Familie unversorgt oder hilflos zurückzulassen, Angst vor dem, was einen nach dem Tod erwartet, Angst, daß man Konflikte ungelöst mit ins Grab nimmt. Männer haben oft Angst davor, Angst zu haben, feige zu erscheinen, das peinigende Gefühl preiszugeben.

Noch einmal dieselbe Frage: Was können Pflegepersonal und pflegende Familienmitglieder tun, um diese Ängste zu mindern? Als erstes müssen sie Angst als einen Hinweis darauf verstehen, daß *der Patient »im Besitz« des Problems* ist. Deshalb ist hier aktives Zuhören am Platz. Hiermit können Sie dem Patienten helfen, über seine Gefühle zu sprechen, und ihm vermitteln, daß diese auch akzeptiert werden.

In der folgenden Fallgeschichte bewirkte aktives Zuhören eine außerordentliche Veränderung in der Einstellung eines Todkranken:

Andrew, auf den mich Ärzte am Veteranenkrankenhaus aufmerksam gemacht hatten, litt an einem generalisierten Karzinom, und es ging seit zweieinhalb Jahren stetig bergab mit ihm. Trotz fortgesetzer Chemotherapie war sein Gewicht von ursprünglich 105 auf nur 45 Kilo gesunken. Früher war er ein sehr kräftiger Mann gewesen, das anerkannte Oberhaupt der Familie. Jetzt wurde er zu Hause von seiner Frau gepflegt. Eine offene Frage diente als Aufforderung an Andrew, seine Gefühle zu artikulieren.

W. S. E.: Andrew, wie fühlen Sie sich, wenn Sie daran denken, was jetzt abläuft?

A.: Ich finde es nicht schön, aber ich muß sehen, daß ich den Tag überstehe. Ich darf mich nicht unterkriegen lassen.

W. S. E.: Es gefällt Ihnen nicht, daß Sie abgenommen haben und nicht mehr so stark wie früher sind, aber Sie wollen tapfer sein.

A.: Ich tue alles, was die Ärzte sagen, aber ich wünschte, es gäbe sonst noch etwas, was ich zusätzlich ausprobieren könnte.

W. S. E.: Sie möchten gern wissen, wie Sie es in den Griff bekommen können, was mit Ihnen passiert.

A.: Mein Leben lang habe ich alles allein gemacht, brauchte nie Hilfe von anderen. Wenn ich etwas haben wollte, genügte es, daß ich hart gearbeitet habe, und dann erreichte ich es. Es macht mich wütend, daß ich diese Krankheit nicht aus eigener Kraft überwinden kann.

W. S. E.: Sie sind niedergeschlagen, weil Sie Ihre Kraft und Ihren Willen nicht einsetzen können, um wieder gesund zu werden.

A.: Ich habe es der Familie nicht gesagt, aber ich bete im stillen darum, daß Gott mir hilft, wieder gesund zu werden. Doch die Antwort, die mir Gott gibt, scheint ein Nein zu sein. Das macht mir angst, und dann fallen mir die Sünden wieder ein, die ich im Laufe meines Lebens begangen habe. Muß ich in die Hölle? Das jagt mir wirklich Angst ein. Vielleicht habe ich es nicht verdient, in den Himmel zu kommen.

W. S. E.: Es ist erschreckend, wenn man betet und die Antwort darauf nicht so ausfällt, wie man gehofft hat, und nun haben Sie Angst, daß Sie sterben müssen und nicht in den Himmel kommen.

A.: Ich bin froh, daß ich es Ihnen gesagt habe. Ich fühle mich jetzt besser. Vielleicht sollte ich es meiner Frau sagen. Sie weiß, daß da irgend etwas ist, weswegen ich mir mehr Sorgen mache als früher.

Andrew ließ mich weiter an seinen Ängsten und Befürchtungen teilhaben, und seine Depression war nicht mehr ganz so schwer. Die letzten Monate seines Lebens waren viel friedlicher.

Pflegepersonen und Familienangehörige müssen auf die körperlichen Anzeichen einer *Depression* achten: Appetitmangel, mangelndes Interesse an der Umwelt, kein Interesse an den täglichen Nachrichten oder lokalen Ereignissen, Schlafstörungen (nächtliches Aufwachen), starrer Gesichtsausdruck und das Verschwinden des Lächelns. Es ist wichtig, daß Angehörige und Freunde den Arzt auf diese Symptome aufmerksam machen, denn der Patient wird sie sehr oft ableugnen. Depressionen gehören zum Schwierigsten, mit dem man es zu tun bekommen kann, denn depressive Patienten haben keine Lust zu reden, und entsprechend schwer ist es, ein Gespräch in Gang zu bringen. Depressive Patienten wollen vielfach allein sein und möglichst jeden Kontakt zu anderen Menschen vermeiden. Diese Phase ist für die Pflegepersonen oft sehr entmutigend; häufig nehmen sie es den

Patienten übel, daß sie gefühlsmäßig nicht zu erreichen sind, und setzen deren mangelnde Resonanz mit Undankbarkeit gleich. Ein gutes Essen zu kochen für jemanden, der keinen Appetit hat und nichts essen will, macht keine Freude.

Familienmitglieder wie berufsmäßiges Pflegepersonal können versuchen, dem Patienten Auftrieb zu geben, indem sie ihn zum Kartenspielen oder Musikhören animieren. Patienten, die zu Hause leben, können auch kleine Pflichten im Haushalt übernehmen. Das hat sich als anregend erwiesen und kann dem Gefühl der Hilflosigkeit vorbeugen.

Eine Depression kann so schwer werden, daß nur eine Elektroschocktherapie hilft. Elektroschocks gelten heute als viel harmloser und nicht so destruktiv für das Hirngewebe als noch vor einigen Jahren. Es kann dabei zu einem Gedächtnisverlust kommen, der aber nicht sehr schwer ist und das Denkvermögen nicht beeinträchtigt. Depressionen sind mal stärker, mal schwächer und treten manchmal im Wechsel mit optimistischen Phasen auf, in denen der Patient sich großen Hoffnungen hingibt, ohne daß es eine offensichtliche Erklärung für diese Wende gibt.

Eine weitere Reaktion auf Krankheit ist das *Feilschen*. Die Patienten versuchen, den Ärzten – oder Gott – einen Handel anzubieten. »Herr Doktor, ich akzeptiere Ihre Empfehlung, noch eine Chemotherapie zu machen, wenn Sie mir versprechen, daß ich dadurch wieder gesund werde.« Oder: »Ich kaufe eine neue Orgel für unsere Kirche, wenn Du mich wieder gesund werden läßt, lieber Gott!« Mit am häufigsten wird um Aufschub gefeilscht. »Lieber Gott, ich bin bereit, in Frieden zu sterben, wenn Du mich noch einen Monat leben läßt, nur so lange, bis meine Tochter heiratet.« Als nächstes kommt dann: »Lieber Gott, vergiß nicht, daß ich noch eine zweite Tochter habe.« Patienten fühlen sich nur selten an ihren Teil der Abmachung gebunden. Wer mit der Pflege solcher Menschen zu tun hat, sollte dieses Feilschen als das sehen, was es ist: Botschaften, in denen sich das Bemühen des Patienten spiegelt, trotz seiner verzweifelten Lage noch Hoffnung aufzubringen.

Einfühlendes aktives Zuhören ist auch hier die beste Erwiderung, allerdings können auch offen und ehrlich antwortende Ich-Botschaften eine geeignete Reaktion auf Forderungen von Patienten sein, also zum Beispiel zu sagen: »Ich wünschte, ich könnte Ihnen versprechen, daß Sie bald wieder gesund sind, aber das wäre nicht ehrlich.«

Manche Patienten glauben auch, daß ihre Krankheit eine Strafe für ihre »Sünden« sei. Dies kommt vor allem bei AIDS-Patienten vor. Können Ärzte, Schwestern oder Familienangehörige solche Schuldgefühle abbauen? Der häufig gebrauchte Trost »Du hast doch gar keinen Grund, dich schuldig zu fühlen« erweist sich als Kommunikationssperre; die Schuldgefühle bleiben davon unberührt. Es hilft jedoch, wenn man durch aktives Zuhören demonstriert, daß man die Gefühle des Patienten für normal und natürlich hält und sie akzeptiert. Aktives Zuhören ermutigt den Patienten, seine Schuldgefühle preiszugeben, so wie im Fall des von Gewissensbissen gequälten Andrew, der Angst hatte, in diesem wie im nächsten Leben bestraft zu werden. Aktives Zuhören bewirkte auch eine Veränderung bei Laura, einer vierzigjährigen Ehefrau und Mutter von drei halbwüchsigen Kindern, die Lungenkrebs hatte und sich große Vorwürfe deswegen machte. Laura hatte bereits mit zwölf Jahren zu rauchen angefangen und war überzeugt, ihre Krankheit selbst verschuldet zu haben.

> L.: Warum habe ich nur nicht auf meine Eltern gehört, als sie mir immer wieder gesagt haben, ich solle mit dem Rauchen aufhören?
>
> W. S. E.: Heute reut es sie, daß Sie nicht mit dem Rauchen aufgehört haben, als Ihre Eltern es Ihnen geraten haben.
>
> L.: Genau. Heute denke ich, daß ich selber schuld bin an dieser schrecklichen Krankheit, die vielleicht mein Leben verkürzt – und was habe ich davon gehabt?

W. S. E.: Der jahrelange Zigarettengenuß scheint es nicht wert gewesen zu sein.

L.: Die Strafe dafür bekommen mein Mann und meine Kinder, die jetzt für mich sorgen müssen und die ohne mich aufwachsen müssen, falls ich nicht durchkomme.

W. S. E.: Sie haben das Gefühl, es ist eine Strafe für sie, daß sie erst für Sie sorgen müssen und Sie dann doch verlieren.

L.: Ich schäme mich für meine Sucht. Ich bin schwach – ja, ich bin ein schlechter Mensch.

W. S. E.: Sie haben das Gefühl, daß Sie schwach und schlecht sind, weil Sie geraucht haben.

L.: Wenn ich mir selbst zuhöre, dann weiß ich, daß es nicht wahr ist. Ich war eine gute Ehefrau und Mutter.

W. S. E.: Sie erkennen, daß Sie kein wirklich »schlechter« Mensch sind, weil Sie eine gute Frau und Mutter waren.

L.: Ich habe etwas Falsches getan, aber ich war nicht schlecht. Meine Krankheit ist auch keine Strafe. Ich habe meine Familie und meine Freunde immer geliebt und habe ihnen beigestanden.

W. S. E.: Vielleicht sehen Ihre Angehörigen es auch nicht als Strafe an, Ihnen Liebe und Beistand zu geben, wenn Sie es nötig haben.

Laura wurde selbst später noch von ihren Schuldgefühlen gequält, doch waren sie nicht mehr so heftig. Sie starb einen ruhigen Tod.

Wenn man einem Patienten dabei helfen will, eine ungünstige Diagnose zu akzeptieren, kann man ihm durch aktives Zuhören einen großen Dienst erweisen, denn es ermutigt ihn, alles zu sagen, was ihn quält. Wenn Patienten erleben, daß ihre Empfindungen ein offenes Ohr finden, *gehört und akzeptiert werden*, ist das in vielen Fällen eine große Erleichterung für sie.

KAPITEL 8

Probleme im Umgang mit AIDS-Patienten

> »Ein wahrer Arzt ist der, dem nichts Menschliches
> fremd ist und der sich wie Shakespeare gleicher-
> maßen für Weise und Narren, Hochmütige und
> Geringe, den stoischen Helden und den winseln-
> den Lumpen interessiert. Ein Arzt sorgt sich um
> Menschen.«
>
> Tinsley Harrison, *Principles of Internal Medicine*

Jonathan, ein 28jähriger Programmierer, war ein sportlicher
Typ, der Tennis, Squash und Volleyball spielte, bevor er AIDS
bekam. Er hatte einen athletischen Körper, auf den er sehr
stolz war. Als bei ihm zum erstenmal das Kaposi-Sarkom auf-
trat, ließen sich die harten bräunlichen und hellroten Flecken
noch gut unter langärmligen Hemden und langen Hosen verstecken. Dann begann ihm das Haar auszugehen, weil er eine
Chemotherapie machte. Dies deprimierte ihn zutiefst, weil
sein Äußeres nicht mehr seinen Vorstellungen entsprach und
er sich fragte, was seine Freunde dachten. Während eines Besuchs bei Dr. Cathcart, dem Spezialisten für Infektionskrankheiten, der ihn behandelte, kam es zu folgendem Dialog:

Jon: Herr Doktor, ich sehe scheußlich aus. Kann ich nicht irgend
etwas tun, damit sich diese Flecken nicht auch noch auf meinem Gesicht und den Händen ausbreiten?

C.: Ihr Aussehen macht Ihnen wirklich Kummer.

Jon: Ja. Ich habe mal sehr gut ausgesehen, aber jetzt sehe ich aus
wie ein Penner. Ich merke, wie meine Bekannten zurück-
schrecken, wenn sie mich sehen.

C.: Die sind also richtig schockiert von Ihrem Anblick.

Jon: Vielleicht bilde ich mir das bei ihnen auch nur ein, aber
zumindest bin ich selbst geschockt, wenn ich in den Spiegel
sehe.

C.: Vielleicht projizieren Sie Ihr Mißbehagen auf Ihre Freunde.

Jon: Ja, das kann schon sein. Sie scheinen eigentlich nicht darauf zu achten, wie ich aussehe. Aber ich mache mir Sorgen, weil das Kaposi-Sarkom nicht auf die Chemotherapie reagiert. Dabei leide ich immer noch an den Nebenwirkungen wie Übelkeit, Gewichtsverlust und Haarausfall.

C.: Ja, Sie haben recht. Die Gewebeveränderungen sprechen auch auf die stärkste Chemotherapie, die wir zur Verfügung haben, nicht mehr an. Was würden Sie davon halten, wenn wir mit der Chemo aufhören?

Jon: Das würde mir das Gefühl geben, daß wir aufgeben, und das könnte sehr deprimierend sein.

C.: Seit kurzem steht ein neues Medikament versuchsweise zur Verfügung. Allerdings sollen die Nebenwirkungen noch schlimmer sein als bei dem, was Sie bisher genommen haben.

Jon: Also, ich glaube, ich lasse mal alle Medikamente weg und konzentriere mich darauf, meine Beziehung zu meinen Eltern und meinen Onkeln und Tanten in Ordnung zu bringen.

C.: Das ist mit Sicherheit eine vernünftige Entscheidung, und ich stehe Ihnen dabei gern zur Seite.

Jonathan nahm keine Medikamente mehr. Die Auswirkungen der Chemotherapie gingen zurück, doch die Flecken auf seiner Haut vermehrten sich weiter. Als er eines Tages bei seiner Selbsthilfegruppe in Shorts und einem Hemd mit kurzen Ärmeln erschien, erntete er stürmischen Beifall. »Ist mir doch egal, was die Leute denken«, sagte er. »Ich mache es mir bequem bei dieser Hitze.«

Die kurze Interaktion zwischen Jonathan und seinem Arzt zeigt, daß wenige Minuten einfühlenden Zuhörens bei Patienten mit einer lebensbedrohlichen Krankheit manchmal eine unglaubliche Wirkung entfalten.

Die rasche Ausbreitung von AIDS, der erworbenen Immuninsuffizienz, hat im letzten Jahrzehnt des 20. Jahrhunderts den Charakter einer Epidemie angenommen. AIDS, das zur Zeit noch ausnahmslos tödlich verläuft, wird durch den HI-Virus (HIV) verursacht, der das Immunsystem zerstört. Dies macht den Menschen für eine Unmenge von Infektionen und bösartigen Tumoren anfällig und führt schließlich zum Tod. Bestimmte Charakteristika von AIDS machen die Krankenpflege emotional belastender als die Pflege von Patienten mit anderen lebensgefährlichen Krankheiten.

Der erste Streßfaktor für Ärzte, Pflegepersonal oder Angehörige ist ihr eigenes Risiko, mit dem HI-Virus infiziert zu werden. Es besteht keine Infektionsgefahr, solange man nicht mit dem Blut oder den Gewebeflüssigkeiten des Patienten in Kontakt kommt. Bluttransfusionen von anerkannten Blutbanken gelten heute als ungefährlich, doch es bleibt ein sehr kleines Restrisiko (ein Fall auf sechs Millionen Transfusionen), weil in seltenen Fällen die Infektion eines Blutspenders so kurze Zeit zurückliegt, daß ihr Serum beim Test noch nicht positiv auf den HI-Virus reagiert. Die hauptsächlichen Übertragungswege sind noch immer ungeschützter Geschlechtsverkehr und die Verwendung von unsterilen Spritzen durch Drogenabhängige. Angehörige der medizinischen Berufe, die mit HIV-positiven Patienten zu tun haben, unterliegen der Gefahr, sich versehentlich Stich- oder Schnittwunden beizubringen (zum Beispiel durch Spritzennadeln oder Scherben von zerbrochenen Glasspritzen). Das Risiko ist geringfügig und kann noch weiter reduziert werden, wenn man während aller invasiven Eingriffe allgemeine Vorsichtsmaßnahmen beachtet – den Gebrauch von Mundschutz, Handschuhen, Schutzbrillen –, und zwar bei sämtlichen Patienten, denn man kann ja nie mit Sicherheit wissen, ob ein neuer oder ein Notfallpatient eventuell HIV-positiv ist. Bei Untersuchungen von Pflegepersonal, das parenteraler Flüssigkeit (Blut) von AIDS-Patienten ausgesetzt war, fand sich eine geschätzte Infektionsrate von 0,4 Prozent (Gerberding et al., 1990) und sogar eine noch geringere Rate bei Schleimhautkontakt (Mund, Nase, Augen) (Gerberding et al., 1987). Falls es bei der Versorgung eines HIV-positiven Patienten versehentlich zu einer Exposition gekommen ist, werden oft umgehend antivirale Medikamente gegeben, in der bisher noch unbewiesenen Hoffnung, auf diese Weise eine Infektion zu verhindern.

AIDS-Patienten stellen das Pflegepersonal häufig vor Probleme, wie dieser Dialog zwischen Roger und seiner Krankenschwester zeigt:

> Roger, 23 Jahre alt, war drogenabhängig und benutzte gelegentlich gebrauchte Spritzbestecke. Die für ihn zuständige Schwester in der Klinik entdeckte dies, als Roger bereits HIV-infiziert war. Vor dieses Problem gestellt, erinnerte sie sich, daß dies eine »konfrontierende Ich-Botschaft« erforderlich machte.
>
> *Schwester:* Roger, wenn Sie mit anderen Leuten Spritzbestecke austauschen, finde ich das unerhört, denn dadurch können sich Ihre Bekannten mit hoher Wahrscheinlichkeit infizieren, falls das nicht schon geschehen ist.
>
> *Roger:* Mir ist ja klar, daß dies für meine Bekannten problematisch sein kann, aber ich kann anscheinend nicht von den Drogen wegkommen, und ich weiß nicht, wo ich sterile Nadeln hernehmen soll.
>
> *Schwester:* Ich verstehe Ihre Schwierigkeiten. Sie können sich bei uns in der Klinik einen Vorrat an neuen, sauberen Spritzen besorgen. Ich werde Ihnen bei den nötigen Schritten helfen.

Weitere emotional aufgeladene Punkte, die als Barriere gegen die Übernahme von AIDS-Patienten wirken, sind: Ärger über Drogenbenutzer, die sich nicht an die ärztlichen Empfehlungen halten; Angst, daß die anderen Patienten durch AIDS-Patienten im selben Wartezimmer abgeschreckt werden; Sorge wegen der Komplexität und des raschen Wechsels der dem letzten Stand der Wissenschaft entsprechenden Therapien für AIDS (eine sehr begründete Befürchtung!); Unbehagen bei Gesprächen über Sexualität und Safer Sex-Praktiken. Ärzte und Pflegepersonal müssen sich eingestehen, daß es diese unangenehmen Punkte gibt, und sich nach Menschen oder Gruppen umsehen, mit denen sie offen über ihre Empfindungen sprechen können.

Trotz der niedrigen Übertragungsrate auf Menschen, die an der Behandlung und Pflege von AIDS-Kranken beteiligt sind, ist die Angst vor Ansteckung weiterhin sehr hoch, was nicht unbedingt mit dem tatsächlichen Infektionsrisiko zu tun hat (Cook, 1990). 1987 glaubte die Hälfte der befragten Ärzte, sie hätten das Recht, eine Behandlung von AIDS-Kranken abzulehnen, und 15 Prozent gaben an, daß sie sich tatsächlich weigern würden, sie zu behandeln (Merill et al., 1989). Neuere Studien über Medizinstudenten in höheren Semestern und Krankenschwesterschülerinnen zeigten, daß Angst vor Ansteckung die Hauptursache war, warum sie AIDS-Patienten aus dem Weg gingen (Meisenhelder/LaCharite, 1989). Gründliche Aufklärung und gewissenhafte Anwendung von Vorsichtsmaßnahmen hat auf seiten der Behandelnden die Angst vor Ansteckung reduziert. Eine Verringerung solcher Befürchtungen macht die Entwicklung einer weniger angespannten und einfühlsameren Beziehung möglich.

Der zweite Faktor, der Behandlung und Pflege von AIDS-Kranken für Angehörige der medizinischen Berufe wie für Familienangehörige so anstrengend und aufreibend macht, ist die Tatsache, daß diese Krankheit bislang grundsätzlich den Tod nach sich zieht. Auch die Behandlung von Krebskranken kann oft deprimierend sein, doch bei Krebs gibt es wirksame Therapien und viele Langzeitüberlebende. Bei Ärzten und Schwestern, die fast ausschließlich mit AIDS-Patienten umgehen, ist das *Burn-out*-Syndrom weit verbreitet. Eine Möglichkeit, ein solches »Ausgebranntsein« zu vermeiden, scheinen häufige freie Tage oder ein längerer Studienurlaub fern von den sterbenden Patienten zu bieten. Auch Supervisionsgruppen, in denen Angehörige der medizinischen und helfenden Berufe ihre Gefühle offen aussprechen können, können nützlich sein und eine befreiende Wirkung haben.

Schwester Nancy Thomas hatte monatelang ununterbrochen auf der Intensivstation gearbeitet. In ihrer Abteilung gab es fast ausschließlich AIDS-Patienten, und jede Woche starben ein bis zwei von ihnen. Es handelte sich dabei hauptsächlich um junge Männer von Anfang Zwanzig bis Ende Dreißig.

Nancy wurde reizbar und ungeduldig, was gar nicht zu ihrer normalerweise lebhaften und optimistischen Art paßte. Cynthia R., die Stationsleiterin, machte in dieser Station erfolgreichen Gebrauch von konfrontierenden Fertigkeiten und aktivem Zuhören.

C. R.: Nancy, als Sie vorhin Joe Suddeth so grob anfuhren, hat mich das überrascht und auch beunruhigt. (ICH-BOTSCHAFT)

N. T.: Joe hat mich auf die Palme gebracht, weil er seine Tabletten nicht nehmen will.

C. R.: Sie waren sehr verärgert, weil er sich nicht an die vereinbarte Behandlung halten will. (AKTIVES ZUHÖREN, UMSCHALTEN)

N. T.: In letzter Zeit geht es rasch mit ihm bergab, und wenn noch viele auf dieser Station sterben, halte ich es nicht mehr lange aus.

C. R.: Ja, es hat in jüngster Zeit sehr viele Todesfälle gegeben.

N. T.: Und meist waren es ganz junge Männer, manchmal sogar noch richtige Kinder.

C. R.: Es deprimiert Sie, daß so viele junge Leute sterben müssen.

N. T.: Cynthia, ich arbeite gern hier, und ich finde es auch sehr befriedigend. Aber ich glaube, ich brauche eine Verschnaufpause, um mich ein bißchen zu erholen.

C. R.: In der nächsten Woche bekommen wir zwei neue Schwestern. Sobald sie da sind, können Sie einen Monat Urlaub nehmen.

N. T.: Danke. In der Zwischenzeit gehe ich vielleicht zu der Gesprächsgruppe, von der Sie mir erzählt haben.

Hospizmitarbeiter, die AIDS-Patienten betreuen, sehen sich manchmal vor ein Problem gestellt, das in erster Linie vom Patienten verursacht wird.

Hospizschwester: Jacob, ich habe einen großen Schreck bekommen, als ich die Flasche mit Schmerztabletten fand, die Sie in Ihrer Schublade versteckt haben. (ICH-BOTSCHAFT)

Jacob: Ich habe die Tabletten in den letzten Wochen gesammelt, damit ich meinem Leiden ein Ende machen kann, wenn es zu schlimm wird.

Schwester: Ich verstehe, daß Sie die Lage irgendwie meistern wollen, wenn Ihre Schmerzen unerträglich werden. (SCHAL-TET UM AUF AKTIVES ZUHÖREN)

Jacob: Ja. Ich habe meinen Frieden mit meinen Eltern und meinen Schwestern gemacht, und ich sehe keinen Sinn darin, noch viele Monate derartige Schmerzen aushalten zu müssen.

Schwester: Leider darf ich die Tabletten nicht in Ihrem Nachttisch lassen. Ich rede mit Dr. Jones, wenn er kommt, und sage ihm, daß er mit Ihnen sprechen soll. Er ist ein guter Zuhörer, wenn Patienten solche Probleme und Gefühle wie Sie haben, und vielleicht kann er Ihnen helfen. Manchmal ist er bereit, die Dosis der Schmerzmedikamente so zu erhöhen, daß die Schmerzen aufhören, auch wenn dies das Leben verkürzen sollte.

Der dritte Faktor, der die Behandlung von AIDS-Kranken schwieriger macht als die von anderen Patienten mit lebensbedrohenden Krankheiten, ist Homophobie – die krankhafte Angst und Abneigung gegenüber Homosexualität –, die in der Gesellschaft insgesamt und bei vielen im medizinischen Bereich Tätigen besteht. Da AIDS anfänglich fast ausschließlich bei Homosexuellen festgestellt wurde und in westlichen Gesellschaften noch immer hauptsächlich bei diesen auftritt, erleben viele Ärzte und Bekannte der Patienten, daß sich Empfindungen wie Wut, Ekel und Feindseligkeit bei ihnen einstellen, wenn die Diagnose AIDS lautet. Unter diesen Umständen ist es sehr schwer, eine einfühlsame Beziehung zu dem Patienten aufzunehmen.

Bezeichnend sind die Ergebnisse einer Untersuchung, bei der Medizinstudenten im dritten und vierten Jahr zu ihrer Einstellung gegenüber Homosexuellen und AIDS-Patienten befragt wurden. Diese Studie an der Universität von Mississippi (Kelly et al., 1987) deutete darauf hin, daß die Studenten homosexuelle Patienten (ungeachtet ihrer jeweiligen Krankheit) mit äußerst negativen Gefühlen betrachteten. Außerdem wurden AIDS-Kranke (im Vergleich zu Leukämie-Kranken) sehr viel stärker für ihre Krankheit verantwortlich gemacht; man meinte, sie hätten verdient, was mit ihnen passiere, sie stellten eine Gefahr für andere Menschen dar; sie verdienten es zu sterben, ihre Jobs zu verlieren, isoliert zu werden. Es handelte sich also um Einstellungen bar jeder Empathie, die sich bei der ärztlichen Versorgung als erhebliche Störfaktoren erweisen würden.

Eine vergleichende Studie am »Columbia University College of Physicians and Surgeons« in New York (McCrory et al., 1990) zeigte eine weit weniger negative Einstellung gegenüber Homosexuellen und AIDS-Patienten, möglicherweise aufgrund des urbanen Hintergrunds, wo Begegnungen mit Homosexuellen häufiger stattfinden und weniger von Vorurteilen bestimmt sind. Die New Yorker Studenten hatten dafür eine feindseligere Einstellung gegenüber Drogenabhängigen.

Ein Fall, der von Solomon (1990) geschildert wird, ist der Gipfel an wertender Homophobie und Verurteilung:

John, 36, wurde mit schweren Symptomen, die auf AIDS hindeuteten, eingeliefert. Der Fall wurde einem Arzt übertragen, der eine Reihe von Tests machte, um die Diagnose zu stellen. Als John auch noch eine Lungenentzündung durch *Pneumocystis carinii* bekam, die eine häufige Komplikation bei AIDS ist, wurde es immer wahrscheinlicher, daß es sich um diese Krankheit handelte.

John hatte seinem behandelnden Arzt offen gesagt, daß er schwul sei und sich darüber Sorgen mache, es könne AIDS sein. Als der Arzt John die Diagnose mitteilte, sagte er gleich im Anschluß daran, diese Krankheit sei eine Strafe Gottes, und nun liege sein Leben in Gottes Hand, und überreichte ihm eine Bibel. Bei den folgenden Besuchen verhörte er John regelrecht, ob er auch darin lese, und schalt ihn aus, als sich herausstellte, daß er seine Empfehlungen zum Bibelstudium nicht befolgt hatte.

In seiner Not sprach John mit einem Freund über das Verhalten seines Arztes, und dieser kontaktierte die örtliche AIDS-Hilfe. John wurde darauf hingewiesen, daß er das Recht habe, den Arzt zu wechseln, und man nannte ihm einen Arzt, der schwulen Männern besseren Beistand leistete. John wechselte den Arzt und starb zwei Monate später einen friedlichen Tod im Kreise von Freunden und fürsorglichen Betreuern.

Ist es überhaupt möglich, daß Ärzte, Pflegepersonal und Angehörige, die Homosexualität ablehnen, zu einer toleranten, einfühlsamen Einstellung gegenüber Schwulen und Lesben finden? Und wenn ja, wie kann diese Wandlung zustande kommen? Wissenschaftliche Untersuchungen zeigen, daß dies möglich ist.

Bauman und Hale (1985) von der Universität von Arizona boten ein Seminar für Medizinstudenten im ersten Jahr an, bei dem die Hälfte der Studenten über gesellschaftliche Vorurteile gegen Homosexuelle diskutierte, während die andere Hälfte sich mit ernährungswissenschaftlichen Fragen befaßte. Die erste Gruppe traf auch mit homosexuellen Männern und Frauen zusammen. Beide Gruppen füllten vor und nach dem Seminar einen Fragebogen aus, der sich mit ihrer Einstellung befaßte. Bei der Gruppe, die sich mit gesellschaftlichen Vorurteilen beschäftigt hatte, entwickelte sich eine größere Akzeptanz der homosexuellen Lebensführung; bei der Ernährungsgruppe war keine Veränderung festzustellen. Die Studenten der ersten Gruppe werteten ihre gewonnenen Erfahrungen ausgesprochen positiv und waren überzeugt, daß sie nun besser für homosexuelle Patienten sorgen könnten. Eine andere Studie von Goldman (1987) kam zum gleichen Ergebnis.

Trotzdem muß man damit rechnen, daß sich die verbreiteten Vorurteile gegenüber Homosexuellen als Barrieren für den Umgang mit homosexuellen Patienten erweisen. Die von der Mehrheit der Bevölkerung – unter ihnen viele Angehörige von medizinischen und pflegenden Berufen – empfundene Angst, Wut oder Feindseligkeit wird in vielen Fällen noch verstärkt durch die Überzeugung, jeder Mensch entscheide aus freien Stücken über seine sexuellen Neigungen. Bestimmte religiöse Gruppen glauben fest daran, daß Homosexualität eine Sünde und als solche in der Bibel beschrieben sei. Psychologen und Verhaltensforscher sind jedoch zunehmend davon überzeugt, daß Homosexualität keine Frage der Wahl ist. Es gelang ihnen nicht, eine erfolgreiche Behandlung oder

Umorientierung von Schwulen oder Lesben durchzuführen. Geschwister und Eltern von Homosexuellen sind häufig fest davon überzeugt, daß die sexuelle Neigung von Geburt an besteht. Typisch ist der Ausspruch einer Mutter, die sagte, sie könne sich angesichts der leidvollen Erfahrungen ihres Sohnes nicht vorstellen, warum sich irgend jemand freiwillig dafür entscheiden sollte, als Schwuler in unserer Gesellschaft aufzuwachsen.

Gehirnforscher am Salk Institute for Biological Science (vgl. LeVay, 1991) fanden heraus, daß bei schwulen Männern ein bestimmtes Areal des Gehirns kleiner ist als bei heterosexuellen Männern. Ihre Kollegen an der Universität von Kalifornien in Los Angeles (Allen/Gorski, 1992) fanden ein anderes Gehirnareal, das bei Homosexuellen größer als bei Heterosexuellen ist. Nach Meinung dieser Forscher weisen diese Befunde darauf hin, daß Unterschiede in der Sexualität mit Unterschieden in der Struktur des Gehirns zusammenhängen, Homosexualität also ebensowenig eine freie Entscheidung ist wie die Hautfarbe.

Die meisten schwulen Männer und viele Lesben sind über ihre Neigung entsetzt, wenn sie ihnen zum erstenmal bewußt wird. Sie empfinden selbst Homophobie, ihre Ängste nehmen zu, ihre Selbstachtung nimmt ab. Häufig befürchten sie, daß ihre Freunde und Angehörigen sie ablehnen könnten, daß sie später Schwierigkeiten auf beruflichem Gebiet zu erwarten haben und daß sie als Schwule oder Lesben keine Möglichkeit haben werden, eine Familie zu gründen und Kinder zu haben: Wieviel leichter hätten sie es gehabt, wenn sie als »Normale« auf die Welt gekommen wären!

Während dieser Phase der sexuellen Identifikation bildet sich bei Teenagern oft ein starkes, tiefverwurzeltes Gefühl von Schuld, Scham und überwältigender Einsamkeit heraus, und sie können sich nicht mehr auf die Schule oder ihre Arbeit konzentrieren. Selbstmordgedanken, die bei 40 Prozent (Jay/Yong, 1979) der schwulen und lesbischen Population auftreten, kommen oft in dieser Zeit zum Vorschein. Außerdem ist häufig auch der Beginn einer Alkoholabhängigkeit zu verzeichnen (Kus, 1988). Der Bedarf an einfühlsamen Menschen, die sich vorurteilslos um diese Adoleszenten kümmern, ist groß. Der folgende Dialog, der sich nicht vor dem Hintergrund einer Krankheit abspielte, zeigt, wie erlösend das aktive Zuhören hier sein kann:

Tom war im vorletzten Jahr der High-School. Seine Zensuren, die früher sehr gut gewesen waren, waren durchgängig abgerutscht. Er hatte aufgehört, zusätzliche schulische Angebote wahrzunehmen, und selbst seine Lieblingsaktivität, den Debattierklub, hatte er aufgegeben. Er schwänzte öfter den Unterricht und machte einen niedergeschlagenen Eindruck. Einer seiner Lehrer überredete Tom, die Schulpsychologin Mrs. Alford aufzusuchen.

A.: Tom, einige der Lehrer machen sich Sorgen um dich. Deine Leistungen haben sich verschlechtert, und du hast öfter gefehlt.

Tom: Der Stoff, den wir gerade durchnehmen, ist nicht interessant. Der Kram ödet mich an.

A.: Du findest es nicht mehr interessant und kannst dich deshalb schlecht konzentrieren. Aber du scheinst auch dein Interesse am Debattierklub verloren zu haben, und da hast du doch früher sehr aktiv mitgemacht.

Tom: Mir gefallen ein paar von den Jungs nicht.

A.: Du kommst mit einigen der Jungs nicht gut aus.

Tom: Ich bin eben nicht gern mit ihnen zusammen.

A.: Sind sie unfreundlich zu dir? Ist es das?

Tom (zögernd): Also, nicht wirklich. Ich fühle mich bloß nicht wohl in ihrer Nähe.

A.: Wie kommst du mit den Mädchen im Debattierteam aus?

Tom: Die sind okay – aber sie interessieren mich nicht sonderlich.

A.: Es macht dir nichts aus, mit ihnen zusammenzusein, aber sie stehen dir nicht gerade nahe.

Tom: Stimmt. Ich habe keine Lust, mich mit ihnen zu verabreden und auszugehen, so wie die anderen Typen, aber ich weiß nicht, warum.

A.: Wen würdest du als deinen besten Freund bezeichnen?

Tom: Donald aus der Klasse über mir. Er hat mich ein paarmal mit ins Konzert genommen.

A.: Es hat dir Spaß gemacht, Musik zu hören und mit Donald zusammenzusein.

Tom: Aber ich fand es komisch, daß er im Auto den Arm um mich gelegt hat, als wir wieder heimfuhren.

A.: Es hat dich verstört, daß er dir so nahe gekommen ist.

Tom: Ich fand es gut, daß er mich leiden mag, aber ich hab' mich gefragt, ob er schwul ist.

A.: Sein Verhalten hat bei dir gemischte Gefühle ausgelöst.

Tom: Es war noch merkwürdiger, als er mich nach dem nächsten Konzert beim Abschied auf den Mund geküßt hat.

A.: Du hast dir dann noch mehr Gedanken gemacht, als er dich geküßt hat.

Tom: Was anderes hat mich noch mehr beunruhigt – ich habe ihn nämlich zurückgeküßt. Seitdem überlege ich dauernd, ob ich vielleicht auch schwul bin.

A.: Du bist sehr in Sorge, weil du dich zu Jungen hingezogen fühlst.

Tom: Mann, hab' ich einen Schiß! Wenn ich schwul bin, schlagen mich meine Eltern und Tanten und Onkel tot. Sie hassen Schwule und Lesben und meinen, sie sind gottlos.

A.: Du hast wirklich große Angst.

Tom: Genau. Aber sagen Sie um Himmels willen nicht weiter, was ich Ihnen gesagt habe.

A.: Natürlich nicht. Dieses Gespräch ist absolut vertraulich und geht nur dich und mich an. Wie fühlst du dich jetzt?

Tom: Viel besser. Können wir noch mal miteinander sprechen?

Tom kam von da an einmal in der Woche zu Mrs. Alford. Im Verlauf von Monaten gelang es ihm mit ihrer Hilfe – sie wendete in der Hauptsache aktives Zuhören an –, sich mit seiner sexuellen Neigung auszusöhnen und die Störungen seines Selbstwertgefühls in gewissem Maß zu verarbeiten. Seine Zensuren wurden wieder besser, und er machte auch wieder beim Debattierklub mit. Vor seinen Angehörigen und Bekannten hielt er seine Empfindungen weiterhin geheim.

Immer mehr Schwule und Lesben identifizieren sich zunehmend mit ihren Neigungen und suchen sich Ärzte und andere medizinische Betreuer, die zu Akzeptanz und Empathie fähig sind. In der Vergangenheit zogen homosexuelle Männer und Frauen es vor, so lange wie möglich als Heterosexuelle durchzugehen, um die befürchtete Ablehnung durch Familie und Bekannte und insbesondere durch Arbeitgeber zu vermeiden. Ein solches Doppelleben zu führen ist oft so anstrengend, daß die Betroffenen schließlich wegziehen, meist in eine entfernte Großstadt, wo sie, ohne Aufsehen zu erregen, ein neues Leben anfangen können. Von denen, die in ihrer gewohnten Umgebung bleiben, greifen viele auf Grund ihrer Streßbelastung zu Alkohol oder Drogen oder begehen Selbstmord.

In den letzten Jahren ist es jedoch durch die AIDS-Erkrankungen dazu gekommen, daß viele schwule Männer ihr Coming-out hatten, die früher lange und erfolgreiche Karrieren gemacht hätten, ohne daß ihre Homosexualität irgend jemandem außer ihren engsten Freunden bekannt gewesen wäre. Am auffälligsten war dies bei männlichen Filmstars und Entertainern. Auf diese Weise zu trauriger Berühmtheit zu gelangen kann sehr schmerzlich sein und die schweren körperlichen Symptome von AIDS womöglich noch verstärken. Andererseits beginnt die Schwulengemeinde Anerkennung und Akzeptanz zu fordern, wie zum Beispiel die Möglichkeit, Berufssoldat zu werden und mit einem gleichgeschlechtlichen Partner die Ehe einzugehen.

Manchmal sind Betreuer von AIDS-Kranken mit Problemen konfrontiert, die von der Familie ihrer Klienten ausgehen.

Cecil (Seelsorger): Ich habe gehört, Sie sind wütend auf Ihren Sohn Rob, seit er AIDS hat und Sie entdeckt haben, daß er schwul ist. Ich finde es schade, daß Sie so empfinden, denn ich habe ihn in den zwei Wochen, die er jetzt im Krankenhaus ist, kennen- und schätzen gelernt.

John (Robs Vater): Warum sollte ich nicht darüber wütend sein, daß er schwul ist und sich für diese widerliche Art zu leben entschieden hat?

Cecil: Es macht Ihnen zu schaffen, daß er die falsche Wahl getroffen hat.

John: Ja. Er hätte ja auch als Heterosexueller leben können, wie mein zweiter Sohn.

Cecil: Ich habe mich lange mit Rob über seine Jugend unterhalten und darüber, welche Ängste und Kämpfe er durchgemacht hat, als ihm allmählich klar wurde, daß er eine andere sexuelle Neigung hat. Er meint, daß er wirklich keine andere Wahl hatte.

John: Wir haben darüber nie geredet. Vielleicht hätte ich es tun sollen. Ich hielt ihn immer für einen prima Jungen.

Cecil: Sie empfinden sicher noch viel für ihn, wenn Sie früher so eine gute Beziehung hatten.

John: Könnte schon sein.

Cecil: Ich weiß, daß Sie ihm schrecklich fehlen und daß er sich nach Ihrer Anerkennung sehnt. Er weiß, daß er in den nächsten Wochen oder Monaten sterben wird.

John: Vielleicht sollten wir zusammenkommen und versuchen, die Sache zu bereinigen.

Cecil arrangierte ein Treffen zwischen Rob und John. Sie erzählten ihm später, daß sie sich miteinander ausgeheult hatten und sich wieder so nahe gekommen waren wie früher. Als Rob zwei Monate darauf starb, waren sein Vater und sein Bruder bei ihm. Cecils einfühlsames Zuhören hatte großen Anteil an ihrer Versöhnung.

Es hat sich für AIDS-kranke Schwule und Lesben als sehr nützlich erwiesen, wenn sie ihrem Lebenspartner oder einem engen Freund eine dauerhafte Entscheidungsvollmacht für medizinische Fragen erteilen. Wenn eine solche Patientenverfügung nicht sorgfältig ausgeführt und schriftlich hinterlegt wird, hat nämlich die Familie des Patienten das Recht, Entscheidungen über medizinische Maßnahmen zu treffen, falls der Patient dies nicht mehr selber tun kann. Dies kann sehr nachteilig sein, wenn eine feindselige und ablehnende Beziehung zwischen dem Patienten und seiner Familie besteht.

Man kann Betreuern und Angehörigen dabei helfen, mehr über Homosexualität zu erfahren – die Tatsachen und die

Legenden. Sie können Workshops und Gesprächsgruppen besuchen, die ihnen dabei helfen, die eigenen Vorurteile klarer zu erkennen. Wenn ein Arzt oder eine Krankenschwester bei sich eine starke Ablehnung Homosexueller bemerkt, ist es besser, sich dies einzugestehen und entweder die eigene Einstellung zu ändern oder in Zukunft keine Überweisungen von Schwulen oder Lesben mit AIDS oder anderen schweren Krankheiten anzunehmen. Homophobie läßt sich vor einem sensiblen Homosexuellen schlecht verbergen.

Viele der genannten besonderen Probleme im Umgang mit AIDS-Kranken lassen sich bewältigen, wenn die Betreuer sich über Schutzmaßnahmen informieren, emotionale Unterstützung bei dem unausweichlich eintretenden Streß suchen und mit eventuell vorhandenen Vorurteilen umgehen können, die sie daran hindern, ihren Patienten mit Akzeptanz und Empathie zu begegnen.

Der rasche Wechsel der Behandlungsmethoden von AIDS hat eine gute Nebenwirkung im Gefolge: Noch nie war die Partnerschaft zwischen Arzt und Patient so eng wie heute. Da die neuen Medikamente oft noch im Versuchsstadium sind, wissen die Patienten über sie ebensoviel wie die Ärzte, so daß es zu einer viel engeren Zusammenarbeit kommt.

KAPITEL 9

So helfen Sie Patienten, die Hoffnung nicht aufzugeben

»Ich fände es schön, wenn Sie mir außer den schlechten Neuigkeiten auch noch etwas mitteilen würden, was mir Hoffnung macht, und sei es nur ein Fünkchen.«

Krebskranker Patient

Wie bereits im vorigen Kapitel erwähnt, sind die meisten Ärzte inzwischen davon überzeugt, daß Patienten generell ihre Diagnose erfahren wollen und sollen und daß manche von ihnen auch hören wollen, wie die Prognose des Krankheitsverlaufs aussieht. Bei vielen progressiven Krankheiten ist die *durchschnittliche* Lebenserwartung bekannt, sobald die Diagnose feststeht. Unglücklicherweise berücksichtigen diese Zahlen laut Bernie Siegel (1986) häufig nicht die Ausnahmefälle, also Patienten, die sehr viel länger als der Durchschnitt leben. Dies kann ein Dilemma für den Arzt sein, denn wie soll er seinen Patienten Mut machen, wenn er sich zugleich verpflichtet fühlt, ihnen die in Jahren ermittelte statistische Wahrscheinlichkeit mitzuteilen?

Heute mehren sich die Hinweise, daß eine optimistische, von Hoffnung getragene Grundeinstellung die körperlichen Symptome des Patienten lindern und in manchen Fällen auch seine Lebenserwartung verlängern kann. Deshalb ist es für Ärzte, Schwestern, Betreuer und Familienangehörige unbedingt geboten, Zuversicht zu verbreiten.

Wir zitieren im folgenden einige Studien, die diese Vorstellung unterstützen und die Auswirkung einer positiven Einstellung auf die physischen Aspekte einer Krankheit belegen.

Genaugenommen haben wir es mit einem neuen Forschungs- und Behandlungsgebiet zu tun, das derzeit im Entstehen begriffen ist. Dieser als Psychoneuroimmunologie bezeichnete Bereich hat bereits einige zusätzliche statistische Befunde geliefert.

Dr. George Solomon und andere (1987) von der *UCLA Medical School* untersuchten sechs Fälle von AIDS-Patienten, die sehr viel länger, als zu erwarten war, lebten und deren Leistungsfähigkeit dabei weit über dem normalen Niveau lag. Die Befunde deuten darauf hin, daß eine positive Einstellung und eine optimistische Persönlichkeit mit meßbar höheren positiven Komponenten des Immunsystems einhergehen, die möglicherweise den schädlichen Effekt der – für AIDS-Patienten typischen – Zerstörung der T-Helferzellen wieder ausgleichen können.

Eine andere Studie derselben Forschergruppe kam zu dem Befund, daß eine positive Grundeinstellung, seelische Stärke und pfleglicher Umgang mit sich selbst (zum Beispiel gesunde Ernährung und körperliche Bewegung) mit relativ guten Immunwerten einhergingen, wozu auch eine vielleicht kompensatorische Zunahme bestimmter Arten von Immunzellen gehörte. Emotionale Streßfaktoren dagegen wurden von einem meßbaren Abfall der Immunwerte begleitet. Bei manchen der HIV-infizierten Personen verschlechtert sich das Immunsystem sehr rasch, bei anderen dagegen nicht. Vorläufige Studien deuten darauf hin, daß HIV-infizierte Männer, die unter Depressionen leiden, immunologische Veränderungen aufweisen, die die Entwicklung von AIDS begünstigen.

Eine Studie der Stanford University (Bloom/Spiegel, 1989) ergab, daß Frauen mit Brustkrebs, die eine Selbsthilfegruppe besuchten, durchschnittlich achtzehn Monate länger lebten als Frauen, die gleichwertige bösartige Karzinome hatten und auf dieselbe Weise, jedoch ohne seelische Unterstützung behandelt wurden. Optimismus war – gegenüber Pessimismus – auch ein besserer Prädiktor für die Überlebenschancen von Männern, die acht Jahre zuvor eine Herzattacke erlitten hatten (Ruderman et al., 1984). Er erwies sich auch als besser als die üblichen Prädiktoren wie der Grad der Arterienverkalkung, die Höhe des Cholesterinspiegels oder der Blutdruck. Während von den eher pessimistisch eingestellten Männern 21 von 25 gestorben waren, waren es bei den optimistisch eingestellten nur sechs von 25 gewesen.

Betrachten wir einmal, was sich Patienten mit lebensgefährlichen Krankheiten für die Zukunft erhoffen: (1) eine Heilmethode, die sie wieder gesund macht; (2) ein langsames Fortschreiten der Krankheit, damit sie noch möglichst lange leben können; (3) erträgliche Schmerzen; (4) eine möglichst geringe körperliche Behinderung, ferner eine minimale Einbuße der Selbständigkeit und/oder (5) Freunde, Angehörige und Ärzte, die sie nicht im Stich lassen, wenn die Krankheit fortschreitet. Wie kann ein Mensch mit einer lebensgefährlichen Krankheit in bezug auf diese Punkte Zuversicht gewinnen und zuversichtlich bleiben, und wie können seine Betreuer diesen Optimismus unterstützen?

Die behandelnden Ärzte können die Grundeinstellung der Patienten sehr stark beeinflussen, indem sie ihre eigene Einstellung zur Prognose sorgfältig beobachten. Wenn ein Arzt aufgibt und dem Patienten mitteilt: »Ich kann nichts mehr für Sie tun«, fällt dieser oft in tiefe Verzweiflung. Viele Kranke möchten keinesfalls, daß ihre Ärzte die Suche nach weiteren Behandlungsmöglichkeiten aufgeben, die ihr Leben verlängern oder eine Rückentwicklung der Krankheit bewirken könnten. Wenn ein Arzt jedoch völlig offen, ehrlich und direkt vorgeht, wird er in seiner Ich-Botschaft auch *ausnahmslos alle* seine Empfindungen und fachlichen Kenntnisse kundtun. Die folgenden Beispiele von »aussagenden Ich-Botschaften« beziehen die oben angeführten fünf Punkte ein, um welche die Hoffnungen der Patienten kreisen (die Zahlen im Text entsprechen den obengenannten):

»Ich bedaure sehr, Ihnen sagen zu müssen, daß mir zu diesem Zeitpunkt keinerlei Heilmethoden für Ihre Krankheit bekannt sind.« (1)

»Ich möchte Ihnen anhand einiger statistischer Angaben sagen, wie lange andere Menschen mit derselben Krankheit gelebt haben.« (2)

»Ich weiß jedoch, daß es Patienten gibt, die weit länger gelebt haben als der statistische Durchschnitt. Es gibt sogar einige, die diese Krankheit überwunden haben.« (2)

»Ich möchte Sie auf ein paar Dinge hinweisen, die Ihre Lebenserwartung verlängern können, wenn Sie sich danach richten.« (2)

»Ich möchte Ihnen außerdem erklären, wie wir die Schmerzen unter Kontrolle bringen, falls diese zu groß werden.« (3)

»Ich möchte mit Ihnen gemeinsam erreichen, daß Sie auch in Zukunft in der Lage sind, möglichst viel allein zu bewältigen, so daß Sie nicht nur auf andere angewiesen sind.« (4)

»Ich möchte Ihnen versprechen, daß ich Sie nicht im Stich lassen werde, und ich werde alles in meiner Macht Stehende tun, damit Ihre Angehörigen das gleiche versprechen.« (5)

Wer versucht, die innere Einstellung eines Patienten durch Kommunikationssperren wie Anordnungen, Ratschläge und leere Ermunterungen zu verändern, vermittelt ihm nur seinen Mangel an Akzeptanz, und das führt dazu, daß der Kranke ihm seine Gedanken und Gefühle nicht mehr offenbart. Hier muß noch einmal betont werden, daß die Einstellung des Patienten – Optimismus oder Pessimismus, Hoffnung oder Depression – allein *sein* Problem ist; es ist nicht das Problem der Betreuer oder Angehörigen. Demzufolge ist die beste Art, dem Patienten den Rücken zu stärken, das einfühlende, aktive Zuhören.

Sehen Sie sich das folgende Beispiel an, ein Gespräch zwischen Virginia Josephs und Dr. Young:

V. J.: Ihre Mitteilung, daß der Krebs sich an mehreren Stellen ausgebreitet hat, hat mir den Boden unter den Füßen weggezogen und macht mir große Angst.

Dr. Y.: Sie haben einen großen Schrecken bekommen und sehen die Sache ziemlich pessimistisch.

V. J.: Ich werde sterben, und das finde ich sehr bedrückend.

Dr. Y.: Sie meinen also wirklich, daß Sie nicht wieder gesund werden.

V. J.: Ja, das stimmt, aber ich bin überrascht, wie sehr es mir hilft, das auszusprechen.

Dr. Y.: Sie stellen also fest, daß es Sie ein bißchen erleichtert, wenn Sie darüber reden.

V. J.: Ja. Wenn ich mir meine Gefühle eingestehe, kann ich den Tatsachen ins Auge sehen und den nächsten Schritt tun, nämlich darüber nachdenken, welche Angelegenheiten ich in der Zeit, die mir bleibt, regeln muß.

Alice Ray ging zu ihrem Arzt, kurz nachdem eine Röntgenaufnahme der Brust und eine Mammographie gemacht worden waren. Zwei Jahre zuvor war sie wegen Brustkrebs operiert worden, damals hatte sie noch keinen Lymphknotenbefall gehabt. Es kam zu folgendem Dialog:

Dr. D.: Mrs. Ray, das Röntgenbild des Brustkorbs ist normal, die Lungen sind sauber, ein Tumor ist nicht zu entdecken. Doch die Mammographie zeigt einen kleinen Knoten in Ihrer anderen Brust, der Anlaß zur Sorge gibt.

A. R.: Und was ist es Ihrer Meinung nach?

Dr. D.: Ohne eine weitere Biopsie läßt sich das nicht genau sagen, aber es könnte sich um eine weitere bösartige Geschwulst handeln.

A. R.: Oh, Herr Doktor, ich kann doch nicht noch eine große Operation durchstehen. Noch einmal all die Schmerzen und die Verunstaltung, nein, das kann ich einfach nicht!

Dr. D.: Sie verabscheuen die Vorstellung, noch eine Operation durchzumachen.

A. R.: Sie haben ja gesehen, wie meine Brust jetzt aussieht – es ist doch alles voller Narben!

Dr. D.: Es wäre für Sie schwer erträglich, noch mehr Narben zu bekommen.

A. R.: Aber was wird aus mir, wenn es wieder Krebs ist?

Dr. D.: Ich bin im Augenblick recht optimistisch. Außerdem bräuchten wir für die Diagnose nur den Knoten zu entfernen und könnten, falls er bösartig sein sollte, das Gebiet bestrahlen. Das würde nur eine sehr geringfügige Entstellung zur Folge haben und ausreichen, um den Tumor zu behandeln.

Alice Ray reagierte positiv auf das Einfühlungsvermögen und den Optimismus ihres Arztes und ließ sich auf die von ihm vorgeschlagene Weise behandeln – mit gutem Langzeitergebnis.

Auch wenn es nicht zu einer Rückbildung kommt und die Krankheit fortschreitet, hoffen die Patienten weiter darauf, daß ihre Ärzte oder Familienangehörigen sie nicht im Stich lassen, daß ihre Schmerzen beherrschbar bleiben, ihre letzten Tage friedlich sind und sie von ihren Angehörigen ruhig Abschied nehmen können. Wenn der Arzt Verständnis für diese Hoffnungen beweist und bestrebt ist, sie zu erfüllen, kann das sehr hilfreich sein. Ein Beispiel dafür war der Fall von John Shilling:

Bei John Shilling war im Jahr zuvor ein Speiseröhrenkarzinom entfernt worden. Danach war es ihm gutgegangen, bis sich vor einem Monat Appetitmangel einstellte und er abzunehmen begann. Ultraschall und Computertomographie zeigten, daß sich an der Leber Metastasen gebildet hatten. Der folgende Dialog mit Dr. S. fand bei einem Arztbesuch statt.

Dr. S.: John, der Tumor ist zurückgekehrt und hat Ihre Leber an mehreren Stellen befallen. Das erklärt also, warum Sie keinen Appetit mehr haben und Gewicht verlieren.

J. S.: Ich hatte schon befürchtet, daß es daran liegt. Was kann ich jetzt tun?

Dr. S.: Nach unserer Erfahrung reagiert Ihre Art von Tumor nicht auf eine Bestrahlungstherapie, deshalb müssen wir über andere Möglichkeiten nachdenken.

J. S.: Es wird einige Zeit dauern, bis ich meine Firma verkauft habe, deshalb muß ich so lange wie möglich am Leben bleiben. Wieviel Zeit habe ich noch?

Dr. S.: Das läßt sich unmöglich sagen. Leute mit einem starken Lebenswillen scheinen besser zurechtzukommen als passive Menschen. Sie machen auf mich den Eindruck eines Kämpfers. Wie wär's, wenn wir uns erst einmal die therapeutischen

Möglichkeiten ansehen, die den Fortschritt des Tumors eventuell noch verlangsamen können. (BERATUNG UNTER ANWENDUNG DES MITBESTIMMUNGSPRINZIPS)

J. S.: Einverstanden.

Dr. S.: Es gibt zwei Arten der Chemotherapie, die wir ausprobieren könnten. Die erste ist sehr aggressiv; dafür ist die Chance, das Tumorwachstum erfolgreich zu verlangsamen, besser. Leider hat sie aber auch unangenehme Nebenwirkungen, durch die Ihre Aktivität die meiste Zeit stark eingeschränkt wird. Das zweite Mittel hat weniger Nebenwirkungen, aber es verlangsamt den Tumor nicht ganz so sehr.

J. S.: Ich muß mindestens einen Monat voll arbeiten können, um meine Angelegenheiten zu regeln. Deshalb würde ich am liebsten keins von beiden nehmen, zumal Sie sagen, daß eine vollständige Heilung ausgeschlossen ist.

Dr. S.: Sie möchten vorläufig Ihre Arbeitskraft optimal erhalten wissen. Sie haben recht, die Chemotherapie würde Ihre Leistungsfähigkeit beeinträchtigen.

J. S.: Werden Sie mich weiter betreuen, wenn ich keine medizinischen Maßnahmen will?

Dr. S.: Allerdings! Ich untersuche Sie so oft wie nötig, und wir sehen der Sache weiterhin gemeinsam ins Auge.

J. S.: Gut, das erleichtert mich. Es gibt da noch eine Sache, die ich Sie gern fragen würde, aber es ist mir etwas unangenehm, weil es vielleicht außerhalb des Rahmens der Schulmedizin liegt.

Dr. S.: Es würde mich interessieren, woran Sie gedacht haben.

J. S.: Ein guter Bekannter von mir, der vor einigen Jahren an Krebs erkrankt war, sagte, ihm habe eine Krebs-Selbsthilfegruppe sehr geholfen, in der man mit Visualisation arbeitete, das heißt, wo man sich bildlich vorstellt, wie die Immunzellen die Krebszellen angreifen und zerstören. Er war überzeugt, dies habe sein Leben um einiges verlängert. Hätten Sie etwas dagegen, wenn ich einen Versuch damit mache?

Dr. S.: Ehrlich gesagt, habe ich mit Visualisation keine Erfahrung, aber es würde mich interessieren, ob es hilft. Wissen Sie schon, wie Sie so eine Gruppe finden können?

J. S.: Ja. Mein Freund hat mir den Namen einer Kontaktperson genannt. Vielen Dank für Ihre Unterstützung.

Dr. S. war einfühlsam, ehrlich und informativ, ohne aber dem Patienten jede Hoffnung zu rauben. Er versprach ihm nicht, ihn wieder gesund zu machen, aber er gab ihm das Versprechen, ihn nicht im Stich zu lassen, und er bestärkte ihn in seinem Wunsch, es mit alternativen Methoden zu probieren, bei denen keine negativen Nebenwirkungen zu erwarten waren. Er hatte Verständnis für sein Bedürfnis, einen Weg einzuschlagen, der ihm eine gewisse Hoffnung und Einflußnahme versprach.

Um die Hoffnungen und Überzeugungen eines Patienten so wirkungsvoll wie möglich zu unterstützen, sollten auch die medizinischen Betreuer und die Angehörigen die Hoffnung nicht aufgeben und an die Möglichkeit glauben, daß die Krankheit vorübergehend abklingt. Solange der Patient den Wunsch hat, etwas Neues auszuprobieren, sollten Sie diese Bestrebungen unterstützen.

Norman Cousins, der Herausgeber der *Saturday Review*, überwand eine lebensgefährliche Krankheit, für die es keine anerkannte Therapie gab. Seiner Meinung nach war er wieder gesund geworden, weil er selbst die Kontrolle über seine Lebenseinstellung übernommen und einen starken Überlebenswillen hatte. Er schrieb ein Buch darüber: *Anatomy of an Illness* (1979).

In einem späteren Werk, *Head First, the Biology of Hope* (1989), führt Norman Cousins dann aus, daß die eindringlichsten und kritischsten Fragen, die ihm nach Veröffentlichung seines Buchs *Anatomy of an Illness* gestellt worden seien – vor allem von seinen Ärzten –, in folgende Richtung gingen:

»Haben Sie denn keine Angst, daß die Schilderung Ihres Kampfes gegen die Krankheit bei Leuten, die vor ähnlichen Herausforderungen stehen, falsche Hoffnungen weckt? Was geschieht zum Beispiel mit Menschen, die auf Frohsinn, Humor und starken Lebenswillen bauen, jedoch so krank sind, daß es nicht zu einer Heilung oder auch nur zu einer Besserung kommt? Ist das

Leben für solche Patienten nicht schon schwer genug, ohne daß man sie mit zusätzlichen Schuldgefühlen belastet?« (Cousins, 1989, S. 105)

Cousins begegnet diesen Fragen folgendermaßen:

»Man hält mir vor, ich dürfe nur dann Hoffnungen wecken, wenn ich genau weiß, daß eine reale Grundlage dafür besteht – aber ich habe nicht die Kraft, einer hilfesuchend ausgestreckten Hand zu widerstehen. Mein Wissen reicht nicht aus, um beurteilen zu können, wann eine Hoffnung nicht mehr real ist. Ich bezweifle, ob irgend jemand so viel weiß, daß er jede Hoffnung ausschließen kann. Mir sind in den letzten zehn Jahren schließlich zu viele Fälle unter die Augen gekommen, in denen renommierte Fachleute den sicheren Tod vorhersagten, nur um auf wunderbare Weise von den Patienten widerlegt zu werden, und das hatte weniger mit greifbaren biologischen Fakten zu tun als mit dem menschlichen Geist – zugegeben, dieser Begriff ist vage, doch vielleicht handelt es sich dabei um die stärkste Waffe im Kräftearsenal des Menschen.« (Cousins, 1989, S. 104)

Auch Bernie Siegel hat man vorgeworfen, er wecke falsche Hoffnungen bei seinen Patienten, weil er zum Beispiel sagte: »Von zehn Patienten, die an derselben Art Krebs leiden wie Sie, ist einer nach fünf Jahren noch am Leben. Warum sollten Sie nicht dieser eine sein?« Siegel hielt seinen Kritikern vor, daß sie es seien, die falsche Hoffnungslosigkeit verbreiteten, und dies sei viel schlimmer.

Um noch einmal Cousins zu zitieren:

»Wenn es tatsächlich fraglich ist, ob man schwerstkranken Patienten Hoffnung machen darf, sollte dies dann nicht gleichermaßen für die Hoffnung gelten, die wir auf Medikamente und Operationen setzen? Die Menschen, die eine medizinische Behandlung verlangen, tun dies ja auch in der Hoffnung auf Heilung – müssen sie dann unter Schuldgefühlen leiden, wenn ihr Körper nicht auf die ärztliche Behandlung anspricht? Ist ein Arzt berechtigt, eine Behandlung zu verweigern, weil die Hoffnungen des Patienten möglicherweise in keinem Verhältnis zu den realen Perspektiven stehen? Selbstverständlich muß die Ant-

wort lauten, daß nichts verweigert werden darf, was eine
Chance – und sei sie noch so gering – zur Besserung oder Le-
bensverlängerung bietet, selbst wenn eine völlige Heilung ausgeschlossen scheint. Diese Aussage bezieht sich nicht nur auf
medizinische oder operative Hilfe, sondern auch auf psychologischen und spirituellen Beistand. Wegen der Imponderabilien,
die sich der wissenschaftlichen Vorhersage entziehen, hat der
Patient ein Anrecht auf Mobilisierung aller Ressourcen, seine
eigenen eingeschlossen.« (1989, S. 105)

Auf den Unterschied zwischen »Krankheiten besiegen« und
»Menschen heilen«, das große Thema der neunziger Jahre,
wurde schon von verschiedenen Seiten hingewiesen, doch
niemand tat dies so eindrucksvoll wie eine Patientin namens
Sandra McCollum in einer Rede, die sie vor Medizinstudenten hielt. Sie betonte, zu einer echten Heilung käme es »auf
Grund von Kommunikation und liebevoller Zuwendung innerhalb der Arzt-Patient-Beziehung«. Nach ihrer Überzeugung ist es »die *Krankheit*, die Patienten und Arzt auseinan-
derbringt«, und dieser Abstand werde noch größer, wenn
Patienten hoffen oder erwarten, durch bloße medizinische
Maßnahmen »gesund gemacht« zu werden.

Sandra McCollum war im Laufe von vierzig Jahren über
fünfzigmal im Krankenhaus gewesen, wobei sie mehr als
zwanzigmal zwischen zwei und zehn Tagen künstlich beat-
met werden mußte. Sie konnte sich noch genau an die an-
teilnehmenden Sätze ihres Arztes erinnern, aus denen sie
Kraft zur Genesung schöpfte:

»Kann ich noch irgend etwas für Sie tun? Überlegen Sie mal,
was Sie heute gern essen würden.«
»Sie müssen mir unbedingt sagen, ob das Buch, das Sie gerade
lesen, etwas taugt.«
»Gibt es außerdem noch irgend etwas, über das Sie mit mir
sprechen möchten?«

Sandra McCollums Schlußworte an die Medizinstudenten
lauteten:

»Trotz aller Schwierigkeiten ist die Medizin die edelste aller Künste. Nirgendwo sonst kann man soviel dazu beitragen, Leiden zu lindern und dem menschlichen Geist Flügel zu verleihen. Jeder einzelne in diesem Raum ist ein funkelndes Juwel – jeder ein Edelstein, der seinen ganz eigenen Glanz ausstrahlt. In den Jahren, die vor Ihnen liegen, werden Sie mit Hilfe Ihres Wissens und Ihrer Geschicklichkeit sicher viele Krankheiten besiegen. Sie werden aber auch Menschen heilen, und zwar durch Ihr *Sein* ebenso gewiß wie durch Ihr *Tun*.«

Optimismus, Hoffnung, Lebenswille – dies alles erweist sich als entscheidend für den Ausgang einer Krankheit, welcher Art sie auch sein mag.

KAPITEL 10

So helfen Sie Patienten, einen Lebenssinn zu finden

> »Wir glauben schon lange nicht mehr daran,
> daß irdisches Leid im Himmel belohnt wird.
> Leiden hat seinen Sinn verloren.«
> Elisabeth Kübler-Ross,
> *Interviews mit Sterbenden*

Wenn Menschen von einer chronischen, progressiven oder lebensbedrohlichen Krankheit befallen werden, kann es geschehen, daß sie alle anderen Interessen aufgeben und sich nur noch um ihr Überleben sorgen – es wird ihr einziger Lebensinhalt. Wie können Betreuer und Angehörige dieses alles beherrschende Ziel des Patienten respektieren, ihm aber zugleich dazu verhelfen, in den ihm verbleibenden Monaten oder Jahren einen neuen Lebenssinn, eine erfüllende Aufgabe zu finden?

Manche Menschen finden von allein den Sinn ihres Lebens, während anderen dies nicht gelingt, wie die beiden folgenden Fallgeschichten zeigen.

»Katherine kam ins Krankenhaus, um sich einer Schmerztherapie zu unterziehen, während sie ihre letzte Bestrahlung erhielt. Ausgehend von einem Mammakarzinom, hatte der Krebs nun auch die Wirbelsäule befallen. Nachdem ihr eine Krankenschwester gezeigt hatte, wie sie ihren Morphiumtropf selbst regulieren konnte, bat sie um einen Rollstuhl. Kaum war er ihr zur Verfügung gestellt worden, setzte sie sich – mit minimaler Unterstützung – hinein und begann, die erste von vielen Runden zu machen, die sie tagtäglich zu anderen Schwerkranken auf ihrem Stockwerk führten. Sie brachte sie zum Reden und hörte zu, was sie zu sagen hatten, welche Gefühle sie bewegten, nach welchen Menschen sie sich sehnten. Mit manchen lachte sie, mit anderen weinte sie. Die Patienten warteten schon auf ihre Besuche, und Katherine brauchte nach und nach immer weniger Schmerzmittel.

John lag auf demselben Stockwerk, aber zu einer anderen Zeit als Katherine. Er bekam seine Chemotherapie auf Grund von Non-Hodgkin-Lymphomen. An manchen Tagen litt er nach der Behandlung unter Übelkeit, außerdem verlor er einen Teil der ihm noch verbliebenen Haare (eine Halbglatze hatte er bereits). Er war deprimiert, reizbar und zornig. Die Krankenschwestern mochten sein Zimmer nicht betreten, weil er so feindselig war. Darum fielen auch die Besuche seiner Angehörigen sehr kurz aus und erfolgten in immer größeren Abständen. Das gesamte Pflegepersonal war sichtlich erleichtert, als er entlassen wurde.«

Beide Personen waren an bösartigen Tumoren unheilbar erkrankt, doch Katherine war in der Lage, die ihr verbliebene Zeit zu nutzen und eine gewisse Erfüllung zu finden, während John seine letzten Lebenswochen oder -monate als ein sinnloses, unabänderliches Schicksal empfand. Beiden stand das Ende vor Augen, doch Katherine hatte sich entschlossen, ihr Leben auszukosten, bis sie sterben mußte. Sie entdeckte einen Lebenssinn für sich selbst und für die anderen Patienten, die sie besuchte.

Hätte es irgendeine Möglichkeit für die Ärzte, Schwestern oder Angehörigen gegeben, John soweit zu bringen, den Zorn, die Verletzung und die Isolation zu überwinden, die er gefühlt haben muß? Hätte ihm jemand helfen können – durch aktives Zuhören, durch sein Interesse für ihn als Menschen?

Victor Frankl (1959) glaubt, daß eine positive Lebenseinstellung die Folge der Einsicht ist, daß Leben, wie immer die Bedingungen sein mögen, niemals sinnlos ist und jeder Mensch die Fähigkeit hat, Sinn zu entdecken. Der einzelne vermag sich über Krankheit und Schicksalsschläge zu erheben, wenn er für sich und sein Leben einen Sinn findet.

Nach Frankl ereignet sich Sinn-Findung auf zwei verschiedenen Ebenen: als letzter Sinn allen Seins (»Über-Sinn«) und als Sinn im Hier und Jetzt der gegebenen Situation.

Der letzte Sinn allen Seins. Der Sinn des Lebens entspringt der Vorstellung einer kosmischen Ordnung, in die wir als Teil eingefügt sind. Der religiöse Mensch wird sie als göttliches Gesetz betrachten; der Naturwissenschaftler das Prinzip der Ordnung in den Gesetzmäßigkeiten der Biologie, Physik, Evolution erkennen; der Humanist in Ethik, Moral und Natur das Sinngebende erfassen. Der »Sinn des Weltganzen« läßt sich nicht beweisen, nicht erreichen und nicht verstehen. Er ist eine Sache des Glaubens, der Deutung und der persönlichen Erfahrung. Der Mensch hat die Wahl, ob er so leben will, als sei er Teil eines sinnvollen, alles bewahrenden, zusammenhängenden Ganzen oder als sei das Leben chaotisch, planlos und feindlich. Kein lebendes Wesen wird je den letzten Sinn und Zweck des Lebens kennen, der immer unseren Horizont übersteigen wird. Aber der Glaube, unser Leben sei sinnvoll und zweckhaft mit dem gesamten Universum verbunden, hilft uns, eine positive Einstellung zum Leben zu finden.

Sinn im Hier und Jetzt. Frankls zweite Bedeutungsebene von Sinn ist für jeden Menschen erreichbar. Ja, es ist für ein erfülltes Leben unabdingbar, bis zu dieser Ebene vorzudringen. Frankl glaubt, daß jeder von uns ein einzigartiges Individuum ist, das auf seinem Lebensweg vor Situationen gestellt wird, die einen zu erfüllenden Sinn anbieten – eine Gelegenheit, in sinnvoller Weise zu handeln. Durch unser Tun, durch unsere persönlichen Erfahrungen, durch die Haltung, die wir angesichts unabänderlich tragischer Situationen einnehmen, können wir Sinn finden. Und wenn wir den Sinn im Hier und Jetzt entdeckt haben, sind wir imstande, noch inmitten einer Tragödie, in scheinbar sinnlosen Situationen, unser Leben zu bejahen.

Betreuer und Angehörige können es dem Patienten ermöglichen, Sinn zu finden, indem sie ihm Gespräche anbieten, Fragen mit offenem Ausgang stellen und ihm immer wieder auf aktive Weise zuhören.

Ein Mensch, der, ob religiös oder weltlich, an einen positiven letzten Sinn glaubt, wird eher imstande sein, auch einer scheinbar hoffnungslosen Lebensphase einen solchen abzugewinnen, weil er in sich einen Kompaß trägt, der ihm den Weg dazu weist. Wer aber keinen letzten Sinn der Dinge anerkennt, wird sein Bestes tun, um in der Einzigartigkeit des Abenteuers oder der Katastrophe hier und jetzt eine Bedeutung zu finden.

In der Vergangenheit sahen die meisten Menschen einen Sinn im Leben, indem sie die von ihrer Kultur oder Religion vertretenen Wertvorstellungen übernahmen, aber heute ändert sich dies. Kinder lehnen die Werte ihrer Eltern ab, Christen leisten Widerstand gegen die Vorschriften ihrer Kirchen, Frauen wehren sich gegen die Einschränkungen einer von Männern dominierten Gesellschaft. Ethnische Gruppen mögen unterschiedliche, manchmal entgegengesetzte Werte vertreten, doch wenn man die überlieferten Muster nicht mehr akzeptiert, muß man sie durch neue ersetzen, oder es herrscht Chaos. Werte und persönliche Sinnfindung sind auch keine bloßen Moralvorschriften, sondern Rezepte für die Gesundheit. In oberflächlichen Anschauungen und Verhaltensweisen, die zu keiner wirklichen Befriedigung führen, Sinn zu suchen, kann geistige oder körperliche Erkrankungen, Depression oder Selbstmord zur Folge haben. Ohne langes Nachdenken fallen einem die Namen von Menschen ein, die in ihrem Reichtum oder Ruhm keinen Sinn fanden und ihrem unerfüllten Leben schließlich ein Ende machten.

Aber wie können Betreuer die leidenden Patienten dazu bringen, einen Sinn im Hier und Jetzt – insbesondere im Angesicht einer tödlichen Krankheit – zu finden? Oder was könnten Sie persönlich als Partner oder Freund eines Sterbenden tun? Frankls Antwort, daß Sie die Selbstöffnung des Patienten fördern können, wenn er dabei ist, nach Sinn zu suchen, ist auf dem Gebiet der Religion oder der Philosophie nichts Neues, neu ist dies lediglich für den Bereich der Medizin, die bisher dem Gewissen des Menschen keine Beachtung schenkt, und der Psychiatrie, die das Gewissen im allgemeinen als Resultat äußerer – elterlicher und gesellschaftlicher – Einwirkungen auf das Individuum (als das Über-Ich) betrachtet. Zweifellos ist das Gewissen sowohl sozial beeinflußt als auch etwas sehr Persönliches, aber in jedem von uns spricht eine innere Stimme, und jeder Mensch hat die Freiheit, die von der Gesellschaft vertretenen Werte abzulehnen.

Das Leben ist eine Berg-und-Tal-Bahn. Es gibt Phasen beängstigender und deprimierender Abwärtsbewegungen, dann wieder erregende und befriedigende Höhenflüge, und dazwischen liegen Phasen, in denen Ruhe und Frieden herrscht. Es werden immer wieder Situationen auftauchen, an denen wir nichts ändern können (Schicksal), und Erfahrungen, die Möglichkeiten zur Veränderung einschließen (Freiheit); und wir müssen, wie das bekannte Gelassenheitsgebet es ausdrückt, um »die Weisheit« bitten, »zwischen beiden unterscheiden« zu können. Menschen, die das Leben bejahen, vermögen selbst noch in einer bedrückenden, ausweglosen Lage einen Sinn zu erkennen. Selbst solche negativen Erfahrungen wie Kriege und schwere Krankheiten können einem ansonsten langweiligen oder unbedeutenden Leben einen Sinn verleihen. Kriege entfachen patriotische Leidenschaften und sind für manch einen so erregend, daß sie das alltägliche Leben mit einem neuen Sinn versehen können. Eine Krankheit kann den Betroffenen dazu motivieren, noch einmal und aus einem anderen Blickwinkel zu überdenken, was in seinem Leben wichtig ist, und sich auf die Suche nach einer höheren Erfüllung begeben.

Selbst in unabänderlichen Situationen bleibt uns noch eine gewisse Freiheit. Auch wenn es uns nicht möglich ist, schicksalhafte Tatsachen wie eine dauerhafte Behinderung oder das Nahen des Todes in irgendeiner Weise zu beeinflussen, so haben wir doch immer noch die Freiheit, unsere innere Einstellung zu einer solchen Tatsache zu ändern. Und gerade das aktive Zuhören kann dramatische Veränderungen in der Einstellung gegenüber einer schicksalhaften Situation herbeiführen. Der Tod, der Verlust eines Arms oder Beins, eine unheilbare Krankheit, die Zwänge des Alters – all dies muß von uns angenommen werden, denn ein Kampf gegen das Unabänderliche würde nur unsere Kräfte schwächen. Hier kann ein einfühlsamer Geistlicher, ein Sozialarbeiter, ein Freund oder medizinischer Helfer dem Patienten die Lösung seines Problems durch aktives Zuhören ermöglichen oder ihm bei einem sechsstufigen Problemlösungsprozeß Beistand leisten.

Es ist nicht immer leicht, zwischen einer korrigierbaren und einer unabänderlichen Situation zu unterscheiden. Bei vielen Situationen im persönlichen, familiären oder beruflichen Bereich ist unklar, ob es sinnvoller ist, das Übel zu bekämpfen oder es zu akzeptieren. Ein Mensch, der an einer progressiven Krankheit leidet, kann den Sinn je nach der Situation in unterschiedlichen Grundeinstellungen sehen, wie Elisabeth Kübler-Ross anhand der verschiedenen Phasen, die Schwerkranke durchlaufen, aufgezeigt hat.

Das wichtigste Anliegen des erfolgreichen Gesprächspartners kranker Menschen ist bedingungslose Zuwendung: Man darf nicht in Kommunikationsweisen verfallen, die mangelnde Akzeptanz oder moralischen Druck vermitteln. Welche Haltung der Patient einnimmt, welchen Sinn er sich aussucht, darf keine Rolle spielen. Gleichzeitig muß der Betreuer sich bemühen, dem Patienten Wege zu der Erkenntnis zu eröffnen, daß es möglich ist, in der ihm verbleibenden Zeitspanne doch noch einen Sinn und eine Aufgabe zu finden. Es ist ein interessantes Paradox, daß Menschen, die ohne Wenn und Aber so akzeptiert werden, wie sie nun einmal sind, eher bereit sind, sich zu ändern und neue Wege zu beschreiten. Es ist wichtig für sie zu erfahren, daß ihnen noch Möglichkeiten offenstehen, selbst wenn ihre Krankheit unheilbar ist. Auch wenn die Krankheit fortschreitet, können sich noch Gelegenheiten bieten, Erfüllung zu finden, wie das Beispiel Katherines am Anfang des Kapitels zeigte.

Wenn ein Patient aufgeschlossen und bereit ist, einen Sinn im Hier und Jetzt zu finden, kann man ihm bei dieser Suche helfen, indem man ihn anregt, sich im Gespräch zu öffnen; und möglicherweise führt dies dazu, daß er zu einer aktiven Haltung findet, die ihm tiefere Befriedigung einbringt als ein oberflächliches Vergnügen, als Machtgewinn oder Geldvermehrung. Freude stellt sich von selbst ein, wenn man etwas Sinnvolles getan hat; Geld und Macht sind nur Mittel zum Zweck und keine Endziele. Ein Patient, der einen Lebenssinn sucht, kann vom Gespräch profitieren, indem man zum Beispiel mit ihm darüber redet, welche sinnvollen Ziele im Bereich seiner Möglichkeiten lägen, sofern ihm noch genügend Zeit und Möglichkeiten blieben.

Es gibt verschiedene Wege, um einem Patienten bei seiner Sinn-Findung beizustehen. Unter anderem kann man ihm wohlüberlegte, seinen Gedanken Raum gebende Fragen stellen, die zugleich andeuten, in welchen Bereichen sich ein neuer Lebenssinn finden ließe. Einige dieser Möglichkeiten werden im folgenden beschrieben.

Selbsterkenntnis

Je mehr ein Patient sein wahres Ich erkennt, das sich hinter seinen dem Selbstschutz dienenden Masken verbirgt, desto eher vermag er echten Sinn zu finden. Bereits in der Kindheit hat er gelernt, verschiedene Masken aufzusetzen, um geliebt und akzeptiert zu werden und Erfolg zu haben. Er hat die Ratschläge der Eltern und Lehrer, der Gleichaltrigen und der Menschen, die er bewundert oder geliebt hat, befolgt, weil ihm dies Anerkennung einbrachte oder weil er sonst nicht überlebt hätte. Eine Frage mit offenem Ausgang – zum Beispiel: »Welche von Ihren Aktivitäten und Verhaltensweisen sind wirklich Ihre eigenen und nicht nur Rollen, die Sie spielen, oder Masken, die Sie sich aufgesetzt haben?« – kann zu persönlichen Einsichten anregen. Ein Mensch kann, wenn er auf eine Situation reagiert, herausfinden, ob er dabei durch einen Sinn motiviert ist, den er (oft ohne sich dessen bewußt zu sein) von Eltern, Gleichaltrigen oder anderen wichtigen Personen übernommen hat. Und jedesmal wenn er einen Blick auf sein *wahres* Ich erhascht, hat er auch einen flüchtigen Eindruck von Sinn. Das Ich, das man entdeckt, ist nicht bloß das Ich, wie es sich in der Vergangenheit herausgebildet hat, sondern auch das Ich, das uns zu unseren Zielen zieht.

Es gibt noch direktere Wege, einem Patienten zur Selbsterkenntnis zu verhelfen. Die Ich-Botschaft »Ich würde gern wissen, wer Sie wirklich sind« wird anfänglich vielleicht nur oberflächlich beantwortet – zum Beispiel: »Ich bin Handelsvertreter« oder »Dorothys Mann« –, aber das aktive Zuhören fördert in vielen Fällen tiefere und sinnvollere Einsichten zutage – zum Beispiel: »Ich bin im Grunde ein schüchterner und ängstlicher Mensch.« Auch eine offene Frage wie: »Was bedeutet Ihnen Ihr Beruf als Vertreter?«, kann eine tiefere Selbsterkenntnis nach sich ziehen.

Eine noch direktere Methode, die Selbsterkenntnis anzuregen, beginnt mit der Aufforderung, der Patient solle einmal alle Adjektive aufzählen, mit denen er sich selbst beschreiben würde. Welche davon bezeichnen Dinge, die er an sich gut findet? Was davon gefällt ihm nicht? Welche negativen Eigenschaften würde er gern ändern?

Eine indirekte Art, einem anderen Menschen zur Selbsterkenntnis zu verhelfen, ist die Bitte, er möge doch etwas aus seiner Kindheit, irgendwelche Lieblingsgeschichten oder besondere Erlebnisse erzählen, und ihn dann zu fragen: »Warum sind sie für Sie wichtig?« – »Hatten sie einen Sinn?« Auch der Vorschlag, ein Selbstbildnis zu zeichnen, und dann zu fragen: »Möchten Sie gern, daß man Sie so sieht?«, ist eine bewährte Technik.

Sinn in Entscheidungen

Das zweite Gebiet, auf dem Helfer, Freunde und Partner den Patienten bei der Sinn-Findung helfen können, sind Entscheidungen. In jeder Situation ist es möglich, Entscheidungen zu treffen, doch sind sich die Patienten ihrer Entscheidungsfreiheit oft nicht bewußt. Solange Menschen meinen, es bleibe ihnen keine Wahl, fühlen sie sich als Gefangene in einer sinnlosen Welt; doch wenn sie erkennen können, daß ihnen Wahlmöglichkeiten offenstehen, fühlen sie sich nicht mehr hilflos und sind normalerweise imstande, Sinn zu finden. Das aktive Zuhören kann Patienten dabei helfen, zwischen Situationen, die eine Veränderung erlauben, und Situationen, die man hinnehmen muß, zu unterscheiden. Der Sinn einer Situation, die veränderbar ist, besteht darin, sie tatsächlich zu verändern. Selbst in einer unabänderlichen Situation gibt es eine Wahl: Man kann seine *Einstellung* zu der Situation ändern. Ein Mensch, der an Krebs stirbt, kann deprimiert im Bett liegen oder sich dafür entscheiden, jeden seiner letzten Tage bewußt zu leben, indem er zum Beispiel die Landschaft bewundert oder Gespräche mit seinen Angehörigen führt, die sich nicht auf Oberflächliches beschränken. Die Wahl treffen wir selbst, und das gilt mit Sicherheit vor allem für unsere innere Einstellung.

Haben Menschen mit unheilbaren Krankheiten keine Entscheidungsfreiheit mehr? Können sie keinen Sinn in der ihnen verbliebenen Lebenszeit finden? Victor Frankl schreibt folgendes über sein Leben in einem Konzentrationslager:

»Zeigt sich an den seelischen Reaktionen des Menschen auf die besondere, sozial bedingte Umwelt des Lagerlebens tatsächlich, daß er den Einflüssen dieser Daseinsform, denen er gezwungenermaßen unterstellt ist, sich gar nicht entziehen kann? Daß er diesen Einflüssen unterliegen muß? Daß er ›unter dem Zwang der Verhältnisse‹, der dort im Lager herrschenden Lebensverhältnisse, ›nicht anders kann‹? Nun, diese Frage können wir sowohl erfahrungsmäßig als auch grundsätzlich beantworten. Erfahrungsgemäß insofern, als das Lagerleben selber uns gezeigt hat, daß der Mensch sehr wohl ›auch anders kann‹. Es gäbe Beispiele genug, oft heroische, welche bewiesen haben, daß man etwa die Apathie eben überwinden und die Gereiztheit eben unterdrücken kann; daß also ein Rest von geistiger Freiheit, von freier Einstellung des Ich zur Umwelt auch noch in dieser scheinbar absoluten Zwangslage, äußeren wie inneren, fortbesteht. Wer von denen, die das Konzentrationslager erlebt haben, wüßte nicht von jenen Menschengestalten zu erzählen, die da über die Appellplätze oder durch die Baracken des Lagers gewandelt sind, hier ein gutes Wort, dort den letzten Bissen Brot spendend? Und mögen es auch nur wenige gewesen sein – sie haben Beweiskraft dafür, *daß man dem Menschen im Konzentrationslager alles nehmen kann, nur nicht: die letzte menschliche Freiheit, sich zu den gegebenen Verhältnissen so oder so einzustellen. ... Die geistige Freiheit des Menschen, die man ihm bis zum letzten Atemzug nicht nehmen kann, läßt ihn auch noch bis zum letzten Atemzug Gelegenheit finden, sein Leben sinnvoll zu gestalten.*« (Frankl, 1996, S. 107 ff.)

Die Möglichkeit einer Wahl ist jedem gegeben – und sei es nur hinsichtlich seiner Einstellung zum Leben.

Meine Erfahrung (W. S. E.) in der Einzelberatung hat mir gezeigt, daß Patienten mit ihrem Partner oder ihren Angehörigen auch angesichts der tödlichen Krankheit mit- und füreinander einen neuen Lebenssinn finden können. Menschen, die erst vor kurzem an Krebs, an einem Herzleiden oder einer progressiven neurologischen Störung erkrankt sind, spüren, daß sie eine neue Erfüllung finden können, wenn sie die Dinge genauer betrachten, in denen sie bisher Sinn gesucht haben. Für berufliche Helfer wie für private Freunde ist es von großer Wichtigkeit, sie durch Fragen mit offenem Ausgang darin zu bestärken, etwa durch die Frage: »Haben Sie schon einmal darüber nachgedacht, was Ihnen wirklich Freude macht?«

Einzigartigkeit

Eine berufliche Arbeit, von der Sie meinen, ein anderer Mensch oder eine Maschine könne sie ebensogut tun, wird Ihnen nie soviel bedeuten wie eine Betätigung, für die Sie sich in besonderer Weise qualifiziert fühlen. Dieses Besondere zeigt sich nicht darin, wer man ist, sondern wie wichtig man in bestimmten Situationen für andere Menschen sein kann. Natürlich ist keiner von uns völlig unersetzlich, aber nicht selten macht es viel aus, ob wir da sind oder nicht. Auch kreative Hobbys wie Malen, Tischlern oder Weben sind Möglichkeiten, in befriedigender Weise unserer Einzigartigkeit Ausdruck zu geben.

> In einem Altersheim saß ein Achtzigjähriger den ganzen Tag am Fenster; er sprach selten und zeigte wenig Interesse am Leben. Als ein Künstler einen Malkursus für Senioren anbot, erklärte sich der Mann nach einigem Hin und Her bereit, versuchsweise daran teilzunehmen. Es stellte sich heraus, daß er ein außergewöhnliches Maltalent besaß, und der Lehrer sprach ihm nachdrücklich Mut zu. Schon nach wenigen Monaten produzierte er ausgezeichnete Bilder. Der Lehrer entwickelte ein besonderes Interesse für den alten Herrn und führte lange Gespräche mit ihm. Seine geistige Aufgeschlossenheit wuchs mit seinem kreativen Engagement; und auch seine allgemeine Energie bekam neuen Schwung. Nach einem Jahr arrangierte der Lehrer eine Ausstellung seiner Werke in einer nahe gelegenen Gemäldegalerie. Der alte Herr ging eigens in ein Bekleidungsgeschäft, um sich aus diesem Anlaß einen neuen Anzug zu kaufen, und bestand darauf, der Verkäufer müsse ihm garantieren, daß der Stoff mindestens zehn Jahre halten würde. Sein Lehrer hatte ihm geholfen, ein einzigartiges Talent zu entdecken, das seinem Leben neuen Sinn gab: Mit seiner künstlerischen Entwicklung veränderte sich seine Lebenseinstellung.

Beim Auftreten einer schweren Krankheit können die Betreuer dem Patienten eine große Hilfe sein, wenn sie ihm Fragen mit offenem Ausgang stellen und ihn dazu ermutigen, auf sein

Leben, seine Arbeit, seine Beziehungen zu anderen Menschen zurückzublicken – insbesondere unter dem Gesichtspunkt unerfüllter Träume, unausgelebter Talente und verpaßter Gelegenheiten. Kann der Patient vor sich selbst rechtfertigen, daß er seine Zeit hauptsächlich mit Golf, Bridge, Reisen oder Lesen verbringen will? Für einen Menschen, der sich der Pensionsgrenze nähert, mögen dies legitime Freizeitbeschäftigungen sein, aber wenn sich darin nichts von seiner Einzigartigkeit ausdrückt, sind sie auf Dauer unbefriedigend. Bei sinnvoller Freizeit liegt die Betonung nicht auf der Tätigkeit, sondern auf dem Sinn und der Einzigartigkeit, die man in den Beziehungen zu anderen Menschen findet, während man Golf oder Bridge spielt oder angelt. Die Hilfe, die wir als Betreuer oder Berater geben können, besteht in der Anwendung unserer helfenden Fertigkeiten, deren Wert sich bereits erwies, als es darum ging, den Patienten zu einer Selbstüberprüfung anzuregen und ihn entdecken zu lassen, welchen besonderen Beitrag er leisten könnte.

Über sich hinauswachsen

Dies ist die Fähigkeit, das eigene Selbst zu transzendieren und im Dienste einer Sache tätig zu werden, die uns etwas bedeutet. Auf diese Weise erleben wir vielleicht mehr Erfüllung als durch alles andere, das unserem Leben einen Sinn geben könnte. Es ist aber möglicherweise auch am schwersten zu erreichen. Wie sollen Menschen, die erfahren haben, daß sie an einer chronischen oder progressiven Krankheit leiden, für andere etwas zu tun bereit sein, wenn ihnen das Leben einen derartigen Schlag versetzt hat? Wer hat schon Lust, andere Kranke zu besuchen, wenn bei ihm selbst gerade ein fortgeschrittener, so gut wie unheilbarer Lungenkrebs festgestellt wurde?

Können Betreuer (Ärzte, Schwestern, Partner, Freunde) solchen Patienten die Erkenntnis nahebringen, daß es einen Wert hat, anderen zu helfen, und sie dazu motivieren, auf diese Weise Sinn zu finden? Zum einen hofft man, der Patient möge bereits erkannt haben, daß wir dann am sichersten Liebe empfangen, wenn wir Liebe geben. Zum anderen ist es wichtig, keine direkten Ratschläge zu erteilen und auch alle anderen Kommunikationssperren zu vermeiden, die dem Patienten nur zu verstehen geben, daß seine derzeitige Einstellung nicht akzeptabel ist und er sich ändern müsse.

Es kann zum Beispiel hilfreich sein, die Rolle eines Ratgebers zu spielen und zu schildern, was andere Menschen in ähnlichen Situationen getan haben, auf welche Weise sie zu Helfenden wurden und welche Erfüllung sie durch ihre Tätigkeiten fanden.

Manche Menschen vermögen auch ohne die Hilfe eines Betreuers zu erkennen, daß ein Schicksalsschlag durchaus eine Chance in sich bergen kann. Ein Beispiel dafür:

> »Ein sorgenfreies Wohlleben ist oft ohne Inhalt, Sinn ergibt sich erst durch die Herausforderung, eine Niederlage in einen Sieg zu verwandeln. Edward Wilson studierte englische Literatur in Harvard. Dank seines brillanten Verstands fiel ihm das Studium so leicht, daß er sich langweilte. Das Leben erschien ihm sinnlos, und in einem düsteren Augenblick schoß er sich eine Kugel in den Kopf. Als er dennoch wieder zu sich kam, stand er vor der Tatsache, daß er sich nicht umgebracht, aber das Augenlicht verloren hatte. Noch im Krankenhaus erkannte er, welche Herausforderung das Studium und das Leben infolge seiner Blindheit geworden war. Wilson wurde Professor und ein Vorbild für überdurchschnittlich begabte Studenten.« (Fabry, 1988, S. 89)

Kranke, die mit einer Behinderung leben müssen, sind einzigartig qualifiziert, anderen in ähnlichen Situationen zu helfen. Ärzten oder Angehörigen, die sich guter Gesundheit erfreuen, mag es unter Umständen gelingen, einen auf den Rollstuhl angewiesenen Patienten davon zu überzeugen, daß er noch immer einen Sinn in seinem Leben finden kann, doch wieviel überzeugender wirkt ein Mensch, der selbst im Rollstuhl sitzt oder an Krücken geht, wenn er sagt: »Ich weiß, welche Gefühle Sie bewegen, denn ich habe dasselbe durchgemacht und dabei ungeahnte Kräfte in mir entdeckt.«

Aktives Zuhören ist noch immer das wichtigste Werkzeug, um Patienten zu helfen, über sich hinauszuwachsen. Offen formulierte Fragen, die den Patienten in ein Gespräch verwickeln, und einfühlsames Zuhören und das Zurückspiegeln der wahrgenommenen Empfindungen werden mit Sicherheit den Patienten dazu ermutigen, Antworten auf seine eigenen Fragen zu finden und in seiner Situation einen Sinn für sich zu entdecken.

Jack, Mitte Sechzig, litt am Shy-Drager-Syndrom, einer seltenen, immer tödlich verlaufenden Erkrankung des Zentralen Nervensystems. Im Sitzen oder Stehen sank sein Blutdruck so stark, daß er rasch bewußtlos wurde. Er verlor zunehmend die Beherrschung über seine Glieder, seine Sprache und seine Ausscheidungsfunktionen. Er wurde von seiner Frau Dorothy zu Hause betreut, zusätzlich kam für kurze Zeiten ein Pflegedienst. Jack und Dorothy fühlten sich beide von Hilflosigkeit und Depression überwältigt. Nach einigen Wochen aktiven Zuhörens (W. S. E.) wurde deutlich, daß sie sich verzweifelt danach sehnten, mit anderen Menschen, die auch an dieser Krankheit litten, in Kontakt zu kommen. Da sie niemanden in der näheren und weiteren Umgebung finden konnten, wandten sie sich schriftlich an bekannte medizinische Zentren, in denen diese Krankheit erforscht wurde. Auf diese Weise erhielten sie die Namen, Adressen und Telefonnummern von 25 Patienten, und bald darauf gründete Dorothy eine landesweite Selbsthilfegruppe für die Betreuer. Das befreite sie von ihrer Depression und regte auch Jacks Interesse und Mitarbeit an. In dem beginnenden Austausch von Gedanken und Gefühlen fanden sie neuen Sinn für sich und die anderen Betroffenen.

Wer Kranke betreut, muß wirklich davon überzeugt sein, daß in jedem bereits Lösungen und Befähigungen angelegt sind und seine eigene Aufgabe lediglich darin besteht, sie dazu zu *befähigen,* diese *selbst zu entdecken,* also ihnen nicht zu sagen, was sie seiner Meinung nach tun sollten, um einen Sinn für sich zu finden.

Wenn Menschen keinen Sinn mehr in ihrem Leben sehen, steht dies manchmal im Zusammenhang mit dem *Entstehen* einer schweren Krankheit. In seinem Buch *Diagnose Krebs. Wendepunkt und Neubeginn* beschreibt Lawrence LeShan, der als Psychologe in der Krebsforschung tätig ist, das Problem folgendermaßen:

> »Während meiner Arbeit erwiesen sich die Lebensumstände, unter denen eine Krebskrankheit sich entwickelt, als wichtiger herausragender Faktor. Bei der Mehrheit der Patienten (ganz sicher nicht bei allen) war den ersten Anzeichen der Erkrankung der Verlust der Hoffnung vorausgegangen, es könnte ihnen jemals gelingen, ein Leben zu führen, das sie wirklich befriedigte, bei dem sie jeden neuen Tag freudig begrüßten und mit Hoffnung in die Zukunft schauten. Oft war die Hoffnungslosigkeit dadurch hervorgerufen worden, daß die Betroffenen ihren Hauptbezug und die für sie wichtigste Form, mit anderen in Beziehung zu treten, verloren hatten und sie nicht imstande waren, dies durch etwas ebenso Bedeutungsvolles zu ersetzen.« (1993, S. 24)

Es ist eine erwiesene Tatsache, daß Witwer und Witwen kurz nach dem Verlust eines Partners, den sie zum Mittelpunkt ihres Lebens und Sinn ihres Daseins gemacht hatten, verschiedene Arten von lebensbedrohlichen Krankheiten entwickeln. Die Überlebenden sind nicht imstande, einen anderen Sinn oder eine Aufgabe zu finden, um sich selbst auszudrücken. Bei Männern bricht Krebs am häufigsten kurz nach der Pensionierung aus, unabhängig vom jeweiligen Alter.

Um noch einmal LeShan zu zitieren:

> »Bei vielen anderen Menschen, die ich behandelte und mit denen ich arbeitete, war es zwar nicht zum objektiven Verlust einer

Beziehung gekommen, aber zum Verlust der Hoffnung, daß ihre Möglichkeiten der Verwirklichung und ihre Beziehungen zu ihrer Umwelt ihnen jemals die tiefe Befriedigung verschaffen würden, nach der sie sich so sehnten. Ganz gleich, wie erfolgreich sie waren, was immer sie in ihrem Beruf auch erreichten, sie stellten fest, daß es ihnen keine Erfüllung brachte. Sie empfanden auch keine andauernde Begeisterung und kein Vergnügen über ihren Erfolg und hatten schließlich die Hoffnung aufgegeben, sie jemals zu finden. Dieser tiefen Hoffnungslosigkeit folgte bei vielen der Patienten, mit denen ich zu tun hatte, der Ausbruch einer Krebserkrankung.« (LeShan, 1993, S. 25)

LeShan berichtet von einem Mann, der sich nach einer erfolgreichen Laufbahn als Geschäftsmann ins Privatleben zurückgezogen hatte, zufrieden, daß er nun den ganzen Tag Golf und Tennis spielen konnte. Doch nach zwei Jahren kam ihm sein Leben plötzlich sinnlos vor, und kurz danach entwickelte er ein Magenkarzinom. Er ließ sich schulmedizinisch behandeln, fing aber gleichzeitig eine Therapie bei LeShan an, um einen neuen Lebenssinn für sich zu suchen. Schließlich entdeckte er, daß er sich besonders für die Probleme der Überbevölkerung der Erde interessierte, und begann mit großem Enthusiasmus, sich mit diesen Fragen zu beschäftigen. Sein Magenkarzinom war kein Problem mehr, er fühlte sich wieder ausgefüllt, und schließlich brach er die Sitzungen bei LeShan ab, weil ihm einfach die Zeit dazu fehlte.

Jeder Mensch hat einen Nutzen davon, sich vor seinem Tode mit dem Sinn seines Lebens auseinanderzusetzen. Was hatte das alles bedeutet? Es ist nicht leicht, von etwas Abschied zu nehmen, ohne es genau zu kennen. LeShan (1993) beschreibt, wie man Menschen dabei helfen kann, Rückschau zu halten und sich an das Gute und Schlechte, das Schöne und Traurige in ihrem Leben zu erinnern, und dabei aus der Perspektive eines, der abschiedsbereit in der offenen Tür steht, nach dem Sinn der einzelnen Begebenheiten oder menschlichen Begegnungen zu suchen. Der Autor (W. S. E.)

half einmal einem an Dickdarmkrebs erkrankten Patienten, sich daran zu erinnern, was ihm in seinem Leben Freude und Erfüllung gebracht hatte:

> George war 66 Jahre alt und wurde zu Hause von seiner auch nicht mehr ganz gesunden Frau gepflegt. Seine Haut war quittengelb, weil die gesamte Leber von Metastasen befallen war, und seine Ärzte hatten entschieden, daß ihm weitere Behandlungen nicht mehr helfen würden und er nur noch Schmerzmedikamente brauchte. Bei meinen Besuchen, die etwa zweimal in der Woche stattfanden, bat ich ihn jedesmal, mir etwas aus seinem Leben zu erzählen, aus seiner Kindheit, Jugend, Studienzeit und den verschiedenen Stationen seines Berufslebens. Schließlich sagte ich eines Tages zu ihm: »George, wenn Sie so auf Ihr Leben zurückblicken, können Sie irgendeinen Sinn oder Zweck, irgend etwas wie einen roten Faden darin erkennen?« George dachte eine Weile nach, dann sagte er: »Gehen Sie mal ins Hinterzimmer, und sagen Sie mir, was Sie dort sehen.« Nachdem ich seinen Wunsch befolgt hatte, kam ich zurück ins Wohnzimmer und sagte: »Außer einem Billardtisch habe ich dort nichts entdecken können.«
> Daraufhin entgegnete George: »Vor zwanzig Jahren, als meine Kinder im Teenageralter waren, kamen die Kids aus der Nachbarschaft regelmäßig zu uns, um dort mit unseren Kindern Poolbillard zu spielen. Meine Frau und ich wurden für sie zu Ersatzeltern. Sie sprachen mit uns über ihre Probleme und ihre Zukunftspläne. Noch heute nach über zwanzig Jahren schicken sie uns Weihnachtskarten, oder sie besuchen uns, wenn sie wieder in der Stadt sind. Sehen Sie – im Leben dieser jungen Leute habe ich wirklich eine Rolle gespielt, und daran mußte ich denken, als Sie nach dem Sinn meines Lebens fragten.« Nach diesem Gespräch machte George nicht mehr so einen niedergeschlagenen Eindruck.

In den letzten Jahren hat der Autor (W. S. E) mit einer Reihe von Sterbenden ähnliche Gespräche geführt und ihnen dieselbe Frage gestellt. Die Antworten fielen unterschiedlich aus. Doch die Mehrzahl der Befragten fand, so wie George, häufiger einen Sinn in der Beziehung zu anderen Menschen als in finanziellen Erfolgen oder öffentlicher Anerkennung. Diese Methode hat sich immer wieder als sehr nützlich bewährt, um Sterbende zu einem Rückblick auf ihr Leben zu ermutigen, Sinn und Bedeutung zu erkennen, manchmal sogar ein Gefühl der Erfülltheit in diesen letzten Tagen zu erleben. Gelegentlich fallen ihnen dabei Beziehungen wieder ein, bei denen ein Bruch gekittet werden muß, sofern dafür noch Zeit ist. Häufig finden die Patienten durch diese Rückschau etwas, das sie entspannt; sie werden ruhig, sind nicht mehr so depressiv und bereit, das Künftige friedlich anzunehmen. Der Zuhörer muß allerdings ein echtes Interesse empfinden und die Fragen nicht als bloße Technik betrachten, um jemanden zum Reden zu bringen. Kranke reagieren sehr sensibel auf ein nur vorgegebenes Interesse, ein scheinbares Annehmen.

Nach unserer Überzeugung braucht es bei Menschen mit einer lebensbedrohlichen Krankheit nicht zu Depressionen zu kommen, wenn sie einen Sinn im Leben erkennen, und dies kann ihnen sogar ein Gefühl der Erfülltheit in ihrer letzten Lebenszeit geben. Jeder, der es versteht, einfühlend zuzuhören, und Kommunikationssperren vermeidet, kann den Patienten dabei helfen, für sich einen Sinn zu finden.

KAPITEL 11

So helfen Sie Patienten im Endstadium

> »›Sanft in jene gute Nacht‹ einzugehen, mit unge-
> brochener Würde und intaktem Selbstgefühl, ist
> gewiß ebenso moralisch akzeptabel wie ›gegen das
> Erlöschen des Lichts‹ zu wüten.«
>
> Timothy Quill, 1993, *Death with Dignity*

Roy, ein 35jähriger Verkäufer, war an rasch fortschreitender Leukämie erkrankt. Er wurde ambulant behandelt und wohnte zu Hause mit seiner Frau und zwei Töchtern im Teenageralter. Seine Angehörigen unterstützten ihn vorbildlich, alles wurde offen und direkt besprochen, niemand ließ sich von den körperlichen Problemen ängstigen, und Roy sprach freimütig über die Möglichkeit, ja Wahrscheinlichkeit seines Todes. Als die routinemäßige Chemotherapie nichts mehr bewirkte, wurde er zu einer weiteren Behandlung mit noch stärkeren Medikamenten ins Krankenhaus gebracht. Unglücklicherweise riefen diese Medikamente verschiedene Komplikationen hervor. Er bekam eine Blutungsneigung, die zu einem Hämatom in der Brustwand führte. Unter der Haut sammelte sich so viel Blut an, daß eine Drainage gelegt werden mußte. Die Wunde infizierte sich und mußte einige Zeit lang täglich auf sehr schmerzhafte Weise behandelt werden, bevor sie heilte. Als nächstes bekam er eine Hepatitis, die höchstwahrscheinlich durch eine der notwendigen Bluttransfusionen übertragen worden war und die ihn noch mehr schwächte. Er verfiel in eine tiefe Depression und empfand große Wut auf seine Ärzte und Angehörigen.

Roy kam nie wieder nach Hause. Er verwünschte seinen früheren Entschluß, weitere Behandlungsmaßnahmen durchführen zu lassen. Er starb im Krankenhaus, nach drei Monaten physischer und psychischer Qualen auf Grund von Maßnahmen, denen er – in der Hoffnung, eine radikale Therapie würde sein Leben um einige Monate verlängern – selbst zugestimmt hatte. An seinem Schicksal wird deutlich, wie schwierig es zu entscheiden ist, ob man immer weiter versuchen soll, eine Krankheit zu besiegen, obwohl kaum mehr Hoffnung auf Heilung besteht, oder ob man die Unausweichlichkeit des Todes akzeptiert und die letzten Tage damit verbringt, sein Leben in Frieden und Liebe zu vollenden. Bei solchen Entscheidungen kann ein einfühlsamer Betreuer eine große Hilfe sein, indem er dem Patienten, der sich seinem Problem stellt, durch aktives Zuhören hilft, seine eigene Lösung zu finden.

Nach einer längeren Krankheit, wenn der Patient die Phasen des Leugnens, der Wut und der Depression bereits bewältigt hat, nähert sich ein Zeitpunkt, an dem es für alle Beteiligten offensichtlich wird, daß das Ende unmittelbar bevorsteht. Der Übergang kann sich allmählich oder sehr abrupt vollziehen und wird eventuell, aber nicht notwendigerweise, von einer Zunahme der Schmerzen begleitet. Manchmal tritt eine Phase des Annehmens ein, in der der Patient zur Ruhe kommt, zu kämpfen aufhört und seine Umgebung wissen läßt, daß er bereit ist, loszulassen. Er hat mit seinen Angehörigen und Freunden zur Genüge gesprochen und wünscht nun vielleicht, allein gelassen zu werden oder daß nur jemand still bei ihm sitzt. Diese Zeit ist normalerweise nicht schön; es kann eine traurige und dennoch friedvolle Zeit sein. Viele Menschen dämmern zwischen Schlafen und Wachen vor sich hin, während sie dem Tod entgegengleiten. In dieser Phase haben die Angehörigen manchmal mehr Unterstützung nötig als der Patient, und es kann sein, daß ihnen das Loslassen viel schwerer wird.

Dies ist keine allgemeingültige Beschreibung des Sterbens. Manche Menschen hören niemals auf zu kämpfen und überwinden nie ihren Hader mit dem Schicksal oder Gott oder sich selbst. Doch je heftiger sie sich gegen das unvermeidliche Ende wehren, je mehr sie den Gedanken daran zu verdrängen suchen, desto schwieriger wird es für sie, in Frieden und Würde das letzte Stadium zu erreichen, in dem sie ihr Los annehmen. Angehörige und medizinisches Personal können diese problematische Einstellung noch verstärken, wenn sie diese als mutig interpretieren und den Sterbenden darin bestärken, bis zum letzten Augenblick zu kämpfen, oder ihm suggerieren, aufzugeben sei feige oder ein Im-Stich-Lassen der Familie.

Über das Sterben zu sprechen ist heute aus verschiedensten Gründen schwieriger als früher. Zum einen sterben alte Menschen heute selten zu Hause, so daß kaum jemand direkte Erfahrungen mit dem Tod hat und Sterben nichts Natürliches mehr ist. Obwohl wir die Tatsache, daß wir alle sterben müssen, mit dem Verstand akzeptieren, sind die meisten von uns nicht bereit, die Gewißheit des eigenen Todes zu akzeptieren. Ein weiterer Grund ist, daß wir heute so hohe Erwartungen an die Medizin haben und meinen, die Ärzte könnten alles heilen. Es ist ein Schock, erkennen zu müssen, daß wir davon noch weit entfernt sind. Und schließlich hat die große Mehrheit der Menschen in den entwickelten Ländern den früher so starken Glauben an ein Leben nach dem Tode verloren, mit dem sich viele unserer Vorfahren an ihrem Lebensende trösteten.

Trotz der seit kurzem erfolgenden Bemühungen um eine Humanisierung der Ausbildung junger Ärzte während des Studiums und des Praktikums im Krankenhaus können viele Mediziner mit den emotionalen Aspekten des Sterbens noch immer nicht so gut umgehen wie mit den physischen Aspekten der Krankheiten. Außerdem sind Ärzte oft nicht bereit zu akzeptieren, daß ihre technischen Mittel zur Rettung des

Patienten wirkungslos bleiben; sie würden ihre Anstrengungen gern noch verdoppeln, auch wenn es sehr viel angemessener wäre, den Sterbenden der liebevollen Pflege und Fürsorge seiner Freunde und Angehörigen zu überlassen. Wenn die Medizintechnologie dann schließlich ausgereizt ist, hat sich bei den Freunden und Familienangehörigen oft bereits das Gefühl eingestellt, ihre eigene Rolle sei ausgespielt, und sie halten sich, in Erwartung weiterer Interventionen der Mediziner, vom Geschehen fern.

Sarah hatte Brustkrebs im fortgeschrittenen Stadium. Ihr Arzt erklärte ihr, eine weitere Chemotherapie sei wenig aussichtsreich, dagegen sei die Wahrscheinlichkeit, daß sie Übelkeit, Erbrechen und Haarausfall auslösen werde, sehr hoch. Ihre Angehörigen bedrängten sie, unbedingt weiterzumachen, und der Druck war so groß, daß sie ihm beinah schon nachgegeben hätte. Doch eine etwas ältere Tante der Patientin, die ein sehr enges Verhältnis zu ihr hatte, erkannte, was da vor sich ging – daß nämlich der Wunsch der Familie, Sarah möge weiterleben, eigennützige Gründe hatte. Indem sie Sarah lange zuhörte und zurückspiegelte, was sie verstanden hatte, half sie der Kranken zu erkennen, was geschah, und sich dann gegen weitere Behandlungsmaßnahmen zu entscheiden. Sobald die Entscheidung gefallen war, wuchs die Familie wieder zusammen, und Sarahs letzter Lebensmonat verlief relativ schmerzfrei. Sie führte lange Gespräche mit einer Reihe von Angehörigen, mit denen sie früher Konflikte gehabt hatte. Sie starb einen sanften, friedlichen Tod und schien ein Gefühl der Vollendung erreicht zu haben.

Verzweifelte Abwehr verursacht häufig mehr Leiden als vorzeitige Akzeptanz. In diesem Stadium geraten Patienten oder Angehörige in eine hektische »Wir dürfen nichts unversucht lassen«-Verfassung. Diese Einstellung hat nicht nur in finanzieller Hinsicht einen hohen Preis; der Patient bezahlt dafür auch mit verstärkten Beschwerden und mit dem Verlust von Zeit, die er mit engen Freunden oder Angehörigen hätte verbringen können, sowie mit dem Verlust von Zärtlichkeit und Sensibilität, die sich dabei hätte entwickeln können.

Das Problem hierbei ist, daß der Patient oder die Angehörigen (oder auch beide) eventuell noch nicht soweit sind, die Hoffnung aufzugeben, und von den Ärzten erwarten, daß sie ihre Bemühungen unbedingt fortsetzen. Auch wenn der Kranke des Kämpfens müde ist und die Stufe der Zustimmung bereits erreicht hat, scheint sich seine Familie noch lange an die verzweifelte Hoffnung auf Besserung oder Heilung zu klammern. Dies ist ein weiterer geeigneter Augenblick, um mit den Angehörigen zu sprechen und ihnen aktiv zuzuhören.

Wenn dabei eine alternative Heilmethode vorgeschlagen wird, die ungefährlich und nicht zu teuer ist und die Energiereserven des Patienten nicht allzu sehr belastet, ist es oft hilfreich, wenn der Arzt die Idee unterstützt, zum Beispiel durch eine aussagende Ich-Botschaft wie: »Ich habe keine Erfahrung mit der Sache, aber vielleicht ist es den Versuch wert.« In diese Kategorie fallen Therapien wie spezielle Diätformen, Akupunktur, Visualisation und Meditation.

Zur Unterstreichung des bereits Gesagten: Patienten sterben im allgemeinen so, wie sie gelebt haben. Wenn sie immer aufgeschlossen und freundlich waren, bleiben sie es bis an ihr Ende, während chronische Nörgler sich bis zum letzten Tag über alles mögliche beschweren. Der größte Fehler von Partnern, Freunden oder medizinischen Betreuern ist es, das Problem des Patienten zu ihrem eigenen zu machen und dessen Einstellung verändern zu wollen, damit er friedlicher stirbt. Sie haben damit selten Erfolg, und außerdem schadet es der Beziehung. Es ist die Sprache der Nicht-Annahme, die die Menschen voneinander entfernt.

Wenn Sie eine Beziehung zu einem sterbenden Patienten aufnehmen wollen, ist es am wichtigsten, ihm zu verstehen zu geben, daß Sie ihm wirklich zuhören wollen. Sie müssen ihm also zuerst durch aussagende Ich-Botschaften zeigen, daß Sie bereit sind, mit ihm über jedes Thema zu sprechen, bei dem er sich wohl fühlt, und daß Sie sich nicht dem konspirativen Schweigen anschließen wollen, es sei denn, er wünscht dies. Natürlich können Sie auch eine offen formulierte Frage verwenden, zum Beispiel »Wie empfinden Sie, was mit Ihnen geschieht?« Daraufhin beschwert sich der Patient vielleicht über das Essen oder die Schwestern, oder er reagiert darauf mit einer Mitteilung tief empfundener Gefühle, je nachdem wie groß sein Vertrauen zu dem Sprecher ist und wieweit er bereit ist, sich seine geheimsten Gefühle einzugestehen oder sie zu akzeptieren. LeShan schlägt vor, daß danach eine Reihe von offenen Fragen folgen sollten, um dem Patienten zu zeigen, daß Ihnen bei einem Gespräch über Gefühle aller Art wohl ist. Eine forschende offene Frage kann den Gedankenaustausch vertiefen: »Welcher Tagesabschnitt scheint sich jetzt am längsten hinzuziehen?« – »Woran müssen Sie dann denken?«

Ein Sterbender nimmt von zahllosen Dingen Abschied, und seine Freunde und Angehörigen können ihm dabei helfen, wenn sie sich dessen bewußt sind. Auch dies ist eine gute Gelegenheit zur Ausübung des aktiven Zuhörens. Der Patient nimmt Abschied von sich selbst, seinen Ambitionen, seinen Hoffnungen; von geliebten Menschen, von Menschen, die er vergebens zu lieben versuchte; selbst von Zielen, die er nie erreicht hat. Ein Begleiter kann ihn ermutigen, über seine Beziehungen zu sprechen, auch über eventuelle Unzulänglichkeiten und was gesagt werden müßte, um die Gräben zu schließen – auch dies ist ein wichtiger Weg, um zu innerem Frieden zu gelangen. Es kann sehr wohltuend sein, sich selbst wie den anderen vergeben zu können, sofern dies möglich ist, doch diese Gefühle lassen sich schwerlich erreichen, ohne sie gegenüber anderen Menschen zu verbalisieren, Menschen, die Verständnis und Akzeptanz beweisen. Wenn wir über ein Problem *sprechen*, können wir unsere inneren Stimmen eher verstehen und zu neuen gefühlsmäßigen Einsichten gelangen, als wenn wir es mit uns allein durch *Nachdenken* lösen wollen.

Als George, der an fortgeschrittenem Dickdarmkrebs litt, in das Endstadium eintrat, wurde er in die Hospiz-Abteilung des Veteranenkrankenhauses überführt, wo der Autor (W. S. E.) ihn häufig besuchte. Auch wenn er nun die meiste Zeit schlief, konnte er im Wachzustand durchaus noch klar denken. Das folgende Gespräch wurde durch eine offene Frage angeregt.

W. S. E.: George, ich war noch nie dort, wo Sie jetzt sind. Wie ist das so?

G. (mit einem schwachen Lächeln): Von einem Tunnel mit einem hellen Licht am Ende ist nichts zu sehen. Ich bin sehr müde, doch ganz ruhig. Ich habe meiner Frau und meinen Söhnen alles gesagt, was ich sagen wollte, und ich bin bereit, abzutreten. Leider versuchen sie mir immer noch Mut zuzusprechen, den Kampf nicht aufzugeben, und ich wünschte, sie würden damit aufhören.

W. S. E.: Würde es Ihnen etwas ausmachen, wenn ich das weitergebe?

G.: Nein, tun Sie das ruhig.

Ich redete danach mit seinen Angehörigen, die draußen gewartet hatten, während ich bei George war. Seine Bitte überraschte sie zwar etwas, doch sie waren einverstanden, ihm zu sagen, daß sie seinen Wunsch akzeptierten. George starb noch in derselben Nacht.

Entscheidungen können durch eine Ethik-Kommission erleichtert werden, wie im Fall von John:

John war ein Witwer von 85 Jahren. Er hatte fortgeschrittenen Prostatakrebs, der ein progressives Nierenversagen und schwere Knochenschmerzen verursachte. Seine Angehörigen brachten die Frage auf, ob nicht eine Dialyse gemacht werden könne. Sie – zwei Söhne und eine Tochter – waren dafür. Der Patient konnte sich nicht entscheiden, aber er hatte Bedenken gegen die Operation, die für den Anschluß an das Dialysegerät nötig war. Die Ärzte rieten ab, weil diese Maßnahme ein ohnehin qualvolles Dasein nur um einige Tage oder höchstens Wochen verlängert hätte und es keine Chance gab, seine Primärerkrankung, den Prostatakrebs, zu heilen oder zu bessern.

Aus solchen Situationen, die heute an der Tagesordnung sind, ergeben sich juristische, ethische und menschliche Probleme, die sich nicht so leicht lösen lassen. Vom Standpunkt des Gesetzgebers sollten die Patienten, sofern sie geistig dazu in der Lage sind, die Entscheidung selbst treffen. Doch wie kann man beurteilen, ob jemand im Vollbesitz seiner geistigen Kräfte ist? Wenn der Patient Ihnen Name, Alter, Adresse, das Datum und den Namen des derzeitigen Präsidenten der Vereinigten Staaten nennen kann, bedeutet das auch, daß er in der Lage ist, Entscheidungen über eine Therapie zu treffen? Muß ein Arzt den Forderungen eines Patienten oder seiner Angehörigen, ihn um jeden Preis weiterzubehandeln, nachgeben, auch wenn er weiß, daß die Maßnahmen nichts mehr ändern? Und müssen einmal begonnene Maßnahmen immer weiter fortgesetzt werden, selbst wenn der Patient im Koma liegt oder keinerlei Fortschritte mehr macht? Die meisten Krankenhäuser haben heute eine Ethikkommission, die zwar keine Entscheidungen treffen, doch sich helfend in die Kommunikation zwischen den verschiedenen Parteien einschalten kann, in der Hoffnung, dabei Entscheidungen herbeizuführen, die für alle Beteiligten annehmbar sind.

In Johns Fall organisierte die Ethik-Kommission einen Gesprächstermin, bei dem der Patient, seine Angehörigen und seine Ärzte anwesend waren. Nachdem jeder seine Bedürfnisse, Meinungen und Empfehlungen vorgetragen hatte, entwickelte sich ein Konsens, daß nämlich eine Dialyse sowie andere aggressivere Maßnahmen nicht mehr angezeigt wären und nun eine verstärkte Schmerzbehandlung und intensivere Pflege Vorrang haben sollten. Für John und seine Angehörigen stand danach fest, daß damit die richtige Richtung für seinen Fall eingeschlagen wurde. Einer seiner Söhne nahm John zu sich nach Hause, wo er von einem Pflegedienst betreut wurde, bis er nach drei Wochen verstarb.

Die Autonomie des Patienten wird heute von der Ärzteschaft und den Gerichten respektiert. Ärzte und Krankenhäuser empfehlen allen Personen, insbesondere älteren oder chronisch kranken, eine Vorausverfügung zu treffen oder ein Patiententestament zu hinterlegen, worin sie bekunden, ob sie im Fall einer finalen Krankheit, bei der sie selbst nicht mehr entscheidungsfähig sind, mit Intensivmedizin behandelt werden wollen. Patientenverfügungen können für Ärzte und Angehörige eine entscheidende Hilfe bedeuten, wenn der Patient dem Tode nahe ist, aber sie sind oft nicht so weit gefaßt, daß alle Situationen berücksichtigt sind. Würde zum Beispiel ein komatöser älterer Patient, der eine Lungenentzündung entwickelt, eine lebensverlängernde Antibiotikabehandlung wünschen? Normalerweise fällt eine derartige Behandlung nicht unter den Begriff »Intensivmedizin«, so daß das Patiententestament keine Hilfe für die Ärzte und Angehörigen ist. Vielleicht ist es für den Patienten nützlicher, einem Familienangehörigen oder Freund, zu dem er Vertrauen hat, eine Entscheidungsvollmacht für Gesundheitsfragen zu erteilen. Die betreffende Person sollte sich über möglichst viele Situationen kundig machen und zu erfahren versuchen, was der Patient jeweils tun würde. In vielen amerikanischen Bundesstaaten gibt es bereits Gesetze, nach denen Patiententestamente und Entscheidungsvollmachten dieser Art legal und durchsetzbar sind.

Da viele Angehörige der Heilberufe Hemmungen haben, über ihren eigenen Tod zu sprechen oder vor anderen die Möglichkeit des Sterbens zu erwähnen, gibt es noch immer sehr viele Patienten, die in einem verwirrten Zustand in das finale Stadium eintreten und von denen niemand weiß, welche Entscheidungen sie treffen würden. Daraus ergeben sich sowohl Konflikte innerhalb der Familien als auch zwischen den Angehörigen und den behandelnden Ärzten.

Wenn Sie einen Patienten, den Sie begleiten, auf seine Wünsche ansprechen wollen, ist es das Beste, das Gespräch mit einer selbstoffenbarenden Äußerung zu eröffnen. Schildern Sie ihm Ihre eigenen Gefühle zu dem Thema, und ermutigen Sie ihn, seine Meinung zu äußern, wie in diesem Beispiel:

> »Meine Eltern hatten uns keine Anweisungen bezüglich ihrer Wünsche gegeben, bevor sie geistig verwirrt waren, und deshalb wußten wir nicht, welche Meinung sie sich in den letzten Jahren gebildet hatten. Damit dies bei mir nicht auch passiert, habe ich für meine Angehörigen aufgeschrieben, was ich mir wünsche, nämlich daß bei mir keine lebenserhaltenden Maßnahmen angewendet werden sollen, wenn meine geistigen Kräfte irreversibel erloschen sind. Ich möchte nur gut gepflegt werden und möglichst schmerzfrei sein, aber ich will keine Antibiotika, künstliche Ernährung usw. Ich habe mich gefragt, wie Sie dazu stehen. Haben Sie schon einmal über solche Fragen nachgedacht? Ich würde gern wissen, welche Wünsche Sie haben.«

Auch hier gilt, daß eine Offenbarung Ihrer Gefühle, gefolgt von aktivem Zuhören, besser als alle anderen Techniken, die uns zur Verfügung stehen, geeignet ist, Patienten mit ihren eigenen Empfindungen in Kontakt kommen zu lassen.

Es war lange Zeit eines der wichtigsten Ziele der Medizin – und der Ärzte und Krankenschwestern –, den Patienten so lange wie möglich am Leben zu erhalten, ohne Rücksicht auf Schmerzen, auf den Verlust der Würde und auf sonstige unangenehme Dinge, die der Patient zu erleiden hatte. Der Tod eines Patienten wurde als Versagen empfunden, und es spielte keine Rolle, ob er oder seine Angehörigen ihn vielleicht begrüßt hätten. Die moderne Technologie hat es den Ärzten ermöglicht, Menschen weit länger am Leben zu erhalten, als es Mitgefühl und Sensibilität geboten erscheinen lassen. Die Ärzte mühen sich mit juristischen Fragen und ethischen Überlegungen ab, um herauszufinden, wann der Zeitpunkt des Loslassens gekommen ist. Wie bereits gesagt, können Vorausverfügungen da sehr nützlich sein, doch inzwischen kommt es immer häufiger zu einem weiteren Dilemma, daß nämlich Patienten daran denken, ihr Leben selbst zu beenden, weil sie nur noch einen langen, qualvollen

Weg vor sich sehen. Vielfach bitten sie dann in solchen Situationen ihren Arzt darum, ihnen bei diesem letzten Akt zu helfen, sei es, daß er ihnen Medikamente verschreiben oder eine Spritze geben soll. Ärzte dürfen aus juristischen und ethischen Gründen nicht auf aktive Weise bei einem Selbstmord helfen, doch es ist zulässig, Geräte abzustellen und Medikamentengaben zu beenden, wenn sie keine Heilung mehr bewirken können. Heute denken viele AIDS-Kranke an eine Selbsttötung oder praktizieren sie, um den sich lange hinziehenden Prozeß des Sterbens abzukürzen. Die Ärzte müssen für sich selbst entscheiden, wie sie damit umgehen. Es besteht kein Zweifel, daß viele Leute, insbesondere die älteren, gern ein gewisses Mitspracherecht bei ihrem Sterben ausüben würden und die Entscheidung nicht völlig dem medizinischen Team überlassen wollen.

Derek Humphreys Buch *Final Exit* (1991), das überraschend zu einem Bestseller wurde, zeigte den Lesern einen praktikablen Ausweg und vermittelte ihnen das Gefühl einer gewissen Macht. Höchstwahrscheinlich wären Selbsttötungen oder Selbstmordgedanken seltener, wenn die letzten Tage schmerzfreier und angenehmer gestaltet würden und vor allem weniger einsam. Durch zwei neuere Bestrebungen wird dies praktikabler.

– Die erste ist die Bewegung zur Gründung von Hospizen, die ausschließlich der Pflege von Sterbenden gewidmet sind, je nach Wunsch des Patienten in einer besonderen Krankenhausabteilung oder zu Hause. Um für eine Hospiz-Pflege in Frage zu kommen, muß eine ärztliche Schätzung vorliegen, daß die Lebenserwartung des Patienten maximal sechs Monate beträgt.

– Die zweite Bewegung, die noch jüngeren Datums ist, ist die neue Disziplin »Palliativmedizin« für Kranke, bei denen keinerlei Heilungschancen mehr bestehen. Zur Zeit gibt es nur wenige Fortbildungsmöglichkeiten dafür, doch sind mehrere im Planungsstadium.

Das amerikanische Gesundheitswesen hat die palliative Pflege und das Hospiz-Konzept nur sehr langsam akzeptiert. Überweisungen durch Hausärzte oder niedergelassene Onkologen sind selten – meistens sorgen Nachbarn, Verwandte oder Freunde dafür. Ärzten wie Patienten und deren nächsten Angehörigen fällt es sehr schwer, die Hoffnung aufzugeben.

Eine weitere Schwachstelle im Gesundheitswesen und dessen Umgang mit unheilbar Kranken besteht darin, daß viele Ärzte Schmerzen nicht sehr gut behandeln. Ein Arzt sagte dazu: »Ich habe Angst, daß es zu einer Sucht kommt oder daß der Patient immer größere Dosen benötigt oder sogar eine Überdosis nimmt. Nach meiner Ansicht ist es besser, den Patienten etwas leiden zu lassen, als solche Komplikationen zu riskieren.« Dies war lange Zeit die vorrangige Einstellung der Ärzteschaft. Dabei sind Suchtgefahr, Toleranz und absichtliche Überdosierung keine ernsthaften Probleme bei Sterbenden. Inzwischen ist die Schmerztherapie zu einem Forschungsgebiet geworden, und die Wissenschaftler lernen dabei immer mehr darüber, wie sie Schmerzen lindern können, ohne daß der Patient verwirrt oder benommen wird. Zunehmend überlassen Ärzte jetzt auch im Rahmen des Mitbestimmungsmodells ihren Patienten die Kontrolle über ihre Schmerzmittel innerhalb gewisser Sicherheitsbeschränkungen. Dies sollten Familienbetreuer wissen und dort, wo die Möglichkeit dazu besteht, eine patientenkontrollierte Schmerztherapie fordern.

Sterbende wissen im allgemeinen eher als ihre Angehörigen, daß ihr Ende bevorsteht, und sie sind bereit loszulassen. Es kann sehr traurig sein, wenn dies ein liebevolles Abschiednehmen verhindert. Anscheinend werden mehr Fehler gemacht, wenn man verzweifelt versucht, jemandem am Leben zu erhalten, als wenn man ihn zu früh losläßt. Auch hier ändern sich die Dinge allmählich.

Wir möchten dieses Kapitel mit zwei humorvollen Zitaten

abschließen. Fünf Tage vor seinem Tod im Jahre 1981 rief der Schriftsteller William Saroyan bei der Nachrichtenagentur Associated Press an und hinterließ folgendes Statement: »Jeder muß einmal sterben, aber ich habe immer geglaubt, in meinem Fall würde eine Ausnahme gemacht. Was nun?« Und Ronald Reagans Bemerkung, als er mit einer Schußwunde in der Brust in den Operationssaal gerollt wurde: »Ich hoffe, der Chirurg ist Republikaner.« Dieser Humor zeigt, wie lebendig man selbst im Angesicht des Todes sein kann.

KAPITEL 12

Weitere Anwendungsbereiche zwischenmenschlicher Kommunikation

> »Eine Atmosphäre des Akzeptierens, des Respekts und des tiefen Verstehens ist ein gutes Klima für persönliches Wachsen, und deshalb ist sie für unsere Kinder, für unsere Kollegen und Studenten ebenso geeignet wie für unsere Klienten.«
>
> Carl Rogers,
> *Die klientenzentrierte Gesprächspsychotherapie*

Alle Kommunikationstechniken und Verfahren zur Problemlösung und Konfliktbewältigung, die wir in den vorangegangenen Kapiteln beschrieben und an Beispielen veranschaulicht haben, lassen sich auch in andersgearteten Beziehungen und unter anderen äußeren Umständen erfolgreich einsetzen. Ihre Effektivität ist im familiären und schulischen Bereich oder im Arbeitsleben bereits lange erprobt. In diesem, dem letzten Kapitel, wollen die Autoren auf weitere Anwendungsmöglichkeiten hinweisen, die für die Vertreter der Heilberufe interessant sein können.

Ärzte als Vorgesetzte

Selbstverständlich gehen Ärzte nicht nur mit Patienten um, sondern haben auch mit Untergebenen beziehungsweise Angestellten zu tun. Viele Arztpraxen sind wie Abteilungen eines Unternehmens aufgebaut, bestehen also aus einem Leiter und mehreren Mitarbeitern. Oder es handelt sich um zwei oder mehr Ärzte, die eine Gemeinschaftspraxis betreiben, und deren Angestellte. Einmal abgesehen von den unterschiedlichen Organisationsformen stehen in Arztpraxen in jedem Fall mehrere Menschen zueinander in Beziehung. Um noch einmal auf unser Verhaltensfenster zurückzukommen, so ist mit Sicherheit zu erwarten, daß beide Seiten Probleme »besitzen« können: Angestellte haben Probleme, die ein aktives Zuhören der Ärzte erforderlich machen, und Ärzte haben auf Grund von Verhaltensweisen ihrer Angestellten Probleme, die konfrontierende Ich-Botschaften ohne Schuldzuweisung oder die Methode der Konfliktbewältigung ohne Verlierer erforderlich machen.

Niedergelassene Ärzte sind ständig dabei, anderen Menschen etwas beizubringen: Sie müssen Anweisungen erteilen, neue Verfahrensweisen erklären und ihre Helfer während der Arbeitszeit aus- und fortbilden. Die Schulung von Mitarbeitern könnte man für eine schlichte, unkomplizierte Sache halten, weil man die Angestellten ja bloß zu korrigieren und mit besseren Methoden bekanntzumachen braucht, doch ganz so einfach ist es meist nicht. Untergebene reagieren auf Belehrungen ihrer Vorgesetzten oft mit Widerstand, Groll, Verlegenheit, Gereiztheit und manchmal sogar mit Wut:

> »Hoffentlich kann ich das alles behalten.«
> »Was, bitte, soll an der Art, wie ich es mache, falsch sein?«
> »Bei Dr. Jenkins mußten wir das immer so machen.«
> »Das hat noch keiner von mir verlangt.«
> »Das werde ich nie so hinkriegen; ich bin einfach zu blöd dafür.«

Es versteht sich von selbst, daß solche Reaktionen der Mitarbeiter es erforderlich machen, daß der Ausbilder mit Hilfe des aktiven Zuhörens einfühlendes Verstehen und Akzeptanz demonstriert.

Gelegentlich bietet sich Medizinern, die eine leitende Funktion ausüben, auch die Möglichkeit, zur persönlichen Weiterentwicklung eines Mitarbeiters beizutragen. Sie können ihm nämlich mit Hilfe des aktiven Zuhörens einen Denkanstoß zur Lösung eines Problems geben, so daß er schließlich zu neuen Einsichten oder brauchbaren Lösungen kommt. Ein kurzes Beratungsgespräch kann zu einer deutlichen und anhaltenden Leistungsverbesserung des Mitarbeiters führen, zum Beispiel wenn ein schüchterner Angestellter lernt, sich bei Diskussionen öfter zu Wort zu melden; wenn eine Krankenschwester erkennt, warum ihr immer wieder bestimmte Versehen unterlaufen und wie sie dies in Zukunft verhindern kann; oder wenn, wie in dem folgenden Beispiel, eine zwanghafte und perfektionistische Arzthelferin ihre allzu hochgesteckten Ansprüche senkt. Zu Anfang ihres Gesprächs mit Hal, ihrem Chef, machte Cathy sich Sorgen, weil sie nicht mit dem großen Arbeitsanfall zurechtkam, doch dank Hals aktivem Zuhören entdeckte sie, welches Problem ihren Schwierigkeiten zugrunde lag.

Cathy: Ich finde es schrecklich, daß ich ständig im Rückstand bin und meine Arbeit nicht schaffe. Ich habe immer Schuldgefühle, wenn ich abends nach Hause gehe.

Hal: Das nimmt Sie also richtig mit.

Cathy: Ich bin sehr gewissenhaft. Ich möchte gute Arbeit leisten und alles richtig machen. Manchmal denke ich schon, ich bin übergenau – vielleicht bin ich zu pedantisch.

Hal: Das hört sich an, als seien Sie sehr stolz auf Ihre Arbeit und möchten alles perfekt machen. Aber Sie überlegen anscheinend, ob Sie nicht zuviel Zeit und Mühe darauf verwenden, daß alles tadellos in Ordnung ist.

Cathy: Doch, ja. Manchmal prüfe ich die Zahlen drei- oder viermal nach, obwohl ich eigentlich genau weiß, daß das unnötig ist, denn ich finde nur ganz selten mal einen Fehler. Aber eine innere Stimme sagt mir ständig: »Also, mach das lieber noch einmal, damit dich keiner bei einem Fehler ertappt.«

Hal: Das hört sich ja so an, als ob Ihnen klar ist, daß Sie es übertreiben, aber irgend etwas in Ihnen – die Angst, bei einem Fehler ertappt zu werden – zwingt sie einfach, alles immer wieder zu überprüfen.

Cathy: Genau, so war ich schon immer. Nicht nur bei der Arbeit, auch bei vielen anderen Sachen. Wahrscheinlich bin ich so eine Art Perfektionistin.

Hal: Sie halten das also für eine durchgängige Erscheinung in Ihrem Leben. Daß Sie einfach immer perfekt sein müssen, damit niemand Ihnen etwas Schlechtes nachsagen kann.

Cathy: Ja, aber das ist manchmal eine rechte Last, denn es kostet viel Zeit, perfekt zu sein. Manchmal kommt es mir vor, als ob ich mir dabei ins eigene Fleisch schneide. Denn dadurch kommen viele Sachen, die ich machen könnte, zu kurz, weil ich immer meine, ich sollte lieber ganz darauf verzichten, solange ich sie nicht wirklich perfekt hinkriege.

Hal: Ihr Hang zur Perfektion hält Sie in Wirklichkeit von vielen Dingen ab, durch die Ihr Leben inhaltsreicher wäre.

Cathy: Genau, das kommt mir allmählich auch so vor. Ich wollte schon immer gern Tennis spielen, und vor zwei Monaten habe ich mit Trainerstunden angefangen.

Hal: Ehrlich?

Cathy: Ja, und nun rufen meine Bekannten an und fragen, ob ich mitspielen will, und es macht mir auch wirklich Spaß, aber ich sage immer: »Nein, ich habe keine Lust.« Aber ich sage das nur, weil ich erst noch mehr Stunden nehmen will, damit ich mehr Selbstvertrauen habe.

Hal: Das kann ich verstehen.

Cathy: Also, wenn ich dann eines Tages mit ihnen spiele, sollen sie nicht sehen, daß ich noch Fehler mache, oder vielleicht möchte ich auch, daß sie sehen, wie gut ich spiele.

Hal: Äh... Das hört sich fast schon so an, als ob Sie selbst mitkriegen, daß dieses... dieses Bedürfnis, gut dazustehen, Sie daran hindert, ganz zwanglos mit anderen Leuten zusammenzusein und einfach nur Spaß zu haben – und daß Ihnen auf diese Weise manches Vergnügen entgeht.

Cathy: Ja, genau. Aber um auf die Arbeit zurückzukommen, wenn ich mich nicht so stark unter Druck setzen würde, daß alles perfekt ist, würde ich sicher auch mehr schaffen.

Hal: Es hört sich fast so an, als hätten Sie schon eine Idee, wie Sie Ihr Problem teilweise lösen könnten, und die sieht so aus, daß Sie sich weniger Sorgen machen und nicht mehr alles zum x-tenmal überprüfen wollen. Sie wollen einfach ausprobieren, ob es funktioniert.

Cathy: Ja, es gibt da ein paar Sachen, wo es sich gar nicht lohnt, sie drei- oder viermal nachzuprüfen. Es könnte dann zwar mal einen Fehler geben, aber an der Stelle wäre es, glaube ich, eigentlich keine riesige Katastrophe. (Pause)

Hal: Ich verstehe.

Cathy: Bei der Buchhaltung gibt es so viele Kontrollmechanismen, daß ich nicht unbedingt jede Zahlenreihe noch mal durchgehen muß, jedenfalls nicht mehrmals.

Hal: Aha.

Cathy: Ich glaube, das hat mich nur aufgehalten.

Hal: Sie meinen also, wenn Ihnen einmal im halben Jahr ein Fehler unterläuft, hätte das keine so schlimmen Auswirkungen, wie Sie gedacht haben.

Cathy: Genau.

Hal: Das hört sich so an, als ob Sie es tatsächlich wagen wollen, es auf einen Versuch ankommen zu lassen.

Cathy: Ich würde das gern mal eine Woche lang versuchen und sehen, ob ich mich ändern kann. Ich weiß nicht, ob ich's kann, aber es leuchtet mir wirklich ein, und es wäre interessant, es mal auszuprobieren. Und wenn es nicht funktioniert, kann ich mich ja wieder bei Ihnen melden, damit wir eine andere Lösung finden. Ich glaube, ich gehe wieder an die Arbeit und versuche es mal. Vielen Dank fürs Zuhören.

Hal: Keine Ursache. Es war doch gut, daß wir miteinander geredet haben.

In ihrer Eigenschaft als Vorgesetzte sollten Ärzte ernsthaft in Erwägung ziehen, ob sie nicht auch mit ihren Mitarbeitern nach demselben partnerschaftlichen Modell verkehren wollen, das wir für den Umgang mit den Patienten vorgeschlagen haben. Zum Aufbau einer solchen Beziehung zu den Angestellten brauchen sie nur die in den vorhergehenden Kapiteln beschriebenen Mittel anzuwenden. Diese werden ihnen helfen, innerhalb der Gruppe ein Klima der Akzeptanz herzustellen, wodurch bei Besprechungen, in denen ein Problem gelöst werden muß, eine regere Beteiligung aller Mitarbeiter gefördert wird.

Das Ziel des Vorgesetzten ließe sich folgendermaßen beschreiben: Er selbst soll mehr zu einem Mitarbeiter unter anderen werden, während seine Helfer einen Teil der Führungsaufgaben mit übernehmen. Allerdings kann es für viele Vorgesetzte problematisch sein, bei Konferenzen die richtige Mischung zu finden – einerseits die Mitarbeiter zu einer regen Beteiligung zu ermutigen, andererseits aber die eigenen Vorstellungen einzubringen. Dieses Problem betrifft aber auch jeden der übrigen Konferenzteilnehmer. Genaugenommen müssen beide Seiten ein ausgewogenes Verhältnis zwischen Zuhören und Selbstöffnung finden.

Ärzten, die partnerschaftliche Beziehungen zu ihren Mitarbeitern hergestellt und ein erfolgreiches Problemlösungsteam aufgebaut haben, gelingt es bestimmt, viele der für autoritär geleitete Gruppen typischen Konflikte zu *vermeiden*. Trotzdem gibt es selbst in den demokratischsten Gruppen ab und zu Konflikte. Als Leiter einer Gruppe muß der Arzt damit rechnen, daß er es mit einer Vielzahl von Konflikten zu tun bekommt, sei es mit einem einzelnen Gruppenmitglied, sei es mit mehreren oder mit dem gesamten Mitarbeiterstab. In solchen Situationen zeigt sich, wie wertvoll die sechsstufige Konfliktlösungsmethode ohne Verlierer ist. Nicht nur, daß die Konflikte freundschaftlich gelöst werden, sondern ganz generell erzeugt das Verfahren ein Gruppenklima, in dem alle Beteiligten es für ungefährlicher halten, Konflikte zu erkennen und aufs Tapet zu bringen, als sie unter den Teppich zu kehren.

Wenn Ärzte in ihrer Eigenschaft als Vorgesetzte zwischenmenschliche Kommunikationsfertigkeiten anwenden, werden sie erkennen, daß sie ihre Mitarbeiter zu echten Partnern machen. Das Resultat sind engere und befriedigendere Beziehungen innerhalb der Gruppe. Die Kommunikation zwischen den Gruppenmitgliedern wird offener, ehrlicher und direkter. Probleme kommen an die Oberfläche, werden besprochen und gelöst.

Nach einiger Zeit, manchmal sogar erstaunlich schnell, verbreiten sich die Führungsqualitäten innerhalb der gesamten Gruppe – weg vom formalen Vorgesetzten, dem Arzt, hin zu den Gruppenangehörigen. Statt wie bisher die Ziele der

Mitarbeiter anordnen, ihr Verhalten mit Belohnungen und Strafen kontrollieren und ihre Fortschritte in Richtung der angestrebten Ziele überwachen zu müssen, sind die Ärzte nun in der Lage, Arbeitsgruppen einzurichten, in denen nicht mehr der autoritäre Chef im Mittelpunkt steht, sondern dessen Handlungsvollmacht auf die Gruppenmitglieder übergeht. Bei der Alternative, dem autoritären Führungsstil, wird unweigerlich Abhängigkeit oder Rebellion gefördert, was eine Partnerschaft ausschließt.

Allerdings sind beide Autoren überzeugt, daß ein Arzt nur dann einen hohen Wirkungsgrad als gruppenzentrierter beziehungsweise demokratischer Leiter erreichen kann, wenn er an einem effektiven Schulungsseminar teilnimmt, das auf eine erfolgreiche Vermittlung der Fertigkeiten und Vorgehensweisen, auf die es beim Aufbau von partnerschaftlichen Beziehungen ankommt, hinweisen kann.

Einer der Autoren (T. G.) ist seit fast vierzig Jahren auf diesem Gebiet tätig. Anfangs führte er selbst Seminare durch, später schulte und qualifizierte er andere als Seminarleiter. Inzwischen haben Hunderttausende in vielen Ländern Kurse im Gordon-Familientraining absolviert oder am Gordon-Training für Führungskräfte teilgenommen: Schulleiter, Manager und Führungskräfte in privaten Betrieben wie staatlichen Organisationen, Geistliche, Ärzte und Zahnärzte (vgl. Anhang, S. 301 f.)

Angehörige als Betreuer und Begleiter

Die in diesem Buch beschriebenen und mit Beispielen illustrierten interpersonellen Fertigkeiten sind auch für Personen, die als Betreuer eines chronisch oder lebensgefährlich erkrankten Angehörigen fungieren, besonders gut anwendbar. Ganz gleich, ob es sich bei den Patienten um ihre Eltern,

Kinder, Ehepartner oder sonstige Verwandte handelt, in jedem Fall geht vieles in deren Inneren vor – Gefühle wie Verwirrung, Furcht, Schmerz, Einsamkeit, Niedergeschlagenheit, Hoffnungslosigkeit, Angst, Zorn. Möglicherweise leiden sie außerdem unter dem Verlust ihrer sexuellen Empfindungsfähigkeit, ihrer Unabhängigkeit, ihres Selbstvertrauens und Selbstwertgefühls.

Eine schwere Krankheit stellt die Ehe auf eine Zerreißprobe und kann für alle Familienmitglieder, die deshalb ungewohnte Aufgaben und Verpflichtungen übernehmen müssen, ernste Folgen haben. Ein Schwerkranker stellt tatsächlich eine Belastung für die psychische Gesundheit der übrigen Familienmitglieder dar. Um diese Krise zu meistern, ist nichts wertvoller und nützlicher als die Kenntnis der zwischenmenschlichen Kommunikationsfertigkeiten, des Konzepts des Problem»besitzes«, des Mitbestimmungsprinzips, des Sechs-Stufen-Systems zur Problemlösung und der Methodik der Konfliktbewältigung.

Der Beweis für die Effektivität dieser Fertigkeiten und Verfahren wurde von vielen Eltern erbracht, die diese in einem Kurs im Gordon-Familientraining gelernt und dann bei ihren schwer erkrankten Kindern angewandt haben. Die folgende Geschichte wurde dem Autor (T. G.) von der Mutter eines an Mukoviszidose leidenden Kindes mitgeteilt. Wir geben sie in deren eigenen Worten wieder:

»Mukoviszidose ist eine schwere Funktionsstörung der sekretproduzierenden Drüsen. Häufig führt sie vor dem 18. Lebensjahr zum Tod. Bei Mark wurde sie mit drei Jahren festgestellt, eine Woche bevor seine kleine Schwester an derselben Krankheit starb. Kinder mit Mukoviszidose sondern einen zähflüssigen, klebrigen Schleim ab, der die Kanäle in der Bauchspeicheldrüse und anderen Organen verstopft. In der Bauchspeicheldrüse führt dies zu schwerwiegenden Verdauungsproblemen. Den meisten Schaden richtet dieser Schleim aber in den Lungen und Bronchien an: Er verstopft kleine Bereiche, die sich daraufhin infizieren, und dies kann eine allmähliche Zerstörung der Lungen bewirken. Man versucht, diese Lungeninfektionen mit Antibiotika und anderen Maßnahmen unter Kontrolle zu halten. Es ist ein ständiger Kampf.

Bei Mark, wie bei vielen anderen, die unter dieser Krankheit leiden, ist es eine verlorene Schlacht. Jedes Jahr verbringt er mehr Zeit im Krankenhaus. Täglich muß er vierzig bis fünfzig Tabletten schlucken. Er kann nicht ohne Antibiotika leben.

Mark weiß, daß es schlecht um ihn steht. Vor zwei Jahren hörte er auf, Baseball zu spielen. Er weiß, daß Kinder an dieser Krankheit sterben können, denn einige seiner Freunde aus dem Krankenhaus sind bereits gestorben. Natürlich merkt er auch, daß er dieses Jahr nicht mehr so viel unternehmen kann wie noch vor ein oder zwei Jahren. Wir haben das mehr oder weniger hingenommen, ohne groß darüber zu reden. Im Grunde, so glaube ich, haben wir, jahrelang nur drumherumgeredet.

Ich hätte mir gewünscht, daß Mark sich über seine Krankheit geäußert hätte, aber ich dachte, er wollte nicht darüber sprechen, denn er hat das Thema nie von sich aus angeschnitten – oder, was wahrscheinlicher ist, ich habe die Signale nie verstanden. Aber an diesem Abend tat ich es.

Er sagte, er wolle sich für das Gedicht bedanken, das ich für ihn aufgeschrieben hatte, und für die Karte, die ich für ihn gebastelt hatte. Ich erklärte ihm, wie ich mich überall nach einem passenden Geschenk für ihn umgesehen hätte, doch dann sei mir eingefallen, daß er immer gesagt habe, er könne es nicht leiden, wenn man Geschenke nur deshalb kauft, weil es einen speziellen Anlaß dafür gibt. Ich sagte ihm auch, daß ich unsicher gewesen sei, ob ich ihm das Gedicht geben sollte, weil es schön, aber auch traurig sei. Er nickte. ›Aber‹, fügte ich hinzu, ›ich entschloß mich, dir meine Gedanken doch anzuvertrauen, weil mir klargeworden ist, daß dies Geschenk am meisten bedeuten würde.‹ Nicht nur ihm, sondern auch mir selbst.

Er begann dann davon zu sprechen, wie wichtig es sei, daß Menschen ›echt‹ sind und wirklich miteinander sprechen. Er erlebe täglich Menschen, bei denen alles nur falsches Getue sei. Der Abscheu, der in seiner Stimme lag, schlug in Wut um. In bittern Worten beklagte er sich über die Leute in der Schule und in unserer Kirche. Er äußerte sich äußerst abfällig über ›diese verdammten Sonntagschristen‹, was mir denn doch zu weit ging. Es fiel mir sehr schwer zuzuhören. Ich mußte mein Verlangen unterdrücken, diese Menschen zu verteidigen und mir von ihm etwas mehr Verständnis für sie auszubitten.

Da ich ihn nicht unterbrach, fuhr er fort. Nun waren es nicht mehr nur die Menschen, auch die Lehre der Kirche war ›dumm‹. Dann waren die Menschen grausam. ›Woher wissen die eigentlich so genau, wie man ein langes, schönes Leben führen soll‹, stieß er zornig hervor.

Ich konnte kaum noch an mich halten. Ich hatte ihn noch nie fluchen gehört, aber jetzt tat er es. ›Sie halten sich für so scheißklug‹, und ›Zum Teufel, woher wollen die wissen, wie es ist, wenn man anders ist?‹

Ich glaubte, mir das keinen Augenblick länger anhören zu können. Mir saß ein Kloß im Hals, und als ich merkte, wie fest meine Hand den Küchenstuhl umklammerte, wurde mir zugleich bewußt, daß ich nur den einen Wunsch hatte: fortzulaufen. Immer wieder sagte ich mir selbst: ›Halt dich aus dem Problem heraus. Laß ihm seine Gefühle, dann kannst du sie anhören.‹

Schließlich brach er schluchzend zusammen. Er hämmerte so heftig mit der Faust auf den Tisch, daß ich Angst hatte, er würde sich weh tun, und dabei schrie er: ›Ich habe Angst zu sterben. Ich will nicht sterben!‹

Nach einigen Augenblicken, die mir wie Stunden vorkamen und in denen ich mich verzweifelt fragte, was ich tun konnte, hob er den Kopf wieder hoch und sah mir in die Augen.

›Ich mußte das sagen, Mom‹, sagte er. Wir umarmten uns und weinten zusammen. Nachdem wir eine Weile schweigend dagesessen hatten, sah er etwas verlegen auf und sagte: ›Na, dann mal los, bringen wir den Abwasch hinter uns.‹

Einfach so.

Wenn ich das Geschehen gesteuert hätte, wie Eltern das üblicherweise tun, hätte ich ihm wahrscheinlich vorgeschlagen, daß ich in sein Zimmer kommen und ihm gute Nacht sagen würde. Mark wollte nichts dergleichen. Es war Mitternacht, als wir das Geschirr abwuschen und über unsere Gefühle und Ängste sprachen. Wir entdeckten, daß viele davon sehr positiv waren. Es war fast wie bei einem Fest. Als feierten wir zusammen Kommunion, hier über dem Spülbecken. Und warum eigentlich nicht?

›Ich bin richtig erleichtert‹, sagte Mark immer wieder. Er sagte auch, wie schön er es fand, daß ich bald Gordon-Kurse leiten würde. ›Das Zeug ist wirklich wichtig‹, sagte er. ›Weißt du, vielleicht könnte ich dir dabei sogar mal helfen.‹

Das hatte er schon. Vielleicht mehr, als er je ahnen wird.« (Gordon, 1978, S. 260 ff.)

Der folgende Bericht wurde uns von einem Vater geschickt, der den Wert des aktiven Zuhörens im Umgang mit seinem halbwüchsigen Sohn erlebte. Bei diesem wurde im Alter von vierzehn Jahren Diabetes festgestellt.

»Ich machte 1965 ein Familien-Training bei Dr. Gordon, weil mein fünfzehnjähriger Sohn, der Älteste, während der Pubertät in ziemlichen Schwierigkeiten steckte. Nach dem zweiten oder dritten Abend waren meine Frau und ich bereits hellauf begeistert. Dann, irgendwann zwischen dem vierten und fünften Abend, geschah etwas Einschneidendes.

Bei Brian, unserem jüngeren Sohn, der damals erst vierzehn war, wurde eine schwere Zuckerkrankheit festgestellt. Genaugenommen gelang es uns gerade noch, ihn ins Krankenhaus zu bringen, bevor er in ein Zuckerkoma fiel. Dann, meine Frau, Brian und ich hatten den Schock gerade verkraftet, stand Brians Entlassung bevor. Der Arzt erklärte uns jedoch, bevor wir ihn mit nach Hause nehmen könnten, müsse er sich selbst eine Spritze geben. Er hatte das schon an Orangen üben müssen, doch er konnte es anscheinend nicht über sich bringen, sich selbst eine subkutane Spritze zu geben.

Der Arzt erklärte uns auch, daß uns zwei bis drei sehr schwierige Jahre mit unserem Jungen bevorstünden. Es sei nämlich typisch, daß so junge Diabetiker erst einmal sehr labil würden und mit Depressionen oder Trotz reagierten. Nach seinen Erfahrungen würde Brian seine strengen Diätvorschriften wahrscheinlich nicht einhalten und sich weigern, sich regelmäßig Spritzen zu geben. Und deshalb würde er im Laufe der nächsten Jahre sicher mindestens zwei- oder dreimal mit einem Zuckerkoma im Krankenhaus landen.

Da kam anscheinend ein ungeheures Problem auf uns zu. Deshalb setzten wir uns abends hin und gingen noch einmal den Kurs durch und was wir dabei gelernt hatten. Wir beschäftigten uns noch einmal mit dem Konzept des ›Problembesitzes‹, und da kein Zweifel daran bestand, daß Brians Körper ein Problem hatte, ›besaß‹ also offensichtlich Brian das Problem. Wir erinnerten uns daran, daß beim Gordon-Training für den Fall, daß der andere das Problem hat, aktives Zuhören empfohlen wird. Bis dahin waren wir innerlich darauf eingestellt gewesen, Brian notfalls zu zwingen, sich seine Spritze zu geben, ihm in allen Einzelheiten zu erklären, warum er sich unbedingt an die Vorschriften halten müsse, und ihn genauestens zu überwachen, damit er sich auf jeden Fall wieder erholte.

Als wir uns klargemacht hatten, daß tatsächlich er das Problem hatte und wir deshalb das aktive Zuhören anwenden müßten, sagten wir uns: Falls aktives Zuhören tatsächlich etwas bringt, dann muß es jetzt sein! Wir betrachteten es als eine Art Test. Wir beschlossen, diese Fertigkeit immer, wenn er Probleme oder Schwierigkeiten hatte, anzuwenden. Aber als erstes beschlossen wir, ihm zuzuhören, wenn er uns erzählen würde, daß er zu große Angst habe, sich selbst eine Spritze zu geben. Wir wollten ihn in jedem Fall mit nach Haus nehmen. Glücklicherweise konnten wir die Ärzte überzeugen, ihn unserer Obhut zu überlassen.

Brian fand kurz darauf einen Freund, der auch Diabetes hatte. Dieser erzählte, er habe ein kleines Gerät entdeckt, das mit Hilfe einer Feder funktionierte. Wenn man die Nadel einlegte, sie auf die Haut hielt und dann abdrückte, schoß sie automatisch in die Haut. Man brauchte es also nicht selber zu machen. Brian bestand darauf, daß wir ihm sofort auch so ein Ding besorgen sollten. Noch am selben Tag verpaßte er sich seine erste Spritze mit diesem Gerät. Danach übernahm er auch die volle Verantwortung für seine Diät, obwohl er deshalb ziemlich deprimiert war. Es ist ja auch verständlich, daß es deprimierend ist, wenn du erfährst, daß du eine Krankheit hast, die du nie wieder los wirst, und du dir dein Leben lang Insulinspritzen geben mußt. Und dann hat die Krankheit auf Dauer auch noch einige schwerwiegende Nebenwirkungen. Wir wußten, wie schwer es für einen Jugendlichen ist, mit solchen beängstigenden Aussichten fertig zu werden.

Deshalb fuhren wir mit dem aktiven Zuhören fort. Das Resultat war, daß Brian seine Niedergeschlagenheit weitgehend überwand. Er schaffte es tatsächlich, seine Diät selbst einzuhalten. Wir brauchten ihn nie daran zu erinnern. Aber nach einigen

Wochen kam ein Tag, an dem er wirklich sehr deprimiert war. Ich saß in seinem Zimmer, und je länger ich ihm zuhörte, um so klarer sah ich, daß er niedergeschlagener als sonst war. Ich gab mir Mühe, das aktive Zuhören durchzuhalten, aber es wurde ziemlich beängstigend für mich, als es sich immer mehr so anhörte, als dächte er an Selbstmord. Er sagte: ›Daddy, daß ich diese furchtbare Krankheit habe, macht mich wirklich fertig. Am liebsten würde ich mit allem Schluß machen.‹ Als ich das hörte, bekam ich es wirklich mit der Angst zu tun und war schon drauf und dran, alle nur erdenklichen Kommunikationssperren zu benutzen: ›Brian, daran darfst du gar nicht denken.‹ – ›Brian, morgen sieht alles schon ganz anders aus.‹ – ›Das ist nur eine Phase, da mußt du durch.‹ Aber ich biß die Zähne zusammen und dachte: ›Ralph, wenn du jemals aktiv zuhören wolltest, dann tu es jetzt!‹ Deshalb faßte ich seine Empfindungen so gut ich konnte zusammen und sagte: ›Brian, du haßt deinen Körper so sehr, daß du ihn am liebsten umbringen würdest.‹ Ich saß da, der kalte Schweiß brach mir aus, und ich starrte auf den Boden. Nach einer Weile sagte Brian: ›Genau.‹ Ich zitterte innerlich, aber ich blieb ruhig sitzen und wartete weiter ab. Schließlich blickte Brian auf und sagte: ›Aber ich glaube, ich hab' nicht den Nerv dazu, Dad – also werde ich wohl lieber weitermachen.‹ Er stand auf und ging zu einem Freund, und wir haben nie wieder etwas davon gehört, daß er sich umbringen will.«

Diese beiden dramatischen Beispiele zeigen deutlich, wieviel Eltern – hier in ihrer Rolle als Bezugspersonen ihrer erkrankten Kinder – ausrichten können, wenn sie das entsprechende kommunikative Rüstzeug erworben haben. Vielleicht sollten Ärzte Personen, die Kranke betreuen, vorschlagen, doch solche zwischenmenschlichen Fertigkeiten zu erlernen – zum Beispiel aus diesem Buch oder aus anderen, die Kommunikationstechniken lehren (vgl. Anhang, S. 301).

Angehörige der medizinischen Heilberufe sollten auch wissen, daß es in vielen Städten nützliche Hilfsprogramme gibt, insbesondere solche, die auf die Bedürfnisse älterer Menschen mit mentalen oder physischen Problemen zugeschnitten sind. Ein dem Autor (T. G.) bekanntes Beispiel ist das 1976 von Evelyn Freeman in Santa Monica in Kalifornien ins Leben gerufene »Senior Health and Peer Counseling Center« (SHPCC, Gesundheits- und Selbsthilfezentrum für Senioren). Weitere, nach diesem Modell arbeitende Zentren sind inzwischen in verschiedenen Teilen der Vereinigten Staaten, in Kanada und Dänemark entstanden. Am SHPCC-Modell geschulte Seminarleiter sind für einen weitgefächerten Problemkreis ausgebildet, zum Beispiel für

- psychische Störungen,
- physische und medizinische Probleme wie Schlaganfälle, Alzheimer und andere Formen der Demenz,
- multiple Sklerose,
- Seh- und Hörbehinderungen,
- Probleme von geschwächten, vereinsamten, in Heimen oder Anstalten lebenden und an das Haus gefesselten Patienten,
- Substanzmißbrauch,
- Probleme ethnischer Minoritäten,
- an die Geschlechtszugehörigkeit gebundene Fragen.

Bei dem vom SHPCC-Modell angebotenen Training liegt der Schwerpunkt auf dem einfühlenden Zuhören, auf Fertigkeiten zum Leiten von Gruppen und auf der Überlegung, einfach mit jemandem zusammenzusein, statt etwas für den Betreffenden zu tun (vgl. Anhang, S. 301).

Dem Leser ist inzwischen sicher klar, daß alle von den Autoren in diesem Buch beschriebenen und mit Beispielen belegten Fertigkeiten und Verfahren sich auf sämtliche Beziehungen zwischen zwei Personen anwenden lassen, sei es in der Familie, in der Schule oder am Arbeitsplatz. In zahlreichen Forschungsvorhaben wurde nachgewiesen, daß die hier für Ärzte und andere Angehörige der Heil- und Pflegeberufe vorgeschlagenen Möglichkeiten tatsächlich ein allgemeingültiges System darstellen, das Gesundheit, Wohlbefinden, Zufriedenheit und wechselseitige Bedürfnisbefriedigung in allen Beziehungen zu unseren Mitmenschen fördert.

Eltern, die das System ursprünglich kennenlernten, um die Beziehung zu ihren Kindern zu verbessern, berichten ausnahmslos, daß sie sämtliche Fertigkeiten und Methoden auch in der Ehe anwenden. Manager und Vorgesetzte, die ein entsprechendes Training absolviert haben, um erfolgreiche Arbeitsteams und gute Beziehungen zu ihren Untergebenen aufzubauen, geben in vielen Fällen an, daß sie das System auch zu Hause bei ihren Kindern anwenden. Verkäufer schätzen es, um mit ihren Kunden Langzeitbeziehungen zu beiderseitigem Nutzen zu begründen (Zaiss/Gordon, 1993). Das System wird auch in Ausbildungsseminaren für Lehrer, Bewährungshelfer, Jugend-Sozialarbeiter, Geistliche usw. verwendet.

Wir haben ferner ein zunehmendes Interesse bei Ärzten und Krankenschwestern feststellen können und hoffen, daß unser Buch zur Verstärkung und Ausbreitung dieser begrüßenswerten Ansätze in den verschiedenen Heil- und Pflegeberufen beitragen wird.

ANHANG

Kommmunikationstraining für Mediziner und Pflegeberufe

Veranstalter von Kursen

American Academy on Physician and Patient
Mack Lipkin, Jr., M.D., President
New York University Medical Center
Department of Medicine
550 First Avenue
New York, NY 10016
1-212-263-8291

The Society of Teachers of Family Medicine
Group on Doctor–Patient Interaction
P.O. Box 8729
Kansas City, MO 64114
1-800-274-2237

The Health Communication Research Institute, Inc.
Marlene M. von Friedrichs-Fitzwater, Ph.D., Director
1050 Fulton Ave., Suite 105
Sacramento, CA 95825
1-916-974-8686

»*Caring through Communication*« Workshops
Ann C. Jobe, M.D., Coordinator, Patient Physician Project
East Carolina State University School of Medicine
Brody Medical Science Building
Greeneville, NC 27858–4354
1-919-816-2278

Miles Institute for Health Care Communications, Inc.
J. Gregory Carroll, Ph.D., Director
400 Morgan Lane
West Haven, CT 06516
1-800-800-5907

Informationen über Dr. Gordons Workshops zur Schulung von
Ärzten und Pflegepersonal
Thomas Gordon, Ph.D.
Gordon Training International Inc.
531 Stevens Avenue
Solana Beach, CA 920075
1-800-628-1197

Kontaktadresse in Deutschland:
Gordon Deutschland – Akademie für personenzentrierte Psycho-
logie gemeinnützige Gesellschaft mbH
Bonner Talweg 149
53129 Bonn
Tel. 02 28/22 58 67; Fax 02 28/22 02 04

Empfohlene Standardwerke

*Annotated bibliography of doctor–patient communication of the
Task Force on Doctor and Patient* ([2]1992) (heute: The American
Academy on Physician and Patient) von Scott Sherman, Samuel
Putnam, Mack Lipkin, Aaron Lazare, John Stoeckle, Vaughn
Keller und J. Gregory Carroll. New York: Miles Institute for
Health Care Communications, Inc. Eine kommentierte Biblio-
graphie von 125 der besten Arbeiten zu diesem Thema, die erst
vor kurzer Zeit von der *American Academy on Physician and
Patient* auf den neuesten Stand gebracht wurde.
*Be your best: Personal effectiveness in your life and your relation-
ships* (1989) von Linda Adams. New York: Putnam. Gründliche
Darstellung zwischenmenschlicher Kommunikationstechniken
und Methoden der Konfliktbewältigung, die zur Schaffung
sämtlicher Arten von für beide Seiten befriedigend verlaufenden
Beziehungen erforderlich sind.

Communicating with medical patients (1989), hrsg. von Moira Stewart und Debra Roter. Newbury Park: Sage Publications. Die Ergebnisse einer wegweisenden Konferenz, bei der unterschiedliche Wissenschaftler, die sich mit der Anamnese-Erhebung befassen, um eine gemeinsame Grundlage bemühten.

Doctors talking with patients / Patients talking with doctors (1992) von Debra L. Roter und Judith A. Hall. Westport, CT: Auburn House. Auf der Grundlage umfangreichen Forschungsmaterials (248 Quellenangaben) bietet dieses Buch eine tiefschürfende Analyse der Arzt-Patienten-Beziehung, behandelt die im ärztlichen Beratungsgespräch auftretenden Sprachmuster, die Aussichten für eine zukünftige Verbesserung der Kommunikation sowie den Zusammenhang zwischen Arzt-Patienten-Gesprächen und Behandlungserfolg.

Leader effectiveness training (1977) von Thomas Gordon, Ph.D. New York: G. P. Putnam's Sons. Dieses Buch bietet eine umfassende Systematik notwendiger Führungstechniken und -verfahrensweisen für Ärzte, die erreichen wollen, daß ihre Angestellten oder die Mitglieder ihres Ärzteteams effektiver arbeiten und partnerschaftlicher miteinander umgehen sowie Konflikte freundschaftlich lösen und Mitarbeiter-Konferenzen produktiver gestalten wollen. Es ist die Grundlage von Dr. Gordons L.E.T.-Workshops (Manager-Seminaren für effektives Führen) und wird in Hunderten von großen Unternehmen benutzt.

The medical interview: Clinical care, education, research (1995), hrsg. von Mack Lipkin, Samuel Putnam und Aaron Lazare. New York: Springer-Verlag. Eine maßgebliche Behandlung der Anamnese-Erhebung auf empirischer Grundlage: 50 Kapitel mit über 70 Autoren und 1300 Literaturhinweisen. Dieses Buch bietet spezifische, detailliert dargestellte Sehweisen der hauptsächlichen interaktiven Situationen zwischen Arzt und Patient. Die wichtigsten Abschnitte sind: Grundlegender Aufbau der Anamnese-Erhebung; Struktur und Methode der Anamnese-Erhebung; der Kontext der Erhebung; spezielle Gesprächssituationen; Wertvorstellungen, ethische Fragen und juristisch relevante Themen; Entwicklung der Lehre und des Lehrpersonals; Auswertung der Erhebung; wissenschaftliche Untersuchungen zur Anamnese-Erhebung.

Bibliographie

Adams, L. (1989). *Be your best*. New York: Putnam.

Allen, L./Gorski, R. (1992). Sexual orientation and the size of the anterior commissure in the human brain. *Proc. Natl. Acad. Sci. USA, 89*, 7199–7202.

Allport, G. (1945). The psychology of participation. *Psychol. Rev., 53*, 117–132.

Ballard-Reisch, D. (1990). A model of participative decision-making for physician–patient interaction. *Health Communication, 2*.

Barbour, A. (1975). Humanistic patient care: A comparison of the disease model and the growth model. In: S. Miller et al., *Dimensions of humanistic medicine*. San Francisco: Institute for the Study of Humanistic Medicine.

Bauman, K./Hale, F. (1985). Bringing the homosexual out: Teaching the doctor role. *Med. Educ., 11*, 459–462.

Baumrind, D. (1967). Child care practices anteceding three patterns of pre-school behavior. *Genetic Psych. Monog., 75*, 43–88.

Beckman, H./Frankel, R. (1984). The effect of physician behavior on the collection of data. *Ann. Int. Med., 101*, 692–696.

Belknap, M./Blau, R./Grossman, R. (1975). *Case studies and methods in humanistic medical care*. San Francisco: Institute for the Study of Humanistic Medicine, 27 f.

Bellet, P./Maloney, M. (1991). The importance of empathy as an interviewing skill in medicine. *JAMA, 266*, 1831 f.

Bertakis, K. (1977). The communication of information from physician to patient: A method for increasing patient retention and satisfaction. *J. Fam., Pract., 5*, 217–222.

Bird, J./Cohen-Cole, S. (1990). The three function model of the medical interview. In: M. Hale, ed., Methods in teaching consultation-liason psychiatry. *Adv. Psychosom. Med., 20*, 65–88.

Bloom, J./Spiegel, D. (1989). The relationships of two dimensions of social support to the psychological well being and social functioning of women with advanced breast cancer. *Soc. Sci. Med.*, *19*, 831–837.

Bolton, R. (1979). *People skills*. New York: Simon and Schuster.

Brody, D. (1980). The patient's role in clinical decision-making. *Ann. Int. Med.*, *93*, 718–722.

Brown, K. (1990). The nurse, empathy, and patient satisfaction. Ph. D. diss., University of Utah.

Buckman, R. (1988). *I don't know what to say*. Boston: Little Brown.

— (1990). *Was wir für Sterbende tun können*. Stuttgart: Kreuz Verlag.

Cassell, E. (1985). *Talking with patients*. Vol. 1, *The theory of doctor–patient communication*. Cambridge: MIT Press.

Chelune, G. (1979). *Self-disclosurer*. San Francisco: Jossey-Bass.

Comstock, L./Hooper, E./Goodwin, J. M./Goodwin, J. S. (1982). Physician behaviors that correlate with patient satisfaction. *J. Med, Educ.*, *57*, 105–112.

Cook, M. (1990). Physician risk and responsibility in the HIV epidemic. *West. J. Med.*, *152*, 57–61.

Cousins, Norman (1979). *Anatomy of an illness*. New York: W. W. Norton.

— (1982). *Der Arzt in uns selbst*. Reinbek: Rowohlt.

— (1989). *Head first. The biology of hope*. New York: E. P. Dutton.

Crouch, M./McCauley, J. (1986). Interviewing style and response to family information by family practice residents. *Fam. Med.*, *18*, 15–18.

Daigneault, R. (1993). Aus einem persönlichen Briefwechsel mit dem Autor.

Delbanco, T. (1993). The healing roles of doctor and patient. In B. Moyers, *Healing and the mind*. New York: Doubleday.

— (1996). Die Rolle von Arzt und Patient bei der Heilung. In: Bill Moyers, *Die Kunst des Heilens*. München: Goldmann (TB.)

Deutsch, M. (1985). *Distributive justice: A social-psychological perspective*. New Haven: Yale University Press.

DiMatteo, M. (1985). Physician–patient communication promoting a positive health-care setting. In: J. Rosen und L. Solomon, eds., *Prevention in health psychology*. Hanover, N.H.: University Press of New England.

— (1991). *The psychology of health, illness, and medical care.* Pacific Grove, Calif.: Brooks/Cole.

Emanuel, E./Emanuel, L. (1992). Four models of the physician–patient relationship. *JAMA, 267,* 2221–2226.

Fabry, J. (1988). *Guideposts to meaning.* Oakland, Calif.: New Harbing Publications.

Fisher, S. (1986). *In the patient's best interest. Women and the politics of medical decisions.* New Brunswick: Rutgers University Press.

Frankl, V. (1959). *Man's search for meaning.* New York: Pocket Books/Simon and Schuster.

— (¹⁴1996). ... *trotzdem Ja zum Leben sagen. Ein Psychologe erlebt das Konzentrationslager.* München: dtv.

Gerberding, J./Bryant-LeBlanc, C./et al. (1987). Risk of transmitting the HIV, CmV and hepatitis B virus to health care workers exposed to patients with AIDS and AIDS related conditions. *J. Infect. Dis., 156,* 1–8.

Gerberding, J./Littell, B./Tarkington, A./Brown, A./Schecter, W. (1990). Risk of exposure of surgical personnel to patients' blood during surgery at San Francisco General Hospital. *NEJM, 332,* 1788–1793.

Gerrard, B./Boniface, W./Love, B. (1980). *Interpersonal skills for health professionals.* Reston, Va.: Reston Publishing Co.

Goldman, J. (1987). An elective seminar to teach first-year medical students the social and medical aspects of AIDS. *J. Med. Educ., 62,* 557–561.

Gordon, T. (1955). *Group-centered leadership.* Boston: Houghton Mifflin.

— (1970). *Parent effectiveness training.* New York: Penguin Books.

— (1972). *Familienkonferenz. Die Lösung von Konflikten zwischen Eltern und Kind.* Hamburg: Hoffmann und Campe; (¹⁴1996). München: Heyne (Sachbuch Nr. 19/15)

— (1974). *Teacher effectiveness training.* New York: David McKay.

— (1976). *P.E.T. in action.* New York: Perigree Books.

— (1977). *Leader effectiveness training.* New York: Putnam.

— (1977). *Lehrer-Schüler-Konferenz. Wie man Konflikte in der Schule löst.* Hamburg: Hoffmann und Campe.

— (1978). *Familienkonferenz in der Praxis. Wie Konflikte mit*

Kindern gelöst werden. Hamburg: Hoffmann und Campe.

— (1979). *Managerkonferenz. Effektives Führungstraining.* Hamburg: Hoffmann und Campe.

— (1993). *Die neue Familienkonferenz. Kinder erziehen, ohne zu strafen.* Hamburg: Hoffmann und Campe.

Granoff, M. (1970). An analysis of meanings and consequences of self-disclosing behavior. Ph.D. diss., University of Texas.

Guerney, B. (1982). *Relationship enhancement.* San Francisco: Jossey-Bass.

Guerney, B./Brock, G./Coutal, J. (1986). Integrating marital therapy and enrichment: The relationship enhancement approach. In: N. Jacobson und S. Gurman, eds., *Clinical handbook of marital therapy.* Guilford Press.

Hall, J./Roter, D./Katz, N. (1988). Meta-analysis of correlates of provider behavior in medical encounters. *Med. Care, 26,* 657–675.

Helfer, R. (1970). An objective comparison of the pediatric interviewing skills of freshman and senior medical students. *Pediatrics, 45,* 623–627.

Henbest, R./Fehrsen, G. (1992). Patient-centeredness: Is it applicable outside the west? Its measurement and effect on outcomes. *Fam. Prac., 9,* 311–317.

Humphrey, D. (1991). *Final exit.* Eugene, Oreg.: Humane Society.

Jay, J./Young, A. (1979). *The gay reports.* New York: Summit Books.

Johnson, D./Marvyama, G./Johnson, R./Nelson, D./Skon, L. (1981). Effects of cooperative, competitive and individualistic goal structures on achievement: A meta-analysis. *Psychol. Bull., 89,* 47–62.

Jourard, S. (1964). *The transparent self.* New York: D. Van Nostrand.

— (1971). *The transparent self.* (Revised edition). New York: D. Van Nostrand.

Kastenbaum, R./Aisenberg, R. (1972). *The psychology of death.* New York: Springer.

Kelly, J./St. Lawrence, J./Smith, S./et al. (1987). Medical students' attitude toward AIDS and homosexual patients. *J. Med. Educ., 62,* 549–556.

Koop, C. E. (1992). *Monitor,* American Psychological Association. Oct., 5.

Korsch, B./Negrete, V. (1972). Doctor-patient communication. *Sci. Amer., 227,* 66–74.

Krupan, E. (1986). A delicate balance. *Psych. Today,* Nov., 22–26.

Kübler-Ross, E. (1969). *On death and dying.* New York: Macmillan.

— (1972). *Interviews mit Sterbenden.* Stuttgart: Kreuz Verlag; Gütersloh: Siebenstern (Nr. 960).

Kus, R. (1988). Alcoholism and non-acceptance of gay self. The critical link. *J. Homosexuality, 15,* 23–41.

— (1990). *Keys to caring: Assisting your gay and lesbian clients.* Boston: Alyson.

Laing, R. D. (1994). *Das geteilte Selbst.* Köln: Kiepenheuer & Witsch (TB Nr. 346).

LeShan, L. (1989). *Cancer as a turning point.* New York: E. P. Dutton.

— (1993). *Diagnose Krebs. Wendepunkt und Neubeginn.* Stuttgart: Klett-Cotta.

Lester, G./Smith, S. (1993). Listening and talking to patients – a remedy for malpractice suits? *West. J. Med., 158,* 268–272.

LeVay, S. (1991). A difference in hypothalamic structure between heterosexual and homosexual men. *Science, 253,* 1034–1037.

Levenstein, J./Brown, J./Weston, W./Stewart, M./McCracken, E./McWhinney, I. (1989). Patient-centered clinical interviewing. In: M. Stewart and D. Roger, eds. *Communication with medical patients.* Beverly Hills: Sage.

Levy, D. (1985). White doctors and black patients: Influence of race on the doctor-patient relationship. *Pediatrics, 75,* 4, 639–643.

Ley, P. (1988). *Communication with patients.* New York: Croom Helm.

Lipkin, M./Quill, T./Napadano, R. (1984). The medical interview: A core curriculum for residencies in internal medicine. *Ann. Int. Med., 100,* 2, 277–284.

Lown, B./DeSilva, R./Reich, P./Murawski, B. (1980). Psychophysiological factors in sudden cardiac death. *Am. J. Psych., 137,* 1325–1335.

Manuel, P. (1993). Persönliche Mitteilung.

McCollum, S. (1992). Healing: A broader definition of success. Speech to medical students, University Hospital Learning Center, Albuquerque, N. Mex.

McCrory, B./McDowell, D./Muskins, P. (1990). Medical student attitudes toward AIDS, homosexual, and intravenous drug abusing patients: A re-evaluation in New York City. *Psychosomatics, 31,* 426–433.

Meisenhelder, J./LaCharite, C. (1989). Fear of contagion: A stress response to Acquired Immuno Deficiency Syndrome. *Adv. Nursing Sci., 11,* 29–38.

Merrill, J./Laux, L./Thornby, J. (1989). AIDS and student attitudes. *South. Med. J., 4,* 426–432.

Miller, J. (1976). *Toward a new psychology of women.* Boston: Beacon Press.

Miller, S. (1975). Introduction: The present cultural crisis and the need for a humanistic medicine. In: S. Miller et al., *Dimensions of humanistic medicine.* San Francisco: Institute for the Study of Humanistic Medicine.

Mizrahi, T. (1986). *Getting rid of patients: Contradictions in the socialization of physicians.* New Brunswick: Rutgers University Press.

Montgomery, C. (1991). Caring vs. curing. *Common Boundary, 9,* 37–40.

Moyers, B. (1993). *Healing and the mind.* New York: Doubleday.

— (1994). *Die Kunst des Heilens. Vom Einfluß der Psyche auf die Gesundheit.* München: Artemis.

Murphy, P. (1992). Empathy of intensive care nurses and critical care family needs. *Heart and Lung, 21,* 1.

Novak, D./Volk, G./Drossman, D./Lipkin, M. (1993). Medical interviewing and interpersonal skills teaching in U.S. medical schools. *JAMA, 269,* 2101–2105.

Olmstead, M. (1993). A doctor's story. *Mirabella,* Aug., 131.

Parke, R. (1969). Effectiveness of punishment as an interaction of intensity, timing, agent nurturance, and cognitive structuring. *Child Development, 40,* 211–235.

Phillips, E. (1988). *Patient compliance: New light on health delivery systems in medicine and psychotherapy.* Lewiston, N.Y.: Hans Huber.

Quill, T. (1983). Partnerships in patient care: A contractual approach. *Ann. Int. Med., 98,* 228–234.

— (1989). Recognizing and adjusting to barriers in doctor–patient communication. *Ann. Int. Med., 111,* 51–57.

— (1994). *Das Sterben erleichtern.* München: Knaur (TB Nr. 84053).

Remen, N. (1975). *The masculine principle, the feminine principle and humanistic medicine*. San Francisco: Institute for the Study of Humanistic Medicine.

Riffenburgh, R. (1974). Active Listening in the medical interview. *Post-grad. Med.,* 55, 91–93.

Robinson, D. (1973). Ten noted doctors answer ten tough questions. *Parade,* July 15.

Rogers, C. (1951). *Client-centered therapy*. Boston: Houghton Mifflin.

— (1992). *Die klientenzentrierte Gesprächspsychotherapie*. Frankfurt a. M.: Fischer (TB Nr. 42175.)

Roter, D./Hall, J. (1992). *Doctors talking with patients/Patients talking with doctors*. Westport, Conn.: Auburn House.

Roter, D./Hall, J./Katz, N. (1988). Patient–physician communication: A descriptive summary of the literature. *Parent Ed. and counseling,* 12, 99–119.

Rowland-Morin, P./Carroll, J. G. (1990). Verbal communication skills and patient satisfaction. *Evaluation and the Health Professions,* 13, 2.

Ruderman, W./Weinblatt, E./Goldberg, J./Chauhary, B. D. (1984). Psychosocial influences on mortality after myocardial infarction. *NEJM,* 31, 552–559.

Sackeim, H. (1993). Effects of stimulus intensity and electrode placement efficacy and cognitive effects of electroconvulsive therapy. *NEJM,* 328.

Shapiro, R./Simpson, D./Lawrence, S. (1989). A survey of sued and nonsued physicians and suing patients. *Arch. Int. Med.* 149, 2190–2196.

Siegel, B. (1986). *Love, medicine, and miracles*. New York: Harper & Row.

— (1991). *Liebe, Medizin und Wunder*. Düsseldorf: Econ (ETB Nr. 23063).

Simmons, J./Mares, W. (1983). *Working together*. New York: Alfred A. Knopf.

Solomon, G./Tomoshok, L./O'Leary, A./Zich, J. (1987). An intensive psychoimmunologic study of long-surviving persons with AIDS. *Ann. N.Y. Acad. Sci.,* 496, 647–655.

Solomon, J. (1990). AIDS and caregivers. In: R. Kus, ed., *Keys to caring: Assisting your gay and lesbian clients*. Boston: Alyson.

Spencer, F. (1990). The vital role in medicine of commitment to the patient. *Am. Coll. Surg. Bull.*, *75*, 6–19.

Svarstad, B. (1974). The doctor–patient encounter: An observational study of communication and outcome. Ph.D. diss., University of Wisconsin, Madison.

— (1976). Physician–patient communication and patient conformity with medical advice. In: D. Mechanic, ed., *The growth of bureaucratic medicine*. New York: Wiley.

Szasz, T./Hollander, M. (1956). A contribution to the philosophy of medicine: The basic models of the doctor–patient relationship. *Arch. Int. Med.*, *97*, 585–592.

Treadway, J. (1983). Patient satisfaction and the content of general practice consultations. *J. Royal Coll. Gen. Pract.*, *33*, 769–771.

Waitzkin, H. (1984). Doctor–patient communication: Clinical implications of social scientific research. *JAMA*, *252*, 2441–2446.

Zaiss, C./Gordon, T. (1993). *Sales effectiveness training*. New York: Dutton.

— (1995). *Das Verkäuferseminar, Psychologie des effektiven Verkaufens*. Frankfurt a. M.: Campus.

Register

(Kursiv gesetzte Zahlen beziehen sich auf Abschnitte.)

Abschiednehmen 246, 275, 281
Adams, L. 147, 151
AIDS-Patient 213, 224, *226–233*, 238 ff., 242, 280; Pflege 228–232, 238; Behandlung 228–234, 240
Akzeptanz 38, 83, 97 ff., 102 f., 106, 109, *116–120*, 122, 126 ff., 135, 137 f., 143, 160 f., 197, 213, 238 ff., 244, 257, 273, 275 f., 284, 287
Allport, G. 56
Anamnese (Ersterhebung) 30, *79 ff.*, 82, 91, 98, 110 f., 120, 138, 303
Anderson, R. 47, 114
Angehörige *289–297*; s. a. Familie
Angst (Ängste) 16, 60 ff., 64, 77 ff., 82, 84, 94, 97 f., 100 f., 103, *109 ff.*, 117 f., 120, 171, 239, 290, 292
Anteilnahme 87, 113; s. a. Zuhören
Arzt, als Berater 13, 94, 140–143; –, als Seelenhelfer

26, 216–227; –, als Vorgesetzter *283–289*, 303
Arzt-Patient-Beziehung, arbeitsteilig-partnerschaftliche 50, *55–63*, *64–76*, 79 f., 120, 190, 212; –, autoritäre 10, 30 f., 42, 49 ff.; –, ideale *36–41*, –, 48 ff., 86; –, partnerschaftliche 44–50, 55 ff., 118, 120, 144, 212
Arzt-Patient-Gespräch 8 f., 24 f., 29 ff., 40, 69–73, 76–134, *135–146*, 250, 303; –, Unterbrechen v. 123, 139, *143 ff.*
Arzt-Patient-Konflikt 188, 190
Arztpraxen, Organisationsformen v. 283 ff.
Arztwechsel 35, 233
Aufklärungspflicht 211 ff.
Aufmerksamkeitsbekundung *80 ff.*; –, ungenügende 24 f.
Autorität 41, 49–55, 74, 82, 122; –, beruflich bedingte 52; –, aus Sachkenntnis 51, 53 ff., 77, 142, 148, 167; –, als Macht 51, 126 f., 142, 148; –, vertraglich festgelegte 52 f.

Ballard-Reisch, D. 55 f.

Barbour, A. B. 46

Bauman, K. 234

Bedürfnis (Erfordernis) 28,
    80, 114, 118, 134, 144,
    147 f., 151 f., 155, 157,
    185, 187 f., 190 ff., 196 f.,
    199, 204, 277

Bedürfnisbefriedigung 147 f.,
    151, 155, 157, 161, 163,
    171, 174, 178, 188, 208,
    296

Bedürfniskonflikt 196 f., 212

Begegnung, erste 77 ff.; s. a.
    Anamnese

Begleiter 289–297; passim

Behandlung (Festlegung, Be-
    folgung) 21, 41, 44 f., 56,
    58, 64, 67, 73, 79, 95, 98,
    102, 105, 111, 120, 150,
    167, 212 f., 303

Bellet, P. 88 f.

Berater/Klient-Modell 53 ff.,
    74, 76, 79, 112, 120,
    142 f., 147 f., 185

Bertakis, K. D. 105

Betroffenheit 120, 138, 175,
    209

Bewertung (v. Problemen, Lö-
    sungen) 71, 197 f., 199,
    201 f.

Beziehung, demokratische 76 f.

Beziehungskonflikte 189–
    205; s. a. Konflikt

Beziehungsmodelle 10, 42–
    46, 50–55, 74 ff., 174;
    s. a. Arzt/Patient

Bolton, R. 87

Botschaft, s. a. Kommunika-
    tion; –, Erfassen e. 89; –,

klare 100 f.; –, indirekte
    101 f.; –, konfrontierende
    157 ff., 165 f., 167–186,
    204 f.; –, nonverbale 34,
    83, 98 ff., 162 f., 213,
    291; –, selbstoffenbarende
    152 f.; –, Sender/Empfän-
    ger 84 ff., 89, 96 ff., 122,
    125; –, verbale 9, 98 f.,
    144, 173, 213; –, ver-
    schlüsselte 85 ff., 98 ff.,
    117; –, zornige 170 ff.

Brody, D. S. 57 f.

Buckman, R. 209

Burn-out-Syndrom 230

Cain, D. 66

Chelune, G. 148 f.

Code 85 ff., 89, 96, 119

Compliance 30, 95

Cousins, N. 248 f.

Daigneault, R. 93, 104, 181

Dekodieren 85 ff., 98 ff.

Delbanco, T. 140 f.

Denken, kreatives 189, 193,
    204

Depression 35, 93, 129,
    212 f., 222 f., 242, 244,
    255, 265 f., 269 ff.,
    294 f.

Deutsch, M. 187

Dewey, J. 68, 189

Diagnose(findung) 7, 4, 44, 48,
    65 ff., 70–73, 79, 98, 100,
    110 f., 120; –, Genauig-
    keit 35; –, Umgang m. e.
    ungünstigen 209–225,
    241–251

DiMatteo, M. R. 28

Diskussion (e. Therapie) 45 f., 58; s. a. Arzt-Patient-Gespräch
Du-Botschaft 153, *168–173*, 186, 214, 217

Effektivitätstraining 13, 17, 23, 84, 93, 109
Einfluß (auf Patienten) 52 f.
Einfühlungsvermögen 11, 36 f., 80, 86, 94, 137, 246 ff.
Einstellung, arztzentrierte 36, 48 f.; –, patientenzentrierte 36 f., 48 f.
Einzigartigkeit *262 f.*
Empathie 83, 86–89, 94, 97, 98, 106, 112–115, 119 f., 122, 126 ff., 135, 138, 213, 233, 238, 240
Empfänger/Sender s. Botschaft
Endstadium 60, *270–282*
Entscheidungsfindung 44, 48, *55–60*, 65, 67, *71 f.*, 196–199, 212
Entscheidungsfreiheit, ärztl. *205–208*; –, e. Todkranken 256, *260 ff.*, 273, 277 f.
Entweder/Oder-Konzeptionen 49 f., 191
Erfolgskontrolle *72 f.*
Ermutigung 38, 62
Erstgespräch s. Anamnese
Ethik-Kommission 276 f.

Familie (u. Krankheit) 212, 216, 220–224, 228, 238 f., 241, 243, 246, 252 f., 261, 270–281, 290–295

Familientraining (nach Gordon) 12 f., 23, 62, 153, 157, 289 f., 293 f.
Feedback 85, 89, 96, 97, 100, 105, 109, 117, 119, 213
Feilschen (m. d. Schicksal) 213, 223
Feinbloom, R. 13
Fisher, S. 24
Frage(technik) 32, 133–140, 144; –, offene/m. offenem Ausgang 138 f., 258, 261 ff., 265, 275 f. –, geschlossene (gezielte) 135, 139 f.; –, sondierende 134 f., 137 f., 144
Fragebogen 78, 234
Frankl, V. 253 f., 260 f., 283
Freeman, E. 296
Freiheit, persönliche 256, 260–263; s. a. Entscheidung
Frieden, innerer 9, 271 ff., 275
Frustration 97, 133, 143, 147, 151, 168, 195, 216, 219
Führungsrolle, ärztl. 74, 287 ff.

Gefühl, positives 161; –, primäres 172; –, sekundäres 171; –, Angst vor -en *109 ff.*, 149, 211; -e äußern 84 ff., 97 f., 104, 106–111, 117 ff., 120 f., 125, 132 ff., 144, 148–152, 161, 165, *176–182*, 185, 217 f., 221–225, 244 f., 266, 275, 279, 292; s. a. Selbstöffnung
Gefühlswelt (d. Patienten) 9, 34 f., 96 ff., 106–112
Gesprächsbereitschaft 106–111, 118, 129

314

Gesprächstechnik 89; s. a.
    Kommunikation
Gewinner/Verlierer *191–194*,
    195
Gleichberechtigung 73, 118
Goldman, J. 234
Gruppe, Arztpraxis als 287 ff.

Hale, F. 234
Hall, J. 44, 139
Harrison, T. 226
Hausarzt 8, 22, 26, 36
Heilmethoden, alternative 27,
    35, 274
Helfen (ein Urinstinkt) 27; –,
    als Beruf 144 f., 147
Helfer, nicht-professionelle
    7 ff., 16; passim
Herrschaft, Ausübung v. 51 f.
Hilfe, emotionale 8, 121
Hilflosigkeit 97, 120, 223, 265 f.
Hoffnung 7, 9, 126, 209, 212,
    224, *241–251*, 266 f., 271,
    274 f., 277, 281
Hollander, M. 44
Homophobie 232 f., 235, 240
Homosexualität 232–240
Hospiz 7, 280 f.
Humphrey, D. 280
Hypnose 25, 66

Ich, wahres 258 f.
Ich-Botschaft 12, 18, *152–*
    157, 172, *174–177*, 194 f.,
    204, 207 f., 224, 243 f.,
    259; –, antwortende
    154 f., 187; –, aussagende
    154 f., 194, 274 ff.; –, kon-
    frontierende 157, 174–
    187, 195, 199, 229,

231 f., 284; –, vorbeugen-
    de 155 f., 187, 194
Identifizierung 113
Information 64 f., 70–73,
    139, 149; – auf Fragen d.
    Arztes 31 f., 64 f., 70,
    80 f., 89, 101, 119, 138 f.,
    149; –, f. d. Patienten 29,
    32, 70 ff., 105, 119, 211
Intensivmedizin 278
Interaktionsfertigkeiten 10,
    163–166; s. a. Kommuni-
    kation
Interessen, persönliche 187 f.,
    191
Interessenkonflikt s. Konflikt
Interview, klinisches 79 ff.

Jourard, S. 149 f.

Katharsis *106*
Katz, R. 122
Kavanaugh, C. 56
Kodieren 85 ff., 98 ff.
Kommunikation passim;
    –, erfolgreiche 89, 90–93,
    106, 118, 148; –, im klini-
    schen Bereich 21, 28 f.,
    250; –, nonverbale 34,
    81 f., 98 f.; ungenügende
    8, 21–40, 56; –, verbale
    98; –, zwischenmenschli-
    che 8 f., 11 ff., 22 f., 166,
    213, *283–297*, 289 f.,
    295 f., 302
Kommunikationsblockade s.
    -sperre
Kommunikationsfertigkeiten,
    -techniken 10, 16 ff., 23,
    32–35, 37–41, 54 f., 76 f.,

79, 89 f., 159, 173, 185, 213, 257 f., 283, 288, 295 f., 303

Kommunikationssperre 78, 98, *122–146*, 151, 157, 172, 216, 224, 244, 264, 269, 295; –, »Die zwölf -en« *124–135*, 144

Kommunikationstraining 22 f., 32 f., 41, *301 f*; –, als Unterrichtsfach 22, 32 f.

Kompetenz, fachliche 21 f., 51; s. a. Autorität

Konflikt, Definition v. 196 f., 200; –, gruppentypischer 288; –, Machtgefälle im 190 f.; –, positive Aspekte im 189 f., 193, 202 ff., 208; –, Umgang mit -en *187–208*; –, zur Sprache bringen 122; s. a. Du-Botschaft, Ich-Botschaft

Konfliktbewältigung, -lösung, Methode d. 18, 67–75, 80, 184, *188–208*, 283, 290, 302 f.; –, ohne Verlierer 13, 76, *192–208*, 217, 284, 288; s. a. Sechs-Stufen-System

Kongruenz (v. Erleben) 177 f.

Koop, C. E. 21, 26, *54*

Kooperation 44, 50, 148, 155

Kooperationsbereitschaft (d. Patienten) 30; s. a. Compliance

Körpersprache 119; s. a. Botschaft, nonverbale

Korsch, B. 29 f.

Kosten(faktor) 57, 71, 94, 110 f., 220

Krankenhaus (als Institution) 114 f.; –, Patient im 7, 35, 47, *59–64*, 150, 157 ff., 168 ff., 217, 270 ff., 277

Krankenschwester, Rollenverständnis d. 27 f., 42 f.; –, als Gesprächspartner 88, 98 f., 104 f., 113 f., 149 f.; –, im Klinikalltag 59 f., 64 f., 77, 150, 164 f., 167–170, 216

Krankheit, »besiegen« 250, 271; –, chronische 10, 34, 294 f.; –, emotionale Aspekte v. 8 f., 15 f., 22, 24 ff., 97 ff., 117 f., 209–240, 270 ff.; –, lebensbedrohende 7, 10, 14, 17, 23, 26, 209–214, *220–225*, 227–233, 238 ff., *241–251*, 252–257, 260–269

Kraus, W. 41

Kreativität 189, 204, 262; s. a. Denken

Kübler-Ross, E. 211, 213, 252, 257

Laing, R. D. 76

Lebenspartner (u. Krankheit) 216 f.

Lebenssinn (trotz Krankheit) 9, *252–269*

Lebenswille 35, 210, 251

LeShan, L. 266 f., 275

Loslassen 271, 279, 282

Lösung (v. Problemen) s. a. Problem; –, alternative 71, 197 f.; –, beiderseits akzeptable 193, *198*,

199 ff., 204, 208, 284 f.;
– konkurrierende 196 f.,
205; –, mögliche 120,
188, 197 ff., 204
Lösungsvorgabe 144, 169 ff.,
173

Macht (über Patienten) 41,
49 ff., 74, 120, 126 f.
Maloney, M. 88 f.
Management, kooperatives
12, 297
Manuel, F. 62, 156 f.
Mares, W. 58 f.
Mayeroff, M. 87
McCollum, S. 62, 250
Medizin, humanistische/Hu-
manisierung d. 22, 26 f.,
36, 40, 272; –, als Natur-
wissenschaft 26 f., 36;
–, technokratische 26 f.
Miller, S. 44
Mißverständnis, Vermeidung
v. 100
Mitarbeit (d. Patienten) 36 f.,
55–63, 64, 71, 134, 176;
s. a. Arzt/Patient, Partner-
schaft
Mitbestimmung 56–63, 67,
73–76, 193, 220, 247,
280 f., 290
Mitempfinden, Mitgefühl s.
Empathie
Modelle (f. d. Umgang
Arzt/Patient) 43–48,
53 ff., 74; s. a. Beziehung
Montgomery, C. 88, 113,
115, 167
Moyers, B. 47, 114, 140 f.
Mut machen 241 f.

Negrete, V. 29 f.
Nichtbefolgung (d. Medika-
tion) 30
Noncompliance 30, 58

Offenbaren v. Gedanken 12,
62, 70, 77, 122 f.; s. a. Gefühle, Selbstöffnung
Ohnmacht, Gefühl d. 59,
214, 216, 220
Optimismus 35, 241–244,
246–251; –, stereotyper
149 f.

Palliativmedizin 280 f.
Partnerschaft Arzt/Patient 9 f.,
13, 44–53, 55 ff., 118; –,
arbeitsteilige 45 ff., 50 ff.;
–, Arzt/Mitarbeiter 287 ff.
Passivität (d. Patienten) 59, 66
Patient passim; –, als Verbün-
deter 36
Patientenkonfrontation s. Bot-
schaft, konfrontierende
Patiententestament 278; s. a.
Tod
Patiententypologie 39, 157 ff.
pencil talk 217
Pflegeheim 7, 60
Pflegepersonal passim
Problem, Darlegen e. 70;
–, Teilen e. 111–115, 168–
185, 189
Problembesitz 144, 159–167,
172 f., 178, 183, 185,
221, 284, 290, 294;
–, Modell 159–162, 165 f.
Problembewußtsein (bei Ärz-
ten u. Pflegepersonal) 22,
26–32

Problemlösen, kooperatives 12, 34, 48, 58 ff., 65–76, 80, 178 ff., 187, 205, 207 f., 257, 283 (s. a Sechs-Stufen-System); –, in Eigenverantwortung 106 f., 119 f., 123
Problemzone/problemfreie Zone 162, 165 f., 172
Psychoneuroimmunologie 242
Psychotherapie, klientenzentrierte 11, 15, 23

Quill, T. 46 f., 151 f., 188, 199 f., 202 ff., 270

Ratschläge 141 ff., 144
Reagan, R. 282
Rechtsstreitigkeiten 31 f.; s. a. Schadensersatz
relation enhancement 217
Remen, N. 26, 179 ff.
Respekt 36, 140
Riffenburgh, R. 89 ff.
Rogers, C. 11, 15 f., 23, 111 f.
Roter, D. 44, 139
Rückmeldung (e. Botschaft) 34 ff., 122

Schadensersatzforderungen, -prozess 9, 21, 25, 31, 35, 40, 95, 115 f., 190; –, Vermeidung v. 115 f.
Schmerzbehandlung 277–281
Schuldgefühl 127, 170, 175, 213, 224 f., 235, 249
Sechs-Stufen-System (z. Lösung v. Problemen) 18, 67–75, 80, 194 f., 208, 288, 290; s. a. Problem

Selbstachtung 58 f., 174, 178, 192
Selbsterkenntnis 258 f.
Selbstöffnung 12, 82 ff., 88, 99, 117, 122, 137, 143, 147–186, 255 f., 258, 288
Selbstvertrauen 59, 73, 102, 111, 290
Selbstwertgefühl 59, 73, 79, 170, 192, 237, 270, 290
Sender s. Botschaft
Sieg/Niederlage-Haltung 190 ff., 195, 204
Siegel, B. 56, 241, 249
Signal s. Botschaft
Simmons, J. 58 f.
Sinnfrage 252–269
Solomon, G. 233, 242
Sorayan, W. 281 f.
Spencer, F. C. 27
»Spiegelung« v. Gefühlen 84; s. a. Zuhören, aktives; Zurückspiegeln
Sterben 117, 222, 245, 270–282, 292; –, Arbeit mit - den 34 213, 255 f., 260 ff., 268 f.
Streß 102, 228, 238, 240, 242
Szasz, T. 44

Team, Problemlösen im 67–75
Tod 43, 220, 228, 230 f., 239, 249, 255 ff., 268, 270–282; –, Ethik d. -es 276 f., 279; –, juristische Aspekte 279 f.
Toleranz 112

Über sich hinauswachsen 263–269

Umgebung, Einfluß d. 260 f.;
  –, Kontrolle über 220, 222
Unzufriedenheit (d. Patienten)
  8 ff., *21–40*, 98, 151, 163

Verantwortung (d. Patienten)
  44 f., 70, 137, 142, 178,
  193
Vereinbarungen, Einhalten v.
  207 f.
Verhalten, akzeptables 160 ff.,
  165 f.; –, inakzeptables
  157–162, 165–168, 174–
  178, 187
Verhaltensänderung (-modifi-
  kation) 13, 38 f., 116,
  123, 157 f., 169, 174 ff.,
  177 f., 185 ff.
Verhaltensfenster *159–164*,
  166, 172, 185, 284
Verhaltensweisen (v. Patienten) 157–164, 185
Verlierer, Reaktionen d. 191 f.;
  s. a. Gewinner/Verlierer;
  Konfliktlösen ohne –
Verständnis (v. seiten d. Arztes) 36, 80, 86, 89, *95–
  98*, 100, 105 f., 109, 112,
  119 f., 122, 127, 138,
  144, 197, 284
Verstehen, aktives *105–121*
Vertrag (Arzt/Patient) 47, 52,
  199 ff.
Vertrauen (d. Patienten) 7,
  34, *95*, 102, 151, 170,
  204, 212
Verunsicherung 7, 61, 77, 82
Verzweiflung 98, 243

Widerstand (d. Patienten)

34 f., 59, 119, 127, 142,
  168 ff., 174 f., 184, 186
Würde 28, 270 f.
Wut (auf Krankheit) 215 ff.,
  219 f., 232, 234, 239,
  270 f., 291

Zeitfaktor 94 f., 118, 166 f.
Zorn (als Bewältigungsstrategie) 17 ff., 171 ff., 213–
  216, 220, 290
Zufriedenheit (d. Patienten)
  9, 21 ff., *30–35, 57 f.*,
  114, 142, 165 ff., 296
Zuhören, eine Fertigkeit *81–
  93*; –, aktives 13, 17 f., *83–
  121*, 137 f., 143, 163 f.,
  183–186, 195, 197, 204,
  207 f., 213 f., 216 f., 219,
  221, 224 f., 231 f., 236 f.,
  244, 253, 257, 260, 265,
  271, 274 f., 279, 284 f.,
  288, 293 ff; –, einfühlendes
  11 f., 16 f., 23, 36 f., 70, *76–
  121*, 122, 145 f., 148, 227,
  239, 265, 269, 292, 296;
  –, passives *83*, 119, 183 f.
Zurücknehmen (d. eigenen
  Person) 80, 117
Zurückspiegeln (v. Empfindungen) 85, 265; s. a. Gefühle
Zusammenarbeit (Arzt/Pa-
  tient), partnerschaftliche
  55–75, 80, 89; s. a. Beziehung, Kommunikation;
  –, Modell f. 13, 41, 43–
  46, 48, 65–68
Zustimmung (z. Krankheit) 213
Zuwendung 88, 113, 167,
  250, 257 f.

Claire Sylvia
William Novak

Herzensfremd

Wie ein Spenderherz
mein Leben veränderte

Nach einer Herz-Lungen-Transplantation ent-

wickelt Claire Sylvia völlig fremde Charakterzüge

und neue Vorlieben. Als sie von einem jungen

Mann träumt, erkennt sie in ihm ihren Spender.

In Claire keimt die Ahnung, daß sie mit seinem

Herzen auch einen Teil der Seele aufgenommen hat,

und macht sich auf die Suche nach seiner Familie,

um Klarheit zu gewinnen. *288 Seiten, gebunden*

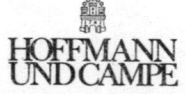

HOFFMANN
UND CAMPE